区域临床检验与病理规范教程

呼吸系统疾病

总主编　郑铁生

主　审　步　宏

主　编　应斌武　李为民

副主编　刘月平　王　凯　沈财成　李海霞

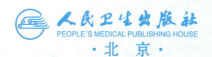

人民卫生出版社

PEOPLE'S MEDICAL PUBLISHING HOUSE

·北 京·

图书在版编目（CIP）数据

呼吸系统疾病 / 应斌武，李为民主编. —北京：
人民卫生出版社，2021.10
区域临床检验与病理规范教程
ISBN 978-7-117-29629-8

Ⅰ.①呼… Ⅱ.①应…②李… Ⅲ.①呼吸系统疾病
—诊疗—教材 Ⅳ.①R56

中国版本图书馆 CIP 数据核字（2021）第 211112 号

人卫智网	www.ipmph.com	医学教育、学术、考试、健康， 购书智慧智能综合服务平台
人卫官网	www.pmph.com	人卫官方资讯发布平台

区域临床检验与病理规范教程
呼吸系统疾病
Quyu Linchuang Jianyan yu Bingli Guifan Jiaocheng
Huxi Xitong Jibing

主　　编：应斌武　李为民
出版发行：人民卫生出版社（中继线 010-59780011）
地　　址：北京市朝阳区潘家园南里 19 号
邮　　编：100021
E - mail：pmph @ pmph.com
购书热线：010-59787592　010-59787584　010-65264830
印　　刷：天津安泰印刷有限公司
经　　销：新华书店
开　　本：850×1168　1/16　　印张：14　　插页：2
字　　数：414 千字
版　　次：2021 年 10 月第 1 版
印　　次：2021 年 12 月第 1 次印刷
标准书号：ISBN 978-7-117-29629-8
定　　价：52.00 元
打击盗版举报电话：010-59787491　E-mail：WQ @ pmph.com
质量问题联系电话：010-59787234　E-mail：zhiliang @ pmph.com

编者（以姓氏笔画为序）

王　凯　浙江大学医学院附属第二医院

刘　丹　四川大学华西医院

刘月平　河北医科大学第四医院

李　丽　中南大学湘雅医院

李　敏　中南大学湘雅医院

李为民　四川大学华西医院

李庆昌　中国医科大学第一附属医院

李海霞　北京大学第一医院

应斌武　四川大学华西医院

沈财成　温州医科大学

金　阳　华中科技大学同济医学院附属协和医院

周承志　广州医科大学附属第一医院

赵　亮　南方医科大学南方医院

袁静萍　武汉大学人民医院

夏　英　贵州中医药大学第一附属医院

顾　兵　广东省人民医院

黄　海　贵州医科大学附属医院

编写秘书

王旻晋　四川大学华西医院

于　雷　四川大学华西医院

宋佳佳　四川大学华西医院

区域临床检验与病理规范教程系列教材
出版说明

近年来,国务院和国家卫生健康委员会陆续发布了《关于促进健康服务业发展的若干意见》《关于推进分级诊疗制度建设的指导意见》《关于印发医学检验实验室基本标准和管理规范(试行)的通知》和《关于推进医疗联合体建设和发展的指导意见》等一系列相关文件,在国家层面上给未来的医疗服务模式和要求提供了指导意见。这一重要举措,不仅能促进区域内医学检验检查质量的提升,为医学诊断提供更加科学的依据,还能方便广大群众享受高质量的医疗服务,切实帮助减轻就医负担,有效缓解看病难、看病贵的问题。

显然,目前医改的重点还是强基层,最近五年,每年都有 50 个以上的政策文件涉及基层医疗。而在众多的文件中,对基层影响最大的是分级诊疗制度。包括家庭医生签约制度和医联体制度是推进分级诊疗的重要"抓手",在这些政策的叠加下,基层医疗发展进入了新阶段。到 2020 年,家庭医生签约要全覆盖,医保支付方式改革全覆盖,医联体建设也要覆盖到所有公立医院。

为了实现患者能在区域(县域)内自由流动,首先要解决的就是资源共享问题。基层医院的医学检验能力薄弱,病理检查基本上是"空白",不能满足患者的需求,所以指导意见中提出要建立医学检验检查中心,为医联体内各医疗机构提供一体化服务。实现医联体内服务供给一体化、医疗质量质控同质化和检验检查结果互认,已成为每个医联体的硬性任务。检验、病理等资源从科室变为独立医疗机构,已经不是未来而是正在发生的事情。成立独立医疗机构主要靠两种途径:一种是医联体内将检验、病理等资源整合对外开放;一种是将社会资本融入自己开办的医学检验中心。这是医疗改革发展的大趋势。

目前,我国在医学检验与病理检查项目中,95% 的项目仍在医院检验科和病理科完成,仅有 5% 左右的项目由第三方独立机构承接。在美国和日本等国家,独立实验室已经占据医学检验检查市场的 1/3 以上。所以,我国检验与病理的发展从科室逐步转移到独立检验检查中心,还有很大的调整空间,也是医联体建设的需求。我国的独立医疗机构在检验与病理服务方面还存在严重不足,也是制约其发展的重要因素:①人力资源不足。全国大部分基层医疗机构缺乏具备专业水平的检验与病理的技术和管理人才,这已成为制约全民健康覆盖中的关键问题。②教育及培训不足。医学是门不断发展的学科,相关专业的继续教育十分重要。在检验与病理方面,我国在继续教育及能力提升方面均需加强。③基础设施不足。如专业的实验室设备及相关技术支持,以及供应链、信息系统、相关质控措施的整合等。④相关质量及能力认可不足。检验与病理高度专业化,因此需要依据一定的标准进行管理以确保其检测结果的可靠性。

检验与病理在疾病检出、确诊、治疗、预后及疾病管理等方面的关键作用及核心价值已不言而喻。为有效解决以上问题,我们自 2016 年 10 月开始进行调研与策划,并于 2017 年 2 月在宁波召开了专家论证会。会议认为,组织国内临床、检验、病理专家共同编写一套区域临床检验与病理规范教程系列培训教材,用于临床医生、检验检查人员的规范化培训,全面提升基层诊疗水平,对深化医药卫生体制改革,实施健康中国战略;对建立科学合理的分级诊疗制度,助力社会办医健康发展;对提高基层医疗卫生水平,促进临床、检验、病理等学科融合发展,都具有深远的历史意义和现实指导意义。

为编好这套培训规范教材,我们专门成立了评审专家委员会,遴选确定了总主编,召开了主编人会议。确定本系列教材共分为三个板块:①《区域临床检验与病理规范教程　机构与运行》主要讨论区域临床检验与病理诊断机构的建设与运行管理,包括相关政策、法规的解读,机构的规划、建设及其运行中的科学管理等。②《区域临床检验与病理规范教程　实验室标准化管理》主要讨论实验室的建设与标准化管理的各项要求,为机构中实验室的建设与管理提供标准、规范。③第三板块共有 10本教材,均以疾病系统命名,重点是评价各检验与病理检查项目在临床疾病中的应用价值,指导临床医生理解和筛选应用检验与病理的检查指标,以减少重复性检查,全面降低医疗费用,同时检验与病理专业人员也可以从中了解临床对检查指标的实际需求。

本套教材的编写,除坚持"三基、五性、三特定"外,更注重整套教材系统的科学性和学科的衔接性,更注重学科的融合性和创新性。特点是:①与一般教科书不同,本套教材更强调临床指导和培训功能;②参加编写的作者来自 170 多家高校、医疗单位以及相关企业,包括临床医学、检验医学、病理诊断等专家教授 280 余人,具有较高的权威性、代表性和广泛性;③所有参编人员都具有较高的综合素质,大家协同编写、融合创新,力图做到人员融合、内容融合、检验与病理融合,临床与检验和病理融合;④本套教材既可作为培训教材,又可作为参考书,助力提高基层医疗水平,促进临床、检验、病理等学科融合发展。

编写本套高质量的教材,得到了相关专家的精心指导,以及全国有关院校、医疗机构领导和编者的大力支持,在此一并表示衷心感谢。希望本套教材的出版,能受到全国独立医疗机构、基层医务工作者和住院医师规范化培训生的欢迎,对提高医疗水平、助力国家分级诊疗政策和推进社会办医健康发展作出积极贡献。

由于编写如此庞大的"融合"教材尚属首次,编者对"融合"的理解存在差异,难免有疏漏和不足,恳请读者、专家提出宝贵意见,以便下一版修订完善。

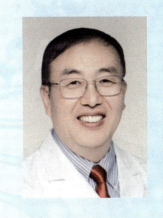

步宏，医学博士，教授，博士生导师，四川大学华西医院临床病理研究所主任，四川大学华西医院临床病理研究所乳腺病理与人工智能研究室主任。国家卫生健康委员会"肿瘤病理规范化诊断标准"总牵头人，国际病理学会中国分会主席，中华医学会病理学分会前任主任委员，中国临床肿瘤学会（CSCO）肿瘤病理专家委员会主任委员，中国抗癌协会常务理事兼肿瘤病理专业委员会前任主任委员。担任《中华病理学杂志》《临床与实验病理学杂志》等期刊的主编、副主编，担任国家级规划教材《病理学》主编。作为负责人和主研人员获科学技术部重点项目、国家自然科学基金重大项目等多项资助，以第一作者或通讯作者发表SCI收录论文近100篇。获"国家级教学成果特等奖""宝钢优秀教师特等奖"等奖项。从事病理学临床诊断、教学和科研工作近40年，擅长乳腺病理及分子病理与人工智能研究。

主编简介

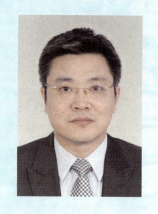

应斌武，工商管理硕士，医学博士，博士后，教授，博士研究生导师。四川大学华西医院实验医学科主任／四川大学华西临床医学院医学检验系主任。中华医学会检验专业委员会第十届委员会委员，中国医师协会第四届检验医师分会常务委员，第十二批四川省学术和技术带头人，第十二批四川省卫生和计划生育委员会学术技术带头人，四川省医师协会第二届检验医师分会会长，第三届国之名医（青年新锐）获得者。

主要从事感染性疾病的分子诊断学研究。负责 3 项国家自然科学基金、2 项科学技术部重大专项子课题、1 项教育部博士点新教师基金、3 项四川省科学技术厅重点研发计划／科技支撑项目、1 项成都市科技局重大项目以及多项校院级科研基金，累计获科研经费 2 600 余万元。已发表论文 200 余篇，其中 SCI 收录第一作者或通讯作者 91 篇，累计影响因子达 272 分，总他引 1 200 余次，单篇最高引用次数为 65 次，H 指数 17。获国家发明专利 6 项。作为第一完成人获四川省医学会医学科技奖（青年奖）一等奖 1 项，成都市科技进步奖二等奖 1 项。作为副主编、编委参编专著《临床检验医学》《临床分子生物学检验》和《临床分子诊断学》《医学检验项目选择与临床应用》《医学检验项目选择与临床应用路径手册》等教材。

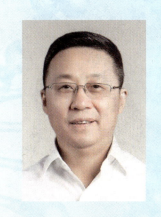

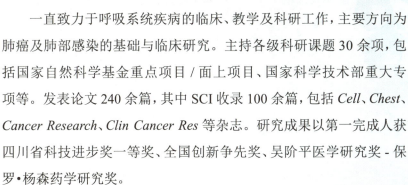李为民，四川大学华西医院/华西临床医学院院长，教育部长江学者，教育部疾病分子网络前沿科学中心主任，四川大学华西医院呼吸健康研究所所长，教授，博士生导师。担任中国医师协会副会长、中华医学会呼吸病学分会副主任委员、四川省医学会呼吸专业委员会主任委员等。担任国家卫生健康委员会"十四五"规划教材临床医学专业第二轮器官 - 系统整合教材《呼吸系统与疾病》主编，*Precision Clinical Medicine* 主编，*Signal Transduction and Targeted Therapy* 副主编，《华西医学》主编，《中华结核和呼吸杂志》编委。

一直致力于呼吸系统疾病的临床、教学及科研工作，主要方向为肺癌及肺部感染的基础与临床研究。主持各级科研课题 30 余项，包括国家自然科学基金重点项目/面上项目、国家科学技术部重大专项等。发表论文 240 余篇，其中 SCI 收录 100 余篇，包括 *Cell*、*Chest*、*Cancer Research*、*Clin Cancer Res* 等杂志。研究成果以第一完成人获四川省科技进步奖一等奖、全国创新争先奖、吴阶平医学研究奖 - 保罗·杨森药学研究奖。

副主编简介

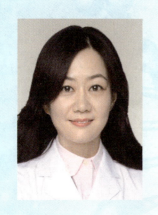

刘月平，主任医师，教授，博士生导师。从事病理诊断工作，尤其擅长肿瘤病理的诊断，在河北省开展的肺癌、乳腺癌的早诊、早治工作中做出突出贡献。

现任河北医科大学第四医院/河北省肿瘤医院病理科及病理教研室主任，学术带头人。河北省科技创新人才；河北省高层次人才帮带对象，河北省"三三三人才工程"一层次人选。河北省住院医师规范化培训基地临床病理专业基地负责人。

近年，共发表学术论文 119 篇，其中 SCI 收录论文 14 篇。参与科学技术部重大课题 1 项，主持国家自然科学基金项目 1 项，参与国家自然科学基金 2 项，参与省财政厅大专项项目 1 项，获 2016 年政府资助临床优秀医学人才项目 1 项，主持完成河北省自然基金 1 项；主持及参与完成省厅级科研课题 3 项，荣获河北省科学技术奖三等奖 2 项，医学科学技术奖一等奖 3 项、二等奖 1 项。

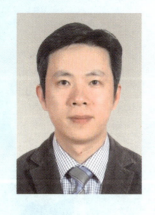

王凯，医学博士，教授、主任医师、博士研究生导师。毕业于浙江大学，曾任浙江大学医学院附属第二医院科教部主任、医院办公室主任/社会发展部主任；浙江省青年联合会第十一届委员会常委；2013 年起担任浙江大学医学院附属第二医院党委副书记，并担任浙江大学医学院第二临床医学院副院长；呼吸内科主任兼滨江院区主任，肺癌诊治中心常务副主任；2019 年 5 月起任浙江大学医学院附属第四医院党委副书记、副院长。

主持国家自然科学基金 4 项，主持国家科技重大专项 2 项。至今已在 *Lancet Respiratory Medicine*、*Small*、*Cancer Letter* 等杂志上发表 SCI 论文 30 余篇。荣获国家科学技术进步奖二等奖（2013 年）、教育部高校科研优秀成果奖一等奖（2012 年）、浙江省科学技术奖一等奖（2011 年）。作为核心专家组成员参加《肺部结节诊治中国专家共识》、《中国间变性淋巴瘤激酶（ALK）阳性非小细胞肺癌诊疗指南》、*Prevention and Management of Lung Cancer in China*、《晚期非小细胞肺癌抗血管生成药物治疗中国呼吸领域专家共识（2016 年版）》等肺癌指南的制定。

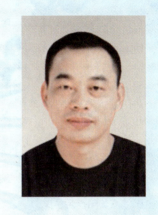

　　沈财成，副教授，任职于温州医科大学检验医学院（生命科学学院），研究方向：肿瘤免疫、肿瘤标志物研究、临床检验方法学。毕业于重庆医科大学医学检验专业，从事教学工作30余年。承担本科"临床生物化学检验""生物化学实验技术"的教学；教授研究生"高级临床生物化学""分子生物学技术"等课程。参编教材10部（其中任职副主编3部），包括：《临床检验生物化学》《临床生物化学检验》（第1～4版）《临床生物化学检验实验指导》《临床生物化学检验学习指导》《体外诊断试剂技术》《临床医学案例分析》《精编临床生物化学检验》；参编专著有：《临床检验自动化仪器分析标准操作规程》；主编专著2部：《健康体检和常见疾病的检验结果解读》《如何看懂检验检查结果》。先后发表论文8篇，主持国家级科研项目1项、省级科研项目1项。

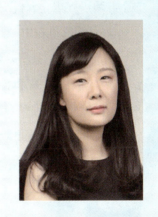

　　李海霞，博士，研究员，研究生导师，博士后工作站导师，现任北京大学第一医院检验科主任。北京医学会检验分会常务委员，中华医学会检验分会第十届委员会秘书，中国医院协会临床检验管理专业委员会委员，中国中西医结合学会检验分会青年副主任委员，北京中西医结合学会检验分会副主任委员，中国医疗保健国际交流促进会基层检验技术标准化分会常务委员，《中华检验医学杂志》编委，《检验医学与临床》副主编，《分子诊断与治疗》编委等。主持国家自然科学基金2项、作为课题负责人承担3项国家科技支撑课题、1项国家重点研发课题、1项国家863课题以及北京市科委基金等；以第一作者或通讯作者在国内外期刊发表论著50余篇；获得发明专利4项，副主编、参编图书5部。

前　言

　　本书是《区域临床检验与病理规范教程》系列教材之一，以呼吸系统疾病的实验室诊疗为主线，侧重于临床检验与病理检查的规范化管理和临床应用知识的融合。

　　本书共分十四章，各章均以疾病为主线，在简要介绍疾病的定义、临床症状和体征特点、病因与发病机制、诊断和鉴别诊断的基础上，着重介绍呼吸系统疾病的实验室检查指标的选择、结果判读和临床价值；同时，以疾病诊断标准为依据，重点讨论各项实验室检查指标在疾病诊断、病情观察、疗效监测、预后随访、风险评估和疾病预防等方面的实际应用，以拓展和提高临床应用的实际价值。每部分章节的最后，还详细列举了具体的临床应用案例分析，帮助读者更加真实地了解其具体的应用情况，达到了举一反三、融会贯通的学习目的。

　　本书的创新点是首次打破了传统的临床诊疗格局，建立了临床、检验、病理相互融会贯通的诊疗体系，有利于拓展检验和病理实验诊断的临床诊疗价值，促进多学科的融合与跨越式发展。

　　本书主要供"区域医联体"和"医联体"下的"区域检验中心"的基层医务人员学习，也可作为临床医生在呼吸系统疾病诊疗过程中的参考书籍，同时还可以为临床检验医师和病理医师等相关医务人员提供学习参考。

　　本书在编写过程中，除了遵循教材的"三基""五性"编写原则外，在内容、编排和体例格式等方面都做了许多新的尝试，对内容的科学性和知识性严格把控，采用临床、检验、病理的专家协同编写模式，再通过互审、责任副主编初审的方式反复修改，最后由主编审定。

　　本书编写过程中，得到了各专业编者所在单位的大力支持，在此深表感谢。

　　目前，区域（县域）医疗水平落后，是进一步深化医疗改革所面临的重大短板，希望本书的出版能够为区域（县域）医疗水平的提高助一臂之力。但由于首次编写，缺乏经验与参考，又由于各位编者对临床、检验、病理融合的理解正处于探索之中，书中难免会有不足之处，甚至错误，希望广大专家和读者予以指正，以便再版时进行更正修改。

李为民　应斌武

2021 年 3 月

目　　录

第一章

急性上呼吸道感染疾病

急性上呼吸道感染（acute upper respiratory tract infection）为外鼻孔至环状软骨下缘，包括鼻腔、咽或喉部急性炎症的统称，包括普通感冒、急性咽炎和喉炎、急性疱疹性咽峡炎、眼咽结合膜热、急性咽 - 扁桃体炎。主要病原体是病毒，少数是细菌。发病不分年龄、性别、职业和地区，自身免疫功能低下者易感。通常病情较轻、病程短、可自愈，预后良好。

第一节　疾病概述

一、临床症状和体征

（一）普通感冒

俗称"伤风"，常在季节交替和冬春季节发病，起病较急，早期症状主要以鼻部卡他症状为主，可有喷嚏、鼻塞、流清水样鼻涕，初期也可有咽部不适或咽干，咽痒或烧灼感甚至鼻后滴漏感。2～3d后变为稠涕，可有咽痛或声嘶，有时可因并发咽鼓管炎而出现听力减退，也可出现流泪、味觉迟钝、呼吸不畅、咳嗽、少量咳痰等症状。一般无发热及全身症状，或仅有低热。严重者除发热外，可感乏力不适、畏寒、四肢酸痛和头痛及食欲缺乏等全身症状。体检可见鼻腔黏膜充血、水肿、有分泌物，咽部轻度充血，胸部体检多无异常。伴有基础疾病或出现并发症者可以查到相应体征。

无并发症的普通感冒患者一般 5～7d 后可痊愈。老年人和儿童容易出现并发症。若伴有基础疾病的普通感冒患者则临床症状较重、迁延，容易出现并发症，使病程延长。

（二）急性咽炎

急性咽炎是指咽黏膜、黏膜下组织的急性炎症，多累及咽部淋巴组织。秋冬及冬春之交多见。由鼻病毒、腺病毒、流感病毒、副流感病毒以及肠道病毒、呼吸道合胞病毒等引起。临床表现为咽痒和灼热感，咽痛不明显，咳嗽少见。流感病毒和腺病毒感染时可有发热和乏力等全身症状，咽部明显充血水肿、下颌下淋巴结肿痛；腺病毒感染时常常合并眼部结膜炎；当有吞咽疼痛时，常提示链球菌感染。

（三）急性病毒性喉炎

急性病毒性喉炎多由流感病毒、副流感病毒及腺病毒等引起。临床特征为声嘶、讲话困难、咳嗽时疼痛，常有发热、咽痛或咳嗽。体检可见喉部水肿、充血，局部淋巴结轻度肿大和触痛，可闻及喉部的喘鸣音。

（四）疱疹性咽峡炎

疱疹性咽峡炎是由肠道病毒引起的以急性发热和咽峡部疱疹溃疡为特征的急性传染性咽峡炎，以粪 - 口或呼吸道为主要传播途径。好发于夏秋季，多见于儿童，偶见于成人。潜伏期为 2～4d。常急剧发热，多为低热或中度发热，偶见高达 40℃以上，甚至引起惊厥。热程大都 2～4d。年龄较大的患儿可诉咽痛，咽痛重者可影响吞咽。婴幼儿则表现为流涎、拒食、烦躁不安。有时伴头痛、腹痛或肌痛，5 岁以下小儿有 1/4 可伴发呕吐。

典型症状出现在咽部。表现为咽部充血,起病 2d 内口腔黏膜出现数个(少则 1~2 个,多达 10 余个)小的(直径 1~2mm)灰白色疱疹,周围绕以红晕。2~3d 后红晕加剧扩大,疱疹破溃形成黄色溃疡。此种黏膜疹多见于扁桃体前柱,也可位于软腭、悬雍垂、扁桃体上,但不累及齿龈及颊黏膜。

病程一般为 4~6d,偶有延至 2 周者。部分手足口病患儿以疱疹性咽峡炎为首发症状,随后可在手掌、足底、臀部等部位出现红色皮疹。

(五)咽眼结合膜热

咽眼结合膜热主要由腺病毒及柯萨奇病毒感染引起,多发于夏季,由游泳传播。多急性起病;高热,体温可达 39~40℃,或更高,常可持续 3~5d;咽部充血,疼痛明显;睑结膜滤泡增生、充血、水肿;咽眼结合膜热的眼部症状多数仅限于一侧,并且眼分泌物少;患儿的颈部、耳后及下颌下的淋巴结常肿大;有时有胃肠道症状,如恶心、呕吐、腹痛或腹泻等。

(六)急性咽 - 扁桃体炎

细菌性咽 - 扁桃体炎主要由乙型溶血性链球菌引起,为腭扁桃体的急性非特异性炎症,常伴有不同程度的咽黏膜和淋巴组织炎症,多发于儿童及青年,在春秋两季气温变化时最宜发病。临床上分为急性卡他性扁桃体炎及急性化脓性扁桃体炎。轻症患者表现为咽痛,低热,全身症状轻;化脓性扁桃体炎时多有剧烈咽痛,常放射至耳部,伴有吞咽困难、下颌下淋巴结肿大,感到转头不便;炎症波及咽鼓管时,可有耳闷、耳鸣、耳痛;葡萄球菌感染时,扁桃体肿大较明显,幼儿还可引起呼吸困难。同时可有畏寒、高热、乏力、全身酸痛、食欲缺乏等全身症状。小儿可因高热引起抽搐、呕吐及昏睡。

查体可见急性面容。咽部黏膜弥漫性充血,以扁桃体及两腭弓最为严重。扁桃体肿大,表面可见黄白色脓点,或在隐窝口处见黄白色豆渣样渗出物,可连成一片形似假膜,下颌下淋巴结肿大。

急性扁桃体炎的局部并发症较常见,为急性炎症直接侵犯邻近组织所致,包括扁桃体周围脓肿、急性中耳炎、急性鼻炎及鼻窦炎、急性淋巴结炎、咽旁脓肿等。

全身并发症的发生与各靶器官对链球菌所产生的Ⅲ型变态反应有关,常见的有急性关节炎、风湿热、肾小球肾炎、IgA 肾病、急性心内膜炎、急性心肌炎等。

二、流行病学、病因与发病机制

(一)流行病学

本病全年均可发病,但冬春季节好发,多为散发,且可在气候突变时小规模流行。主要通过含有病毒的飞沫空气传播,或经污染的手和用具接触传播。由于病毒表面抗原易于发生变异,产生新的亚型,不同亚型之间无交叉免疫,机体对其感染后产生的免疫力较弱、短暂,故患者可反复发病,且间隔数年以后容易引起较大范围的流行。

(二)病因

急性上呼吸道感染约有 70%~80% 由病毒引起,包括鼻病毒、冠状病毒、腺病毒、流感病毒和副流感病毒以及呼吸道合胞病毒、埃可病毒和柯萨奇病毒。病毒感染后可继发细菌感染,最常见的是溶血性链球菌,其次为肺炎球菌、流感嗜血杆菌等。肺炎支原体也可引起感染,偶见革兰氏阴性杆菌。

各种可导致全身或呼吸道局部防御功能下降的因素可致原存的细菌或病毒迅速繁殖,包括季节变化、淋雨、受凉、人群拥挤的环境、营养不良、应激、过度疲劳、失眠等;直接接触携带病原体的患者、由喷嚏、空气以及污染的手和用具可诱发本病。年老体弱者和儿童易患本病。

(三)发病机制

1. 病毒感染 病毒到达咽喉部腺体区时,病毒与气道上皮细胞特异性结合。病毒在呼吸道的上皮细胞及局部淋巴组织中复制,引起细胞病变及炎症反应,导致局部黏膜的充血、水肿;病毒感染后释放的炎性介质包括激肽、白三烯、白细胞介素 -1(IL-1)、白细胞介素 -6(IL-6)、白细胞介素 -8(IL-8)和肿瘤坏死因子(TNF)等,导致血管通透性增加,使血浆渗入鼻黏膜,鼻腔腺体分泌增加,出现流清涕、鼻塞等呼吸道症状,并产生发热、全身疼痛等全身症状。部分病毒还可直接感染下呼吸道,导致相关的炎症反应,诱发气道高反应性及上调支气管上皮细胞表面的黏附分子表达等,导致下呼吸道功能障碍。

2. 细菌感染 常见的引起急性上呼吸道感染的细菌为定植于口腔的溶血性链球菌,也可见流感嗜血杆菌、肺炎球菌、葡萄球菌等。急性咽 - 扁桃体炎主要为细菌感染引起,病理上可分为:①急性卡他性扁桃体炎:隐窝内及扁桃体实质多无变化,炎症仅局限于黏膜表面,全身症状轻。②急性滤泡性扁桃体炎:炎症侵及扁桃体实质内的淋巴滤泡,引起充血、水肿甚至化脓。在隐窝口之间的黏膜可见黄白色斑点。③急性隐窝性扁桃体炎:扁桃体充血肿胀,隐窝内充塞渗出物,主要是脱落上皮、脓细胞、细菌等,自窝口排出。有时连成一片,形似假膜,易拭去。

三、诊断

根据鼻咽部的症状和体征,结合血常规和阴性的胸部 X 射线检查可作出临床诊断。一般无须病因诊断,特殊情况下可进行细菌培养和病毒分离,或病毒血清学检查等确定病原体。但须与初期表现为感冒样症状的其他疾病相鉴别。

(一)过敏性鼻炎

起病急骤、鼻腔发痒、喷嚏频繁、鼻涕呈清水样,无发热,咳嗽较少;多由过敏因素如螨虫、灰尘、动物皮毛、低温等刺激引起。如脱离变应原,数分钟及 1～2h 内症状即消失;体检可见鼻黏膜苍白、水肿;鼻分泌物涂片可见嗜酸性粒细胞增多,皮肤过敏试验可明确变应原。

(二)流行性感冒

流行性感冒为流感病毒引起,可为散发,时有小规模流行,病毒发生变异时可大规模暴发。主要表现为急起高热、全身疼痛、显著乏力和轻度呼吸道症状。一般秋冬季节是其高发期,所引起的并发症和死亡现象非常严重。病毒核酸检测、快速抗原检测等病原学检测可协助诊断。

(三)急性气管 - 支气管炎

急性气管 - 支气管炎表现为咳嗽、咳痰,血白细胞可增高,症状比较轻,胸部 X 射线检查常见肺纹理增强。

(四)急性传染病

麻疹、脊髓灰质炎、脑炎等急性传染病早期常有上呼吸道感染症状,易与本病混淆。所以在上述传染病流行季节和流行地区有上呼吸道感染症状者应密切观察,进行必要的实验室检查。

第二节 实验室与其他检查指标与评估

一、血液检查

(一)血常规

病毒感染时白细胞计数正常或偏低,淋巴细胞比例升高,细菌性感染时出现白细胞总数和中性粒细胞比例增多和核左移现象。

(二)C 反应蛋白

C 反应蛋白(C-reactive protein,CRP)是血清中的一种急性时相蛋白,具有激活补体和促进粒细胞及巨噬细胞吞噬的作用。正常情况下含量甚微,在局部感染以及全身性感染时,细菌感染常导致 CRP 水平升高,且与感染呈正相关。在急性上呼吸道感染中可作为细菌与病毒感染的鉴别诊断。

(三)降钙素原

降钙素原(procalcitonin,PCT)是无激素活性的降钙素前肽物质,PCT 在健康个体中的浓度非常低(<0.1ng/ml),并且在活体内外都是非常稳定的蛋白。PCT 在内毒素等细胞因子诱导下,2～3h 开始增加,内毒素注射后 2h 血浆中可检测到,6～8h 体内浓度快速升高,12～48h 到达峰值,2～3d 后恢

复正常。当严重细菌、真菌、寄生虫感染、脓毒症及多脏器功能衰竭时，PCT 在血浆中的水平升高。病毒感染时 PCT 不会升高。局限性的细菌感染、轻微的感染和慢性炎症不升高。PCT 可用来鉴别细菌性和非细菌性感染，同时也可以作为抗感染治疗疗效监测的依据。

二、病原学检查

因病毒类型繁多，且明确类型对治疗无明显帮助，一般无须明确病原学检查。必要时可用免疫荧光法、酶联免疫吸附法、病毒分离鉴定、病毒血清学检查等确定病毒类型。细菌培养可判断细菌类型并做药物敏感试验（简称药敏试验）以指导临床用药。

（一）病毒核酸检测

以核酸扩增技术检测呼吸道标本（咽拭子、鼻拭子、鼻咽或气管抽取物、痰）中的病毒核酸。病毒核酸检测的特异性和敏感性最好，且能快速区分病毒类型和亚型，一般能在 4～6h 内获得结果。

（二）呼吸道病毒抗原检测

快速抗原检测方法可采用免疫荧光的方法，检测呼吸道标本（咽拭子、鼻拭子、鼻咽或气管抽取物中的黏膜上皮细胞），一般可在数小时以内获得结果，应用较广，对快速检测结果的解释应结合患者的流行病史和临床症状综合考虑。目前常检测的病毒抗原包括 A 型流感病毒（甲型流感病毒）、B 型流感病毒（乙型流感病毒）、呼吸道合胞病毒、腺病毒及副流感病毒Ⅰ～Ⅲ型。

（三）血清学诊断

检测病毒特异性 IgM 和 IgG 抗体水平。动态检测的 IgG 抗体水平恢复期比急性期升高 4 倍或以上，有回顾性诊断意义。

（四）病毒分离培养

从呼吸道标本中分离出病毒，为病毒鉴定的"金标准"。但因其存在敏感率低、耗时耗力等弊端，目前应用较少。

1. 传统的病毒分离　培养方法为细胞培养，常用的培养细胞有人肺癌细胞（A549）、貂肺上皮细胞（Mv.1.Lu）、马丁达比犬肾细胞。观察致细胞病变（cytopathic effect，CPE）与血细胞凝集试验方法是目前在病毒培养中最常用的病毒检测方法。病毒分离培养法可以分离检测多种病毒，而不像其他方法，一般仅局限于一种病毒的检测。对于呼吸道病毒，呼吸道病毒混合感染的患者占 5%～10%。而且双重感染更易引起严重的呼吸道疾病。所以准确地诊断所有病毒对疾病的诊治十分重要。

2. 病毒离心培养法及 Pre-CPE 检测　病毒离心培养法又称病毒壳培养，是在传统病毒培养基础上改进的一种快速病毒培养方法。此方法是将临床样本接种于含有盖玻片的单层细胞中，经低速离心，加强了病毒对培养细胞的感染性。离心培养法也可使用 CPE 法进行检测，但检测不仅限于 CPE 方法。可使用基于抗原抗体反应的免疫方法进行检测，不需要一直等到 CPE 出现，可使用酶标或荧光标记的单克隆抗体在 CPE 出现之前进行检测。

3. 混合细胞培养法　混合细胞培养是将两种或两种以上细胞混合制成混合的单层细胞，体系中的每种细胞系均保持在单一细胞体系中对病毒的敏感性，这样可使在同一个培养体系中同时培养多种不同的病毒类型。混合细胞培养多使用 Pre-CPE 方法进行检测，使用荧光标记的多种单克隆抗体，同时检测多种可能感染病毒。

4. 使用转基因细胞进行病毒分离培养　其技术原理是将某种特定的基因转入细胞，当某种特定的病毒侵入细胞时，会促发某种机制，导致产生一种易于测定的酶。这些特定的基因一般由病毒、细菌或一些细胞资源中获得，这些一般被称作病毒报告基因。这种转基因细胞有一个启动子，在未被病毒侵染时，其是沉默的，可以被特定的病毒反式激活蛋白激活，但不能被其他病毒激活。此系统需要病毒侵染的细胞才能检测到阳性，不像其他检测系统可检测到感染与非感染的病毒，所以其特异性更强。例如分子检测方法可以检测到感染与未感染的病毒，但此种检测方法对未预计的病毒同样难以检测。

5. 细菌培养　对采集的呼吸道标本(咽拭子、鼻拭子等)送检细菌培养及药敏试验,根据药敏结果选择合适的抗感染治疗。多用于经验性抗感染治疗失败的患者。

三、影像学检查

胸部 X 射线检查阴性可协助与下呼吸道感染性疾病相鉴别。

第三节　实验室检查指标的临床应用(案例分析)

【病史摘要】　患者,男,27 岁,汉族。

主诉:咽痛伴吞咽痛 3d。

现病史:患者 3 天前受凉后出现咽痛伴有吞咽疼痛,病程中有头痛、全身乏力,无张口困难,无畏寒发热,无呼吸困难,无心慌胸闷,无关节疼痛,饮食、睡眠可,大小便正常。

既往史:无"高血压、糖尿病"史,无"风湿性心脏病、肾炎"史,无药物过敏史。

查体:T 37.0℃,神志清楚,精神稍差,咽隐窝无新生物。口咽黏膜见明显充血,双腭舌弓充血肿胀,双扁桃体Ⅱ度肿大,隐窝处可见点状脓性分泌物,咽后壁淋巴滤泡红肿。心率 80 次/min,律齐,双肺呼吸音清,未闻及明显干湿性啰音。

【问题 1】　患者病史特点是什么?体格检查的主要发现是什么?根据患者情况,临床初步诊断是什么?

患者为青年男性,受凉后出现咽痛伴有吞咽疼痛,有头痛及全身乏力症状,其余无特殊不适;查体口咽黏膜见明显充血,双腭舌弓充血肿胀,双扁桃体Ⅱ度肿大,隐窝处可见点状脓性分泌物,咽后壁淋巴滤泡红肿。初步诊断:急性咽-扁桃体炎。

【问题 2】　还可行哪些检查项目协助诊断?

可完善血常规及 CRP 指标。若白细胞和/或 CRP 增高,可予青霉素、一代头孢菌素、大环内酯类药物或喹诺酮类药物。

【问题 3】　若患者口服青霉素类药物 3d 后症状无改善,查体扁桃体隐窝处脓性分泌物增加,复查血常规提示白细胞计数无明显下降,需进一步行哪些检查?

可行咽部分泌物细菌涂片及培养+药敏试验,根据药敏结果调整用药。

本 章 小 结

急性上呼吸道感染为外鼻孔至环状软骨下缘,包括鼻腔、咽或喉部急性炎症的概称,包括普通感冒、急性病毒性咽炎和喉炎、急性疱疹性咽峡炎、眼咽结合膜热、急性咽-扁桃体炎。主要病原体是病毒,少数是细菌。发病不分年龄、性别、职业和地区,自身免疫功能低下者易感。通常病情较轻、病程短、可自愈,预后良好。根据鼻咽部的症状和体征,结合血常规和阴性的胸部 X 射线检查可作出临床诊断。一般无须病因诊断,特殊情况下可进行细菌培养和病毒分离,或病毒血清学检查等确定病原体。实验室检查指标与评估主要包括血液学检查和病原学检查。血液检查主要包括血常规、C 反应蛋白和降钙素原等。病原学检查主要包括病毒核酸检测、呼吸道病毒抗原检测、血清学诊断、病毒分离培养等。

(顾　兵)

第二章

急性气管 - 支气管炎

急性气管 - 支气管炎（acute tracheobronchitis）是由生物、物理、化学刺激或过敏等因素引起的急性气管 - 支气管黏膜炎症。多为散发，无流行倾向，年老体弱者易感。临床症状主要为咳嗽和咳痰。常发生于寒冷季节或气候突变时。也可由急性上呼吸道感染迁延不愈所致。

第一节　疾 病 概 述

一、临床症状和体征

起病较急，通常全身症状较轻，可有发热。初有干咳或少量黏液痰，随后痰量增多，咳嗽加剧，偶伴血痰。咳嗽、咳痰可延续 2~3 周，如迁延不愈，可演变为慢性支气管炎。伴支气管痉挛时，可出现程度不等的胸闷气促。

查体可无明显阳性表现。也可在两肺听到散在干、湿啰音，部位不固定，咳嗽后可减少或消失。

二、病因和发病机制

（一）微生物

病原体与上呼吸道感染类似，常见病毒为腺病毒、流感病毒（甲型、乙型）、冠状病毒、鼻病毒、单纯疱疹病毒、呼吸道合胞病毒和副流感病毒。常见的细菌为流血嗜血杆菌、肺炎链球菌、卡他莫拉菌等，近年来衣原体和支原体感染明显增加，在病毒感染的基础上继发细菌感染亦较多见。

（二）物理、化学因素

冷空气、粉尘、刺激性气体或烟雾（如二氧化硫、二氧化氮、氨气、氯气等）的吸入，均可刺激气管 - 支气管黏膜引起急性损伤和炎症反应。

（三）过敏反应

常见的吸入变应原包括花粉，有机粉尘，真菌孢子，动物毛皮、排泄物；或对细菌蛋白质的过敏，钩虫，蛔虫的幼虫在肺内的移行均可引起气管 - 支气管急性炎症反应。

三、病理

气管、支气管黏膜充血水肿，淋巴细胞和中性粒细胞浸润；同时可伴纤毛上皮细胞损伤，脱落；黏液腺体肥大增生。合并细菌感染时，分泌物呈脓性。

四、诊断和鉴别诊断

根据病史、咳嗽和咳痰等呼吸道症状，两肺散在干、湿啰音等体征，结合血常规和胸部 X 射线检查，可作出临床诊断。病毒和细菌检查有助于病因诊断，需与下列疾病相鉴别：

（一）流行性感冒

起病急骤，发热较高，全身中毒症状（如全身酸痛、头痛、乏力等）明显，呼吸道局部症状较轻。

流行病史、分泌物病毒分离和血清学检查，有助于鉴别。

（二）急性上呼吸道感染

急性上呼吸道感染时，鼻咽部症状明显，咳嗽较轻，一般无痰。肺部无异常体征。胸部 X 射线正常。

（三）其他

其他肺部疾病如支气管肺炎、肺结核、肺癌、肺脓肿、麻疹、百日咳等多种疾病可表现为类似的咳嗽、咳痰表现，应详细检查，以资鉴别。

第二节　实验室与其他检查指标与评估

急性气管 - 支气管炎可以由病毒、细菌直接感染，也可因急性上呼吸道感染的病毒或细菌蔓延引起本病。

一、血常规

病毒性感染时，白细胞计数多正常或偏低，淋巴细胞比例升高；细菌感染时，白细胞计数常增多，有中性粒细胞增多或核左移现象。

二、C 反应蛋白

C 反应蛋白（CRP）是血清中的一种急性时相蛋白，具有激活补体和促进粒细胞及巨噬细胞吞噬的作用。正常情况下含量甚微，在局部感染以及全身性感染时，细菌感染常导致 CRP 水平升高，且与感染呈正相关。在呼吸道感染中可作为细菌与病毒感染的鉴别诊断。

三、病原学检查

通过漱口后深咳痰、支气管收集的标本（气管内吸出物、气管镜采集法）均可作为下呼吸道感染病原学诊断的理想标本。

（一）病毒学检验

将标本进行培养（包括细胞培养、鸡胚培养和动物接种培养）、免疫学检测（酶联免疫方法、荧光染色法）和分子生物学检测（PCR、DNA 探针等），但不同标本应根据患者的年龄和患病状况采取不同的检测方法。如对于有免疫缺陷合并呼吸道感染的患者，需要对他们的标本进行广泛的病毒检测，包括细胞培养和分子生物学检测；免疫力正常的成人在流感病毒流行季节，其标本应进行流感病毒的检测（培养或 PCR）；年龄小于 10 岁的孩子一般易患由流感病毒、副流感病毒、呼吸道合胞病毒和腺病毒引起的严重呼吸道感染，需要对其标本做上述呼吸道病毒进行相关检测；小于 2 岁的婴儿特别易患由呼吸道合胞病毒引起的细支气管炎，此时，非培养、快速的呼吸道合胞病毒的检测方法，如免疫荧光染色法或酶免疫方法是非常合适且需要的。

（二）细菌学检验

一般选取脓血性或有特殊改变的痰液用于细菌学分离培养与鉴定。单纯的急性气管 - 支气管炎主要的病原体为流血嗜血杆菌、肺炎链球菌、卡他莫拉菌等。而与呼吸道正常菌群相同的细菌应根据涂片所示结合培养结果，如涂片所示有大量的中性粒细胞，培养也是涂片革兰氏染色镜检优势菌，则培养结果具有诊断意义。

四、影像学检查

大多数 X 射线检查表现正常或仅有肺纹理增粗。

第三节　实验室检查指标的临床应用（案例分析）

【病史摘要】　患者，男，47岁，汉族。

主诉：咳嗽，咳痰1周。

现病史：患者1周前受凉后出现咳嗽、咳痰，为白黏痰，易咳出，每日咳痰20余口，不伴痰中带血，活动后感气喘，爬3层楼后感气喘，伴头晕不适，无头痛，无视物模糊及旋转。无发热、盗汗、乏力、消瘦，无咳粉红色泡沫样痰，无皮疹、关节肿痛、光过敏。精神、食欲、睡眠尚可，大小便如常。

既往史：既往高血压病史2年余，平素自服药物［硝苯地平缓释片（Ⅱ）（伲福达），20mg，每日一次口服］，血压控制可，否认"糖尿病"史，否认食物、药物过敏史，否认肝炎、结核等传染病史，无烟酒不良嗜好。

查体：T 36.5℃，P 75次/min，R 18次/min，BP 120/70mmHg，神清，精神尚可。皮肤黏膜未见明显黄染、发绀。浅表淋巴结未触及肿大，双眼睑无水肿，球结膜无充血、水肿。双肺呼吸音稍低，未闻及干、湿啰音，心率70次/min，律齐，各瓣膜未闻及杂音，腹软，肝、脾肋下未触及，双下肢无水肿。

【问题1】　患者病史特点是什么？根据患者情况，临床初步诊断是什么？

患者新近受凉后出现咳嗽、咳白黏痰症状，无畏寒、发热，活动后感气喘。初步诊断：急性气管-支气管炎。

【问题2】　还可行哪些检查项目协助诊断？

可完善血常规、痰培养、胸部X射线检查。

【问题3】　本病常规的治疗方案是什么？

1. 对症治疗　咳嗽无痰，可用右美沙芬、喷托维林或可待因。咳嗽有痰而不易咳出，可选用盐酸氨溴索、溴己新等，也可雾化帮助祛痰。中成药止咳祛痰药也可选用。发生支气管痉挛，可用平喘药物如茶碱类、受体激动剂等。发热可用解热镇痛药。

2. 抗菌药物治疗　根据感染的病原体及药物敏感试验，选择抗菌药物治疗。一般未能得到病原菌阳性结果前，可以选用大环内酯类、青霉素、头孢菌素类和喹诺酮类等药物。若药物治疗效果不佳，可行痰细菌培养。多数患者口服抗菌药物即可，症状较重者可用肌内注射或静脉滴注。婴儿、体弱儿或怀疑并发肺炎及其他化脓感染时，可用磺胺类药物或肌内注射青霉素，或应用其他广谱抗生素，若考虑病原体为肺炎支原体时，可采用红霉素或乙酰螺旋霉素。由病毒引起者一般用抗病毒药物。

3. 一般治疗　多休息，注意保暖，多饮水，补充足够的热量。

本　章　小　结

急性气管-支气管炎是由生物、物理、化学刺激或过敏等因素引起的急性气管-支气管黏膜炎症。多为散发，无流行倾向，年老体弱者易感。临床症状主要为咳嗽和咳痰。常发生于寒冷季节或气候突变时。也可由急性上呼吸道感染迁延不愈所致。实验室检查及评估主要包括血常规、C反应蛋白和病原学检查。病原学检查主要包括病毒学和细菌学两个方面。

（顾　兵）

第三章

肺部感染性疾病

第一节　细菌性肺炎

一、疾病概述

肺炎（pneumonia）是指终末气道、肺泡和肺间质的炎症，可由病原微生物、理化因素、免疫损伤、过敏及药物所致。细菌性肺炎是最常见的肺炎，约占成人各种病原体肺炎的80%。20世纪初，肺炎是人类主要致死原因。20世纪20年代抗生素问世后，细菌性肺炎的预后显著改善。然而，由于细菌耐药率逐步提升，大量广谱或超广谱抗生素投入临床并未使肺炎的死亡率持续下降。肺炎临床表现的多样化，病原谱多元化以及耐药菌株不断增加是当前细菌性肺炎的重要特点。所谓"难治性肺炎"屡见不鲜，尤其在婴幼儿，老年人和免疫抑制患者中病死率极高。有报告住院死亡患者约15%与肺炎有关。社区获得性肺炎的病死率为5%～10%，而医院获得性肺炎的病死率则高达20%～50%。虽然我们强调病原学诊断和治疗，但是对许多细菌性肺炎，特别是重症肺炎而言，通常必须在病原学检查结果出来前，使用抗生素以降低病死率。为提高经验性用药水平，了解细菌性肺炎的病原谱和药敏谱以及它们的变迁显得极为重要。肺炎的病原体因宿主年龄、伴随疾病与免疫状态，获得方式均可有较大差异。提高肺炎的病原学诊断水平，早期选择敏感的抗菌药物，是细菌性肺炎临床处理方面迫切需要强调和解决的问题。

肺炎可按解剖、病因或患病环境加以分类。

（一）解剖分类

1. 大叶性（肺泡性）肺炎　部分肺段或整个肺段、肺叶发生炎症改变。典型者表现为肺实质炎症。致病菌多为肺炎链球菌。胸部X射线检查显示肺叶或肺段的实变阴影。

2. 小叶性（支气管性）肺炎　细支气管、终末细支气管及肺泡的炎症，常继发于其他疾病，如支气管炎、支气管扩张、上呼吸道病毒感染以及长期卧床的危重患者。其病原体有肺炎链球菌、葡萄球菌、病毒、肺炎支原体以及军团菌等。X射线显示为沿肺纹理分布的不规则斑片状阴影，边缘密度浅而模糊，无实变征象，肺下叶常受累。

3. 间质性肺炎　以肺间质为主的炎症，可由细菌、支原体、衣原体、病毒或肺孢子菌等引起。累及支气管壁以及支气管周围，有肺泡壁增生及间质水肿。X射线通常表现为一侧或双侧肺下部的不规则条索状阴影，从肺门向外伸展，可呈网状，其间可有小片肺不张阴影。

（二）病因分类

1. 细菌性肺炎　如肺炎链球菌、金黄色葡萄球菌、甲型溶血性链球菌、肺炎克雷伯菌、流感嗜血杆菌、铜绿假单胞菌等所致肺炎。

2. 非典型病原体所致肺炎　如军团菌、支原体和衣原体等所致肺炎。

3. 病毒性肺炎　如冠状病毒、腺病毒、呼吸道合胞病毒、流感病毒、麻疹病毒、巨细胞病毒、单纯疱疹病毒等所致肺炎。

4. 肺真菌病　如白念珠菌、曲霉菌、隐球菌、肺孢子菌等所致肺炎。

5．其他病原体所致肺炎 立克次体（如 Q 热立克次体）、弓形虫（如鼠弓形虫）、寄生虫（如肺包虫、肺吸虫、肺血吸虫）等。

6．理化因素所致的肺炎 如放射性损伤引起的放射性肺炎，胃酸吸入引起的化学性肺炎，或对吸入的内源性脂类物质产生炎症反应的类脂性肺炎等。

（三）患病环境分类

1．社区获得性肺炎（community acquired pneumonia，CAP） 是指在医院外罹患的感染性肺实质炎症，包括具有明确潜伏期的病原体感染而在入院后平均潜伏期内发病的肺炎。

2．医院获得性肺炎（hospital acquired pneumonia，HAP） 亦称医院内肺炎（nosocomial pneumonia），是指患者入院时不存在，也不处于潜伏期，而于入院 48h 后在医院（包括老年护理院、康复院等）内发生的肺炎。HAP 还包括呼吸机相关性肺炎（ventilator-associated pneumonia，VAP）和护理院获得性肺炎又称健康护理相关肺炎（healthcare associated pneumonia，HCAP）。

下面主要阐述细菌性肺炎。

二、临床症状和体征

常有受寒、劳累等诱因或伴慢性阻塞性肺疾病、心力衰竭等基础疾病，1/3 患者病前有上呼吸道感染史。多数起病较急。部分革兰氏阴性杆菌肺炎、老年人肺炎、医院内肺炎起病隐匿。发热常见，多为持续高热，抗感染治疗后热型可不典型。咳嗽、咳痰甚多，早期为干咳，渐有咳痰，痰量多少不一。肺炎链球菌肺炎为铁锈色痰；金黄色葡萄球菌肺炎较典型的痰为黄色，随即可转为脓性痰或脓血性痰；典型的肺炎克雷伯菌肺炎痰为砖红色；典型的绿脓杆菌肺炎痰为淡绿色；厌氧菌感染痰常伴臭味。抗菌治疗后发展至上述典型的痰液表现已不多见。可伴胸痛，累及胸膜时则呈针刺样痛。下叶肺炎可刺激胸膜，疼痛可放射至肩部或腹部，后者易误诊为急腹症。全身症状有头痛、肌肉酸痛、乏力，少数出现恶心、呕吐、腹胀、腹泻等胃肠道症状。重症患者可有嗜睡、意识障碍、惊厥等神经系统症状。体检患者呈急性病容，呼吸浅速，部分有鼻翼翕动。咯血少见。部分有胸的发绀和心动过速。少数可出现休克，多见于老年。早期胸部体征可无异常发现或仅有少量湿啰音。随疾病发展，渐出现典型体征。单侧肺炎可有患侧呼吸运动减弱、叩诊音浊、呼吸音降低和湿性啰音。实变体征常提示为细菌性感染。老年人肺炎、革兰氏阴性杆菌肺炎和慢性支气管炎继发肺炎，多同时累及双肺，查体有背部两下肺湿啰音。血白细胞总数和中性粒细胞多有升高。老年体弱者白细胞计数可不增高，但中性粒百分比仍高。肺部炎症显著但白细胞计数不增高常提示病情严重。动脉血氧分压常显示下降。

三、病理、病因与发病机制

（一）病理、病因

1．肺炎链球菌肺炎 典型的病理变化分为 4 期：早期主要为水肿和浆液渗出；中期为红细胞渗出；后期有大量白细胞和吞噬细胞聚集，肺组织实变；最后为肺炎吸收消散。抗菌药物应用后，发展至整个大叶性肺炎已不多见，典型的肺实变则更少，而代之以肺段性炎症。病理特点是在整个病变过程中没有肺泡壁和其他肺结构的破坏或坏死，肺炎消散后肺组织可完全恢复正常而不遗留纤维化或肺气肿。其他细菌性肺炎虽也有上述类似病理过程，但大多数伴有不同程度的肺泡壁破坏。金黄色葡萄球菌肺炎中，细菌产生的凝固酶可在菌体外形成保护膜以抗吞噬细胞的杀灭作用。而各种酶的释放可导致肺组织的坏死和脓肿形成。病变侵及或穿破胸膜则可形成脓胸或脓气胸。病变消散时可形成肺气囊。革兰氏阴性杆菌肺炎多为双侧小叶性肺炎，常有多发坏死性空洞或脓肿，部分患者可发生脓胸。消散常不完全，可引起纤维增生、残余性化脓灶或支气管扩张。

2．金黄色葡萄球菌肺炎 多见于局部或全身性抵抗力下降时，患者吸入含有大量的定植于鼻咽部或气道的金黄色葡萄球菌，使细菌在肺部繁殖产生化脓性病变。金黄色葡萄球菌产生的凝固酶降低中性粒细胞的吞噬消化，并产生各种酶引起支气管壁和肺泡的坏死。吸入性葡萄球菌肺炎常呈大叶性分布或呈广泛的、融合性的细支气管肺炎。支气管及肺泡的破溃，可使气体进入肺间质，并与支气管相通。当坏死组织及分泌物形成的脓液阻塞细支气管，构成单向活瓣作用，产生张力性肺气囊肿，多见于儿童、青少年。位于浅表的肺气囊肿若张力过高，可破入胸膜腔形成气胸、脓气胸。病灶广泛可发展成蜂窝状肺。血源性葡萄球菌肺炎继发于葡萄球菌菌血症或败血症，由细菌栓子经血液循环至肺而引起，原发感染常为皮肤疖痈、毛囊炎、脓疱疮、骨髓炎、蜂窝织炎、伤口等。病变以多发性、周围性肺浸润为特征。菌栓引起多发性肺小动脉栓塞，导致两肺多发性化脓性炎症，进而组织坏死形成多发性肺脓肿，并可累及胸膜产生脓胸或脓气胸。

（二）发病机制

健全免疫防御机制使气管、支气管和肺泡组织保持无菌状态。免疫功能受损（如受寒、饥饿、疲劳、醉酒、昏迷、毒气吸入、低氧血症、肺水肿、尿毒症、营养不良、病毒感染以及应用糖皮质激素、人工气道、鼻胃管等）或进入下呼吸道的病原菌毒力较强或数量较多时，则易发生肺炎。细菌入侵方式主要为口咽部定植菌误吸和带菌气溶胶吸入，前者是肺炎最重要的发病机制，在医院内肺炎和革兰氏阴性杆菌肺炎中尤为常见。细菌直接种植、邻近部位感染扩散或其他部位经血道播散者少见。

四、诊断与鉴别诊断

（一）诊断标准

1. 社区获得性肺炎　CAP 是指在医院外罹患的感染性肺实质炎症，包括具有明确潜伏期的病原体感染而在入院后平均潜伏期内发病的肺炎。其临床诊断依据是：①新近出现的咳嗽、咳痰或原有呼吸道疾病症状加重，并出现脓性痰，伴或不伴胸痛。②发热。③肺实变体征和/或闻及湿性啰音。④白细胞（WBC）$> 10 \times 10^9$/L 或 $< 4 \times 10^9$/L，伴或不伴中性粒细胞核左移。⑤胸部 X 线检查显示片状、斑片状浸润性阴影或间质性改变，伴或不伴胸腔积液。①～④项中任何 1 项加第⑤项，除外非感染性疾病可做出诊断。CAP 常见病原为肺炎链球菌、支原体、衣原体、流感嗜血杆菌和呼吸道病毒（甲、乙型流感病毒，腺病毒，呼吸合胞病毒和副流感病毒）等。

2. 医院获得性肺炎　医院获得性肺炎临床诊断依据是 X 射线检查出现新的或进展的肺部浸润影加上下列三个临床体征中的两个或两个以上可以诊断为肺炎：①发热超过 38℃。②血白细胞增多或减少。③有脓性气道分泌。但 HAP 的临床表现、实验室和影像学检查特异性低，应注意与肺不张、心力衰竭和肺水肿、基础疾病肺侵犯、药物性肺损伤、肺栓塞和急性呼吸窘迫综合征等相鉴别。无感染高危因素患者的常见病原体依次为肺炎链球菌、流感嗜血杆菌、金黄色葡萄球菌、大肠杆菌、肺炎克雷伯菌、不动杆菌属等；有感染高危因素患者为铜绿假单胞菌、肠杆菌属、肺炎克雷伯菌等，金黄色葡萄球菌的感染有明显增加的趋势。

（二）鉴别诊断

1. 肺结核　肺结核多有全身中毒症状。胸部 X 射线检查见病变多在肺尖或锁骨上下，密度不匀，消散缓慢，且可形成空洞或肺内播散。痰中可找到结核分枝杆菌，一般抗菌治疗无效。

2. 肺癌　多无急性感染中毒症状，有时痰中带血丝。血白细胞计数不高，若痰中发现癌细胞可以确诊。经过抗菌药物治疗后肺部炎症不消散，或暂时消散后于同一部位再出现肺炎，应密切随访，对有吸烟史及年龄较大的患者，必要时进一步作 CT、磁共振成像（magnetic resonance imaging，MRI）、纤维支气管镜和痰脱落细胞等检查，以免贻误诊断。

3. 肺血栓栓塞症　多有静脉血栓的危险因素，如血栓性静脉炎、心肺疾病、创伤、手术和肿瘤等病史，呼吸困难较明显。胸部 X 射线检查示区域性肺血管纹理减少，有时可见尖端指向肺门的楔形阴影，动脉血气分析常见低氧血症及低碳酸血症。D- 二聚体、CT 肺动脉造影（computed tomographic pulmonary angiography，CTPA）、放射性核素肺通气/灌注扫描和 MRI 等检查可帮助鉴别。

4．非感染性肺部浸润　还需排除非感染性肺部疾病，如肺间质纤维化、肺水肿、肺不张、肺嗜酸性粒细胞增多症和肺血管炎等。

五、实验室检查指标与评估

（一）实验室检查指标

1．血常规检查　血白细胞计数多在（10～30）×10^9/L，中性粒细胞常超过 80%，并有核左移或见细胞质内毒性颗粒，年老体弱、酗酒、免疫低下者的白细胞计数常不增高，但中性粒细胞比例仍增高。

2．痰　咳痰标本采集方便，是最常用的下呼吸道病原学标本。采集后在室温下 2h 内送检。先直接涂片，光学显微镜下观察细胞数量，如每低倍视野鳞状上皮细胞＜10 个，白细胞＞25 个，或鳞状上皮细胞∶白细胞＜1∶2.5，可做污染相对较少的"合格"标本接种培养。痰定量培养分离的致病菌或条件致病菌浓度≥10^7cfu/ml，可以认为是肺部感染的致病菌；≤10^4cfu/ml，则为污染菌；介于两者之间，建议重复痰培养；如连续分离到相同细菌，浓度≥10^6cfu/ml 连续两次以上，也可认为是致病菌。

3．经纤维支气管镜或人工气道吸引　受口咽部细菌污染的机会较咳痰少，如吸引物细菌培养浓度≥10^5cfu/ml 可认为是致病菌，低于此浓度者则多为污染菌。

4．防污染样本毛刷（protected specimen brush，PSB）　如所取标本培养细菌浓度≥10^3cfu/ml，可认为是致病菌。

5．支气管肺泡灌洗（bronchoalveolar lavage，BAL）　如灌洗液培养细菌浓度≥10^4cfu/ml，防污染 BAL 标本细菌浓度≥10^3cfu/ml，可认为是致病菌。

6．血和胸腔积液培养　肺炎患者血和痰培养分离到相同的细菌，可确定为肺炎的病原菌。如仅血培养阳性，但不能用其他原因如腹腔感染、静脉导管相关性感染解释菌血症的原因，血培养的细菌也可认为是肺炎的病原菌。胸腔积液培养到的细菌则基本可认为是肺炎的致病菌。

7．CRP　在炎症开始数小时就升高，48h 即可达峰值，随着病变消退、组织、结构和功能的恢复降至正常水平。

8．PCT　是一种用于严重细菌感染诊断与治疗监测的非创伤性临床实验室指标，被认为是细菌感染和脓毒血症的良好标记物。PCT 浓度的增长反映了从一个健康状态到细菌感染的最严重后果（脓毒血症、严重脓毒症、脓毒症休克）的持续发展，呈现正相关性。因此，对于细菌感染和脓毒血症，高灵敏度、全定量 PCT 检测不仅可以进行早期的临床诊断，而且能够指明疾病的进程、预后以及对治疗方法进行指导。与其他细菌感染的传统诊断指标如白细胞计数、红细胞沉降率、C 反应蛋白、细菌培养等比较，PCT 拥有早期、快速、更高的灵敏度和特异性。

9．血气分析　可出现动脉血氧分压降低、二氧化碳分压正常或降低，可有代谢性酸中毒改变。

（二）实验室检查指标的评估

1．PCT　在细菌感染特别是脓毒症方面的诊断的特异性明显优于传统诊断指标，目前在国外已广泛应用于临床各科室。具体应用如下：①细菌感染早期的鉴别诊断（如表 3-1、表 3-2 所示）。通常在发生细菌感染后 2～6h 快速升高，并可检测到；对细菌感染的诊断特异性在 90% 左右，而在病毒感染、自身免疫性疾病、慢性非特异性炎症等情况下几乎不升高；②与感染病情的严重程度与发展呈正相关。随着感染严重程度的增加，PCT 浓度明显增高，尤其对严重脓毒症和脓毒症休克的诊断特异性明显高于 WBC、CRP 等指标，国外某些文献指出其特异性甚至可达到 100%，因此 PCT 浓度测定是多器官功能衰竭（multiple organ failure，MOF）发生的预警指标；③细菌感染治疗效果及预后观察：PCT 水平的下降表明炎性反应的降低及感染灶的清除，因此可提示良好的预后及治疗效果，与疾病的发展呈现正相关；④在一定程度上，可减少临床抗生素应用的混乱。采用 PCT 浓度监测与细菌血培养、鉴定药敏等相结合，可以协助临床正确、合理的使用抗生素；国外有研究表明，将 PCT 定量检测用于门诊怀疑细菌感染的患者，可快速的明确诊断，合理的使用抗生素，防止抗生素的滥用。

因此，降钙素原全定量检测对临床重症监护室、急诊科、呼吸科、新生儿室等科室有着重要的临床意义；不仅如此，也可作为其他科室，如普通内科门诊、手术室、血液科、肿瘤科、器官移植中心等科室常见的手术后、放射治疗（简称放疗）、化学药物治疗（简称化疗）、器官移植后的常规感染性监测指标；同时可协助微生物室的鉴定培养系统对医院院内感染进行更有效的监测及判定。因此，对临床上出现的感染性疾病，尤其是重症感染的诊断与监测所产生的临床效用是不可估量的。高灵敏度、全定量 PCT 检测不仅可以完善检验科微生物实验室对细菌感染、脓毒血症早期的快速诊断与治疗监测系统，同时也完善临床急诊、危重症实验室检测项目系统。

表 3-1　PCT 在下呼吸道感染中的鉴别诊断价值

血清 PCT 浓度 /ng·ml^{-1}	临床诊断	是否启用抗生素
PCT<0.1	表明不存在细菌感染。即使在慢性阻塞性肺疾病急性加重期（AECOPD）中出现肺储量受损	强烈建议禁止使用抗生素
0.1≤PCT<0.25	不太可能为细菌感染	建议禁止使用抗生素
0.25≤PCT<0.5	可能为细菌感染	建议启用抗生素治疗
PCT≥0.5	反应细菌感染的存在	强烈建议使用抗生素治疗

表 3-2　降钙素原（PCT）在全身细菌感染/脓毒症中的临床诊断意义

分类	定义	PCT 在临床诊断中的应用
正常人	—	PCT<0.05 ng/ml
SIRS（全身炎症反应综合征）	符合以下标准中的 2 条或 2 条以上：体温>38℃或<36℃ 心率>90 次/min 呼吸频率>20 次/min 或肺泡二氧化碳 $PaCO_2$<32mmHg（<4.3kPa）；WBC>12 000/µl 或<4 000/µl，或>10% 的未成熟中性粒细胞	0.05ng/ml<PCT<0.5ng/ml，可能为局部细菌感染，发展成为全身感染（脓毒症）的风险很低 注意：可能是局部细菌感染（无全身迹象），或细菌感染的早期阶段（通常<6h），或病毒感染、自身免疫性疾病、机体处于全身炎性反应状态等 建议：应在 6～24h 内重新测定血清 PCT 含量，通过监测 PCT 浓度变化以明确是否有细菌感染的发生
脓毒症	已被证明的感染，并伴随有 2 条或 2 条以上的 SIRS 标准	0.5ng/ml<PCT<2ng/ml，很可能为全身感染（脓毒症），发展成为严重脓毒症的风险中等 注意：应排除是否是出生时间<48h 的新生儿、严重外伤、较大外科手术、重度烧伤、重度心源性休克、长时间重度器官灌注异常等临床状态；或继发于细菌感染之上的真菌感染 建议：应在 6～24h 内重新测定血清 PCT 含量，通过监测 PCT 浓度变化以明确是否有细菌感染的发生，或感染程度是否有进行性加重
严重脓毒症	脓毒症并伴有器官功能障碍，包括但不仅仅局限于乳酸性酸中毒、少尿、低氧血症、血凝固障碍，或精神状态的急剧改变	2ng/ml<PCT<10ng/ml，几乎可以确认为全身感染（脓毒症）发展成为重度全身感染的风险很高
脓毒症休克	脓毒症伴有低血压，尽管有充足的液体复苏，伴有灌注不正常的存在 服用正性肌力药物或血管加压药物的患者，在检测到灌注不正常时可能并不表现出低血压	PCT≥10ng/ml，重要的全身炎症应答，几乎无一例外的是严重脓毒症或脓毒症休克，有文献显示，部分患者血清 PCT 浓度甚至超过 1 000ng/ml

　　2. CRP　CRP 在炎症开始数小时就升高，48h 即可达峰值，随着病变消退、组织、结构和功能的恢复，CRP 降至正常水平。此反应不受放疗、化疗、皮质激素治疗的影响。因此，CRP 的检测在临床应用相当广泛，包括急性感染性疾病的诊断和鉴别诊断，手术后感染的监测；抗生素疗效的观察；病程监测及预后判断等。其临床应用如下：①评估疾病活动性：CRP 升高的程度反应炎症组织的大小

或活动性,在急性炎症和感染时,CRP 与疾病活动性有良好的相关性。CRP 为 10～50mg/L 表示轻度炎症,例如局部细菌性感染(如膀胱炎、支气管炎、脓肿)、手术和意外创伤、心肌梗死、深静脉血栓、非活动性结缔组织病、许多恶性肿瘤和多数病毒感染。CRP 升为 100mg/L 左右表示较严重的疾病,它的炎症程度必要时需静脉滴注。CRP 大于 100mg/L,表示严重的疾病过程并常表示细菌感染的存在。CRP 的升高滞后于炎症活动变化 12h 左右。但重要的是比临床症状的变化发现要早。因此 CRP 值可为临床快速诊断提供一种方法。②疗效监测:持续升高的 CRP 值一般证明治疗无效,应更换治疗方案,临床上可以帮助判断抗生素的疗效及指导方案调整。在一些情况下,如类风湿关节炎、节段性回肠炎和风湿性多肌痛时,这种相关性足以用来作为治疗监测。

3.痰培养结果对临床的指导意义 ①有临床意义的结果:合格痰标本培养优势菌中度以上生长;合格痰培养标本少量生长,但与涂片镜检结果一致,如肺炎链球菌、流感嗜血杆菌、卡他莫拉菌等;3d 内多次培养出同一种细菌;如果痰培养阴性,但革兰氏涂片见典型肺炎链球菌、流感嗜血杆菌等同样有意义;②没有临床意义的结果:痰培养有上呼吸道正常菌群;痰培养为多种病原菌少量生长;不符合上述可确诊或有意义的检验结果中的任何一项;革兰氏阴性杆菌培养和涂片均阳性时才有意义,仅培养阳性而涂片阴性则大多属污染菌或低浓度定植菌。

第二节 肺 脓 肿

一、疾病概述

肺脓肿是由化脓性病原体引起肺组织坏死和化脓,导致肺实质区域局部破坏的化脓性感染。通常由厌氧、需氧和兼性厌氧菌引起,也可由非细菌性病原体,如真菌、寄生虫等所致。如病变区和支气管交通则有空洞形成,空洞直径>2cm,称为肺脓肿,直径<2cm,肺脓肿和坏死性肺炎病理机制相同,其分界是人为的。在抗生素出现前,肺脓肿自然病程常表现为进行性进展,死亡率高达 50%,患者存活后也往往遗留明显的临床症状,需要手术治疗,预后不理想。在有效抗生素应用后,肺脓肿的预后得到明显改善。但是近年来,随着肾上腺皮质激素、免疫抑制剂以及化疗药物的应用增加,条件致病的肺脓肿的发病率又有增多的趋势。

(一)临床症状和体征

1.临床症状

(1)急性吸入性肺脓肿:起病急骤,患者畏寒、发热,体温可高达 39～40℃。伴咳嗽、咳黏痰或黏液脓性痰,炎症波及胸膜可引起胸痛。病变范围较大者,可出现气急。此外还可有精神萎靡、乏力、食欲缺乏等。7～10d 后,咳嗽加剧,肺脓肿溃于支气管,随之咳出大量浓臭痰。每日可达 300～500ml,体温即下降。由于病原菌多为厌氧,故痰常带腥臭味。有时痰中带血或中等量咯血。慢性肺脓肿者可有慢性咳嗽、咳脓性痰、反复咯血、继发感染和不规则发热等,常有贫血、消瘦等消耗状态。

(2)血源性肺脓肿:早期多表现为畏寒、发热等脓毒血症,继后逐渐出现咳嗽,痰量不多,恶臭、少,但为脓性,痰中带血。

(3)慢性肺脓肿:经常咳嗽、咳痰,反复咯血,不规则发热、贫血、消瘦,病情迁徙不愈。

2.体征 早期如病变部位不大,位于深部者可无明显体征。靠近肺周围的较大脓肿可有局部叩诊浊音,语颤增强,呼吸音减弱,并可闻及支气管呼吸音和湿性啰音。病变较大者可出现空瓮音,合并胸膜炎者可有胸腔积液征。慢性肺脓肿可出现杵状指(趾)。

(二)病因与发病机制

1.病理、病因 肺脓肿时,细支气管受感染物阻塞,病原菌在相应区域形成肺组织化脓性炎症,局部小血管炎性血栓形成、供血障碍,在实变肺中出现小区域散在坏死,中心逐渐液化,坏死的白细胞及细菌积聚,形成脓液,并融合形成一个或多个脓肿。液化的脓液积聚在脓腔内引起脓肿张力增高，最终致使脓肿破溃，液化坏死物通过支气管排出，进而咳出大量脓性痰，形成空洞。若空气进入脓腔内，则脓肿内出现气液平面。有时炎症向周围肺组织扩展，可形成一个至数个脓腔。若支气管引流不畅，坏死组织残留在脓腔内，炎症持续存在，则转为慢性肺脓肿。此时脓腔周围纤维组织增生，脓腔壁增厚，周围的细支气管受累，可致变形或扩张。

2. 发病机制　化脓性病原菌进入肺内有以下途径。

（1）吸入性肺脓肿：口腔、鼻腔、口咽和鼻咽部隐匿着复杂的菌群，形成口咽微生物环境。健康人唾液中的细菌含量约为 10^8 个 /ml，半数为厌氧菌。在患有牙病的人群中厌氧菌可增加 1 000 倍，易感个体中还有需氧菌群定植。45% 健康人睡眠时可有少量唾液吸入气道。在各种因素引起的不同程度意识障碍的人群中，约 75% 在睡眠时会有唾液吸入。临床上特别易于吸入口咽分泌物的因素有：全身麻醉、过度饮酒或使用镇静药物、头部损伤、脑血管意外、癫痫、咽部神经功能障碍、糖尿病昏迷或其他重症疾病，包括使用机械通气者。牙周脓肿或牙龈炎时，因有高浓度的厌氧菌进入唾液可增加吸入性肺炎和肺脓肿的发病。相反，仅 10%～15% 的厌氧菌肺脓肿可无明显的牙周疾病或其他促使吸入的因素。没有吸入因素的常常需排除肺部肿瘤的可能性。误吸后肺脓肿形成的可能性取决于吸入量、细菌数量、吸入物的 pH 和患者的防御机制。院内吸入将涉及革兰氏阴性菌，特别是在医院获得的抗生素耐药菌株。本型病灶常为单发性，其发生部位与解剖结构及吸入时体位有关。由于右主支气管较陡直，且管径较粗，吸入性分泌物易进入右肺。在仰卧位时，好发于上叶后段或下叶背段，在坐位时，好发于下叶后基底段。右侧位时，好发于右上叶前段、后段形成的腋亚段。发生在上肺区包括右中叶或上叶前段的空洞性病变要警惕其他病因，包括肺恶性肿瘤。

（2）血源性肺脓肿：通常由在体内其他部位的感染灶，经由血液循环播散到肺内，如腹腔或盆腔以及牙周脓肿的厌氧菌感染可通过血液循环播散到肺。感染栓子也可起自于下肢和盆腔的深静脉的血栓性静脉炎或表皮蜂窝织炎，或起自感染的静脉内导管、吸毒者静脉用药等。感染性栓子可含金黄色葡萄球菌、化脓性链球菌或厌氧菌。此型病变常为多发性，叶段分布无一定规律，但常发生于两肺的边缘部，中、小脓肿为多。病原菌多为金黄色葡萄球菌等原发感染的病原体。

（3）继发性肺脓肿：比较少见，多继发于其他肺部疾病。空洞型结核、支气管扩张、支气管囊肿和支气管肺癌等继发感染，可引起肺脓肿。肺部邻近器官化脓性病变或外伤感染、膈下脓肿、肾周围脓肿、脊柱旁脓肿、食管穿孔等，穿破至肺亦可形成肺脓肿。阿米巴肺脓肿多继发于阿米巴肝脓肿。

（三）诊断与鉴别诊断

1. 诊断标准　根据患者有口腔手术史、昏迷呕吐或异物吸入等病史，急性发作的畏寒、高热、咳嗽和咳大量脓臭痰等临床表现，结合白细胞总数及中性粒细胞增高，X 射线或肺部 CT 示炎性阴影中有空腔、气液平面，作为急性肺脓肿的诊断并不困难，有皮肤创伤感染、疖、痈等化脓性病灶或患有心内膜炎者，出现发热不退、咳嗽、咳痰等症状，胸部 X 射线检查或肺部 CT 示两肺多发性小脓肿，血培养阳性可诊断为血源性肺脓肿。痰、血培养，包括厌氧菌以及药敏试验，对确定病因诊断、指导抗菌药物的选用有重要价值。

2. 鉴别诊断

（1）细菌性肺炎：早期肺脓肿与细菌性肺炎在症状及 X 射线表现上很相似。细菌性肺炎中肺炎链球菌肺炎常见，常有口唇疱疹、铁锈色痰，而无黄脓性痰。胸部 X 射线示肺叶或肺段实变或呈片状淡薄影反映炎性病变，边缘模糊不清，但无脓腔形成。其他有化脓倾向的葡萄球菌、肺炎杆菌肺炎等，痰或血的细菌分离可作出鉴别诊断。

（2）空洞性肺结核：发病缓慢，病程长，常伴有结核毒性症状，如午后低热、乏力、盗汗、长期咳嗽、咯血等，胸部 X 射线示空洞壁增厚，其周围可见结核浸润病灶，或伴有斑点、结节状病变，空洞内一般无气液平面，有时伴有同侧或对侧的结核播散病灶。痰中可找到结核杆菌。继发感染时，亦可有多量黄痰，应结合病史，在治疗并发感染时，反复查痰可确诊。

（3）支气管肺癌：肿瘤阻塞支气管引起远端肺部阻塞性炎症，呈肺叶、肺段分布，癌灶坏死液化形成癌性空洞。发病较慢，常无或仅有低度毒性症状。胸部 X 射线示空洞常呈偏心、壁增厚、内壁凹凸不平，一般无气液平面，空洞周围无炎症反应。由于癌肿经常发生转移，故常见到肺门淋巴结肿大。通过 X 摄线体层摄影、胸部 CT 检查、痰脱落细胞检查和纤维支气管镜检查可确诊。

（4）支气管肺囊肿继发感染：肺囊肿呈圆形，腔壁薄而光滑，常伴有气液平面，周围无炎性反应。患者常无明显的毒性症状或咳嗽。若有感染前的影像资料相比较，则更易鉴别。

二、实验室与其他检查指标与评估

（一）实验室检查指标

1. 血常规　外周血白细胞计数及中性粒细胞均明显增多，中性粒细胞核左移。白细胞总数可达 $(20\sim30)\times10^9/L$，中性粒细胞在 80%～90% 以上。慢性患者白细胞可无明显改变，但可有贫血、红细胞沉降率加快。

2. CRP　在炎症开始数小时就升高，48h 即可达峰值，随着病变消退、组织、结构和功能的恢复降至正常水平。

3. PCT　PCT 是一种用于严重细菌感染诊断与治疗监测的非创伤性临床实验室指标，被认为是细菌感染和脓毒血症的良好标记物。PCT 浓度的增长反映了从一个健康状态到细菌感染的最严重后果（脓毒血症、严重脓毒症、脓毒症休克）的持续发展，呈现正相关性。因此，对于细菌感染和脓毒血症，高灵敏度、全定量 PCT 检测不仅可以进行早期的临床诊断，而且能够指明疾病的进程、预后以及对治疗方法进行指导。与其他细菌感染的传统诊断指标，如白细胞计数、红细胞沉降率、C 反应蛋白、细菌培养等比较，PCT 拥有早期、快速、更高的灵敏度和特异性。

4. 血气分析　可出现动脉血氧分压降低、二氧化碳分压正常或降低，可有代谢性酸中毒改变。

5. 影像学检查　①胸部 X 射线检查：吸入性肺脓肿早期为化脓性炎症阶段，X 射线呈大片浓密、模糊浸润阴影，边缘不清，或为团片状密度阴影，分布在一个或整个肺段。脓肿形成后，脓液经支气管排出，脓腔出现圆形透亮区及气液平面，其外周被浓密炎症浸润所环绕。吸收恢复期、经脓液引流后和抗生素治疗后，肺脓肿周围炎症先吸收，逐渐缩小至脓腔消失，最后仅残留纤维条索阴影。慢性肺脓肿脓腔壁增厚，内壁不规则，有时呈多房性，周围有纤维组织增厚及邻近胸膜增厚，肺叶收缩，纵隔可向患侧移位。并发脓胸时，患侧胸部呈大片密度阴影，若伴发气胸则可见到气液平面。侧位 X 射线检查可明确肺脓肿的部位及范围大小，有助于做体位引流和外科手术治疗。血源性肺脓肿病灶分布在一侧或两侧，呈散在局限炎症块或边缘整齐的球形病灶，中央有小脓腔和气液平面。炎症吸收后，亦可能有局灶性纤维化或小气囊后遗阴影。②胸部 CT 检查：常为圆形低密度区，伴有厚壁，边界模糊，不规则。肺脓肿时纵隔和气管不发生移位，而脓胸时则相反。与形成分隔的脓胸不同，肺脓肿位于肺实质内，二者在胸片上可能不易区分，CT 则较易鉴别。胸部 CT 对病变定位，坏死性肺炎时肺实质的坏死、液化的判断，特别是对引起继发性肺脓肿的病因诊断均有很大的帮助。

6. 病原学诊断　由于口腔中存在大量厌氧菌，重症和住院患者口咽部也常有可引起肺脓肿的需氧菌或兼性厌氧菌，如肺炎杆菌、铜绿假单胞菌、金黄色葡萄球菌等定植，痰培养难以确定肺脓肿的病原体。较理想的方法是避开上呼吸道直接至肺脓肿部位或引流支气管内采样。但这些方法多为侵入性，应根据情况选用。重症感染，以及怀疑血源性肺脓肿者血培养可发现病原菌。由于厌氧菌引起菌血症较少，培养阳性率较低，对吸入性肺脓肿血培养结果往往仅能反映其中部分病原体。伴有脓胸或胸腔积液者，胸腔积液病原菌检查是个极佳的确定病原体方式，除一般需氧培养外，尚需进行厌氧菌培养，阳性结果可直接代表肺脓肿病原体。对免疫低下者，还应行真菌和分枝杆菌的涂片染色和培养等检查。阿米巴肺脓肿者痰液检查可发现滋养体和包囊而确诊。

7. 支气管镜检查　可明确有无支气管腔阻塞，及时发现病因或解除阻塞，恢复引流。亦可借助纤维支气管镜防污染毛刷采样，防污染灌洗行微生物检查或吸引脓液，必要时尚可于病变部注入抗菌药物。

8. B 超或 CT 引导下经胸壁肺脓肿穿刺物培养。

（二）实验室检查指标的评估

见细菌性肺炎。

第三节　病毒性肺炎

病毒性肺炎（viral pneumonia）是一类由病毒侵犯肺实质而造成的肺部炎症，常由上呼吸道病毒感染向下蔓延发展而引起，亦可由体内潜伏病毒复发或各种原因，如输血、器官移植等引起毒血症，进而导致肺部病毒感染。好发于冬、春季节，暴发或散在流行，免疫低下者全年均可发病。在社区获得性肺炎中约占 5%～15%，而非细菌性肺炎中占 25%～50%。多为儿童，成人相对少见。近年来，由于免疫抑制药物的广泛应用，艾滋病等免疫损害人群逐年增多，单纯疱疹病毒、水痘 - 带状疱疹病毒、巨细胞病毒（cytomegalovirus，CMV）引起的成人严重肺炎有所增加。而新病毒导致的肺炎也已日益成为公共卫生的重大问题。

一、疾病概述

（一）临床症状和体征

引起肺炎的病毒很多，临床常见有流感病毒、副流感病毒、腺病毒、呼吸道合胞病毒、巨细胞病毒、麻疹病毒、水痘 - 带状疱疹病毒等。亦可有肠道病毒，如柯萨奇病毒、埃可病毒等。流感病毒导致的肺炎较多见，常见于年幼者、妊娠妇女以及 65 岁以上老人，尤好发于原有心、肺疾患及慢性消耗性疾病者，如二尖瓣狭窄左心房压力增高者。婴幼儿感染中腺病毒和呼吸道合胞病毒占重要地位。有资料表明呼吸道合胞病毒所致肺炎占需住院婴幼儿肺炎的 20%～25%。近 20 年来不断发现可引起肺炎的新病毒，1997 年中国香港地区首次报告人感染高致病性禽流感 H5Nl 肺炎，病死率高达 60%。2002 年底开始于我国广东，2003 年春季在国内和世界一些国家发生并流行的一种新的冠状病毒感染，可导致严重急性呼吸综合征（severe acute respiratory syndrome，SARS）。2012 年在沙特阿拉伯首次发现中东呼吸（系统）综合征冠状病毒（Middle East respiratory syndrome coronavirus，MERS-CoV）感染病例。新发病毒性肺炎已为世界卫生组织高度重视。

各种病毒感染肺炎的起始症状各异。绝大部分患者先有咽痛、鼻塞、流涕、发热、头痛等上呼吸道感染症状。少数如 SARS 可急骤起病，肺炎进展迅速。病变进一步向下发展成病毒性肺炎时，咳嗽多呈阵发性干咳，可伴气急、胸痛、持续高热。婴幼儿以及免疫受损患者病情多较严重，有持续的高热、剧烈咳嗽、血痰、心悸、气促、意识障碍等，可伴休克、心力衰竭、氮质血症。由于肺泡间质和肺泡内水肿，严重者常会发生呼吸窘迫综合征。流感病毒性肺炎常在急性流行性感冒症状尚未消散时，即出现咳嗽、咳少量白黏痰、胸闷、气急等症状。腺病毒性肺炎约半数以上病例尚有呕吐、腹胀、腹泻等消化道症状，一般认为，可能与腺病毒在肠道内繁殖有关。呼吸道合胞病毒肺炎绝大部分发生于 2 岁以下儿童，约 2/3 病例有一过性高热，阵发性连声剧咳、呼吸喘憋症状明显。皮肤偶可出现红色斑疹，肺部可闻及较多湿啰音和哮鸣音，亦可出现肺实变体征。水痘、麻疹性肺炎常先有特征性的皮疹。典型麻疹尚有口腔黏膜柯氏斑。麻疹并发麻疹病毒性肺炎时呼吸道症状持续加重，高热持续不退，肺部可闻及干、湿啰音。水痘 - 带状疱疹病毒性肺炎多见于成年人。典型皮疹于躯干、四肢先后分批出现，进展很快。肺炎症状多发生于出疹后 2～6d，亦可出现于出疹前或出疹后 10d。

除某些病毒感染时有特征性皮疹出现外，多数体征常不明显，部分患者可于下肺部闻及细湿啰音或干啰音。重症者可有呼吸频率加快、发绀、心动过速等。严重者可见三凹征和鼻扇，肺部可闻及广泛的干、湿啰音，并可出现急性呼吸窘迫综合征（ARDS）、心力衰竭和急性肾衰竭，甚至休克。

实验室检查外周血白细胞计数一般正常，也可稍高或偏低。继发细菌感染时，白细胞总数和中性粒细胞比例均增多。重症者常有淋巴细胞及血小板减少。红细胞沉降率、C 反应蛋白多正常。痰涂片所见白细胞以单核细胞为主。痰培养常无致病菌生长。胸部 X 射线征象常与症状不相称,往往症状严重而无明显的 X 射线表现。影像学表现一般以弥漫性双侧肺间质性改变为主,或多叶散在斑片样密度增高模糊影,病情严重者显示双肺弥漫性结节性浸润,亦有病灶融合,呈大片样改变,伴局限性肺不张或肺气肿。但大叶实变及胸腔积液者均不多见。病灶常位于两肺中下 2/3 肺野。不同病毒引起的肺炎 X 射线表现可有所不同。呼吸道合胞病毒(respiratory syncy-tial virus, RSV)肺炎常有肺门阴影扩大,肺纹理增粗,支气管周围小片状阴影,或有间质病变,肺气肿明显(图 3-1);腺病毒性肺炎肺局部有小点状、不规则网状阴影,可融合成片状浸润灶,严重者两肺呈弥漫性浸润阴影与 ARDS 表现相仿。巨细胞病毒性肺炎的胸部影像常表现为两肺不对称的磨玻璃影,气腔病变和细小的小叶中心结节,双侧支气管血管周围肺间质和肺泡浸润性表现主要累及肺下叶,极少呈局限性实质性浸润。常见病毒性肺炎 CT 影像学特点如表 3-3 所示。病毒性肺炎肺部影像难以与细菌性肺炎相区别。

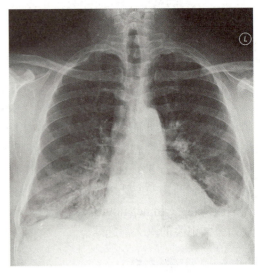

图 3-1 RSV 感染患者胸部后前位片

无免疫损害宿主的中年女性患者,RSV 感染所致低氧性呼吸衰竭,胸部后前位片表现为多病灶下肺为主的磨玻璃影。

表 3-3 常见病毒性肺炎 CT 影像学特点

病原体	影像学特点
人副流感病毒	多灶性斑片状实变影伴磨玻璃影(GGO),约 1/4 的患者表现为中央小叶结节伴支气管壁增厚
人偏肺病毒(HPMV)	多叶浸润,免疫力正常的 HPMV 肺炎 CT 表现还未见报道,然而,恶性血液病患者可见双侧边界不清的中央小叶结节,分枝中央小叶结节,GGO。胸腔积液并不常见。
MERS 冠状病毒	胸膜下和基底部含气腔隙病变,伴有广泛的 GGO 和实变。不常见到空洞形成
腺病毒	双侧多灶性 GGO 伴斑片状实变影,并可能显示类似细菌性肺炎的支气管肺炎征象(肺叶或节段性分布)。过度充气和肺叶不张在婴儿和儿童常见
单纯疱疹病毒	单纯疱疹病毒肺炎胸片通常表现为片状双侧实变影和叶、节段或亚段分布的 GGO。网状影也可存在。CT 主要表现为多灶节段或亚节段 GGO 和不占优势的病灶区实变影。胸腔积液常见
水痘病毒属	CT 通常表现为 1~10mm 界线清楚或不清楚的结节,周围有 GGO 晕斑,斑片状 GGO,两肺之间弥散的融合结节影
巨细胞病毒	双侧不对称 GGO、小的边界不清楚的中央小叶结节,含气腔隙实变。也观察到增厚的小叶间隔。肿块和肿块样浸润在艾滋病(AIDS)患者中更常见
呼吸道合胞病毒	以气道为中心的分布,有树芽征和支气管壁增厚区,有或没有沿支气管血管束分布的实变影

(二)病理、病因与发病机制

1. **病理、病因** 主要经飞沫吸入,或通过污染的餐具或玩具,以及与患者的直接接触而感染,由上呼吸道病毒感染向下蔓延所致,常伴有鼻炎、气管 - 支气管炎。动物,如禽、马、猪等有时带有某种流感病毒,如高致病性禽流感 H5N1,亦可经接触传染至人。粪 - 口途径传播见于肠道病毒;呼吸道合胞病毒通过尘埃传播。病毒亦可以通过输血、器官移植途径、母婴间的垂直传播等感染。如器官移植受者可通过多次输血,甚至供者的器官引进病毒,如巨细胞病毒而引起感染。不同病毒感染潜伏期不同,如流行性感冒的潜伏期为 1~3d,而严重急性呼吸综合征冠状病毒(SARS-CoV)潜伏期为 1~14d(中位期 4~7d)。潜伏期是诊断相关病毒感染的重要流行病学依据。

2. **发病机制** 病毒感染累及下呼吸道,引起气道上皮的广泛破坏,纤毛功能损害,黏膜坏死、溃疡形成，细支气管阻塞，并进而累及肺实质（见文末彩图3-2）。单纯性感染多为细支气管及其周围炎和肺间质性炎症，肺泡间隔有大单核细胞和淋巴细胞浸润，肺泡水肿、透明膜形成，进而导致呼吸膜增厚，弥散距离增大。肺泡细胞和吞噬细胞内可见病毒包涵体。呼吸道合胞病毒、麻疹病毒、巨细胞病毒引起者，肺泡腔内尚可见散在的多核巨细胞。肺部病灶可为局灶性或弥漫性渗出，甚至实变。病变吸收后可遗留肺纤维化。

（三）诊断与鉴别诊断

1. 诊断标准　临床有急性呼吸系统感染的症状，外周血白细胞正常，胸部影像学检查有弥漫性间质性改变或散在渗出性病灶，结合特征性皮疹、有某些环境危险暴露因素、处于病毒感染流行期、存在多系统症状和体征等，并排除细菌性或其他病原体感染的可能，可考虑病毒性肺炎的诊断。由于各型肺炎间表现缺乏明显特异性，最后确诊往往需要借助病原学检查，包括病毒分离、血清学检测以及病毒和病毒抗原、DNA 的检测等。

咳痰中细胞核内的包涵体可提示病毒感染，但并非一定来自肺部，需发病早期进一步收集肺活体组织检查（简称活检）标本或下呼吸道分泌物，尤其是防污染标本行培养分离病毒，鼻咽拭子和冲洗液的病毒分离亦有一定诊断价值。也可用免疫荧光和酶联免疫吸附试验测定下呼吸道分泌物中病毒抗原，阳性率可达85%～90%。快速培养将传统细胞培养与荧光标记单克隆抗体检测 CMV 即刻早期抗原 α、β 蛋白相结合，可提高细胞培养的敏感性，并大大缩短检查时间。

血清学方法可检测病毒特异性 IgG、IgM，常用免疫学检测方法，如补体结合试验、血凝抑制试验、中和试验或免疫荧光试验、酶联免疫吸附试验等。IgG 检查常需抽取急性期和恢复期双份血清，早期诊断价值不大，多用于流行病学调查。而急性期病毒特异性 IgM 检测可用于早期诊断。如采用急性期单份血清检测呼吸道合胞病毒、副流感病毒特异性 IgM 抗体，敏感性、特异性均较高。血清学检测鼻咽分泌物中特异性 IgA 亦有早期诊断价值，但早期特异性 IgM 升高不宜作为婴幼儿呼吸道合胞病毒感染的诊断依据。

病毒抗原和核酸的检测已广泛应用于病原体的确定。鼻咽拭子、下呼吸道标本，如经纤维支气管镜肺活检标本、支气管肺泡灌洗液等可用来检测 CMV 包涵体、抗原、DNA、mRNA。通过免疫荧光染色技术检测外周血多形核粒细胞中的 CMV 晚期抗原结构 pp65-mRNA 有较高的特异性及敏感性，定量分析 $2×10^5$ 个外周血白细胞中的 CMV 阳性细胞数水平，可预测 CMV 肺炎的发生及预后，指导治疗，但预测复发效果不佳。PCR 尤其定量 PCR 技术及分子杂交技术可用于 CMV 的 DNA 检测。原位分子杂交、逆转录 PCR、核酸序列扩增方法检测病毒 mRNA 耗时少，特异性及敏感性高。主要即刻早期 mRNA 被认为是 CMV 活动性感染的最特异指标，可区别潜伏或活动性感染，在 CMV 肺炎的检测及早期诊断方面具有良好的前景。

2. 诊断流程　呼吸道病毒可以通过细胞培养时出现致细胞病变（cytopathic effects，CPE）或培养细胞表面出现血细胞凝集抗原来检测。通过标本来源、患者的临床症状、发病季节、特定病毒的分离率、表现 CPE 的细胞种类，常见呼吸道病毒往往可以鉴别出来。例如，流感病毒和副流感病毒在人二倍体成纤维细胞（例如 MRC-5）上不出现 CPE，但在猴肾细胞却很容易出现。相反，呼吸道合胞病毒在猴肾细胞和 MRC-5 培养时都很容易生长。而巨细胞病毒却只在二倍体成纤维细胞上生长。但是，病毒培养通常需要较长时间，例如：需要 3～4d 才能检测到流感病毒的 CPE，而巨细胞病毒则需要 8～9d。病毒培养后离心，单克隆抗体检测病毒复制，可以早期诊断。

病毒培养的结果必须结合标本来源、分离部位病毒可能的携带率，以及流行病学特性分析。对于流感病毒、副流感病毒、呼吸道合胞病毒、鼻病毒、冠状病毒，无论从呼吸道分泌还是肺组织中分离出来，都可以明确诊断。相反，如果是从呼吸道分泌物中分离出腺病毒、单纯疱疹病毒、巨细胞病毒，则仅能提示诊断，从肺组织分离出的才能明确诊断。对于婴幼儿，如果从咽分泌物和粪便中都能分离出腺病毒，则诊断腺病毒感染的可能性就比从单一标本中分离的可能性大。

如果病毒培养阴性，而临床怀疑流感病毒、副流感病毒、呼吸道合胞病毒或腺病毒感染，可以通过血清学检查来帮助诊断。急性期和恢复期抗体效价 4 倍升高可以确定诊断。

3. 鉴别诊断　病毒性肺炎的临床表现和影像学异常与其他病原体导致的肺部感染性疾病或非感染性疾病（如风湿病导致的肺部病变等）有类似之处。在做出诊断前，需要排除能够引起类似临床表现的其他疾病。由于涉及需要鉴别的疾病较多，目前建议采取相关的病原学检测（尤其是快速诊断的检测）、规范的抗菌药物治疗试验和动态观察病情变化规律的策略，能够对多数的患者给出合理的建议和诊断。随着病原学检测方法的进步，其在诊断与鉴别中的作用显得越来越重要。

二、实验室检查指标与评估

临床病毒感染的实验室诊断主要包括病毒分离与培养、组织病理、病毒抗原和核酸检测以及血清学实验等。各种方法适用于不同的病毒感染或一种病毒感染的不同阶段，其结果相互补充。种类繁多的检测方法要求临床医生只有在充分了解病毒种类和感染阶段后，才可合理、有效地选择适当的方法，从而协助临床诊疗工作。一般来说，免疫学检测可评价特异性免疫应答，在较小的社区医院即可进行，而病毒培养和核酸检测则可用于检测病毒感染，往往在较大型的医院中开展。

（一）直接检查

1. 电子显微镜　用电子显微镜来确认临床标本中的病毒是重要的检查方法之一，但由于比较繁杂，不适于常规检验工作，在大多数临床实验室都已被其他方法取代。电子显微镜检查的主要优势就是对病毒快速筛选和发现未知病毒的能力。例如 2003 年，高致病性禽流感 H5N1 就是在电子显微镜下发现类似冠状病毒的颗粒，进一步采取分子生物学方法确认。标本制作是检查结果的成败关键，选材也很重要。通常做负性染色以后供电子显微镜检查，必要时可以加上抗体或核酸探针做更特异的鉴定。电子显微镜检查的主要缺点包括仪器昂贵，需要专门的技术人员判读结果以及敏感性和特异性不高，因此仅少数参考实验室可使用。通常标本中病毒含量要高达 $10^5 \sim 10^6$ 颗粒 /ml，才会被电子显微镜有效地检出，敏感性远远低于其他技术。而且有些病毒（如冠状病毒）只能在新鲜标本中找到，一旦冻融有时就很难在电子显微镜下找到。电子显微镜是依靠病毒的形态来进行诊断，一般可确定到科。科以下的属、种的鉴别则需要辅之以免疫学方法（免疫电子显微镜）或分子生物学方法（杂交探针法）才能实现。

2. 组织病理学　临床标本经染色可用常规光学显微镜直接观察到病毒感染引起的细胞变化。有些病毒可表现特有的细胞学变化特征。例如，腺病毒可在核内出现多个嗜酸性小包涵体或者核内单个嗜碱性大包涵体。呼吸道合胞病毒可形成巨大多核细胞，细胞质嗜碱性包涵体，周围有晕圈。巨细胞病毒也可引起单个两染性核内大包涵体或嗜碱性细胞质小包涵体。有时候细胞学检查可有助于鉴别病毒活动性感染，例如支气管肺泡灌洗液标本中出现巨细胞病毒等细胞学变化，可提示活动性巨细胞病毒感染。

3. 免疫荧光和免疫组织化学染色　现在已有许多直接用标本检测病毒抗原的免疫学方法。病毒抗原常通过直接或间接免疫染色法。胶体金标记的抗体多用于电子显微镜，免疫组织化学染色（免疫组化）方法是用酶标记的抗体与标本中相应的抗原结合以后，再加以该酶的底物，后者转化为有色产物而便于肉眼或显微镜下观察。

应用最广泛的是免疫荧光技术，其操作简便快速。直接免疫荧光法中，病毒抗体用荧光素标记，抗原抗体复合物可通过特定波长荧光显微镜下观察。间接免疫荧光法中，一抗（如鼠抗）为病毒特异性，不标记荧光。一抗与病毒结合后，标记二抗对一抗具有特异性，二抗与一抗形成抗原抗体复合物。间接法的优点是可放大信号。这两种方法操作简便、快速，不要求含活的病毒，也不需要冷藏的标本运送方法，因而有很高的临床应用价值。特别是它能在 $1 \sim 2h$ 后发出检验报告，对提高临床诊治水平和治愈率以及减少住院时间及医疗开支，都有积极意义。但是因为不少呼吸道病毒的流行具有明显的季节性（例如流感病毒、呼吸道合胞病毒等），例如流行性感冒的快速检查法在感染率高于 15% 时，阳性预期值很高，要注意可能出现假阴性。但在非流行季节，感染率不到 1% 的情况下，该值下降到低于10%。在这种情况下，容易出现假阳性，一方面要结合流行病学信息进行考虑，有条件的实验室还需要用培养方法或核酸检测法对快速抗原检测阳性者进行确认。免疫荧光检查快速，但也有一些局限，包括：①要求具备价格较为昂贵的荧光显微镜和专业技术人员；②由于荧光抗体是针对某一种已知病毒抗原，当标本含有两种或两种以上的病毒时，则可能漏检。

4.固相免疫检测 固相免疫方法可以用于检测标本中的抗原或抗体。最多见的方式是固相膜酶免疫测定法，其他还有乳胶凝集试验，微量板酶联免疫吸附测定（enzyme linked immunosorbent assay，ELISA），放射免疫测定（radioimmunoassay，RIA）以及免疫层析法等。酶免疫测定法特异性高，比较快速（15min到5h），但敏感性一般比病毒培养法低。

（二）病毒培养与鉴定

由于病毒为专一性细胞内寄生，所有病毒培养都有赖于活细胞。虽然病毒的生物性状与其他微生物有很大的差异，但其分离培养与鉴定原则还是类似的。病毒培养具有特异性，一直被视为是"金标准"。传统的病毒培养由于方法过于烦琐而未常规应用，新的免疫方法和分子生物学方法大有取代之势，但是随着新的培养技术（如离心小瓶培养法）的出现，已经使分离培养所需时间缩短到符合临床诊断的要求。病毒培养的优势还包括：病毒在易感细胞复制，特异性好；利用不同的细胞组合，有可能从一份标本中分离到几种不同的病毒；通过培养分离获得的病毒还可用于进一步鉴定（如血清型鉴定、基因分型、药敏试验）。

1.常规细胞培养 自20世纪30年代以来单层细胞技术的发展，细胞培养开始用于病毒分离。常规用于培养病毒的细胞有3类，即原代细胞、二倍体和异倍体细胞。原代细胞是指来源于组织并首次体外培养的细胞。二倍体细胞由原代细胞传代发展而来。传代细胞以种群形式存在，最主要的特征就是使细胞永生化并有无限传代能力。同一种细胞或细胞株对不同的病毒表现出不同的敏感性，因此通常国外实验室多根据其中可能存在的病毒病原体，选择几种不同的细胞作为组合，以提高分离的阳性率。

细胞培养中病毒鉴定的方法有多种，最常见的是在普通显微镜下观察病毒复制引起的细胞形态学变化，称为致细胞病变（CPE）。CPE可表现为：细胞变圆，折光性提高，细胞成团，细胞内出现空泡或形成颗粒，形成巨细胞或融合细胞，细胞破碎，液泡化等。不同的病毒在不同的细胞上可能表现出不同的CPE，但同一种病毒在同一种细胞上形成的CPE通常具有固定的特征，因此常用作初步判断的依据，但最终必须经过其他方法确定。

有些病毒在细胞中复制但不产生CPE，此时可通过其他方法来协助初步鉴定，如血细胞吸附试验，干扰试验等。正黏病毒和部分副黏病毒能表达与红细胞表面相应受体结合的糖蛋白（血细胞凝集素或血凝素-神经氨酸酶），并镶嵌在受染细胞的细胞膜上，因此受病毒感染的细胞表面能够吸附红细胞。临床病毒室常通过观察单层细胞表面是否有豚鼠红细胞吸附，检测培养的细胞中是否有流感病毒或副流感病毒的增殖。干扰试验则是基于病毒感染中的干扰现象，即一种细胞在受到某一种敏感病毒感染时，就不再受另一种病毒的感染。

对于分离的病毒做进一步鉴定，通常是利用更为可靠的特异性抗体或单克隆抗体来进行。通常用荧光素标记的病毒特异性抗体，对感染的细胞进行免疫荧光染色鉴定。免疫荧光法可分为直接法和间接法。另一种鉴定病毒的方法是中和试验。这是用已知病毒特异性抗体（单抗或抗血清）去阻止相应的病毒感染细胞，但在一般临床实验室较为少用，多在参考实验室使用。

2.其他的细胞培养方法 由于通过观察CPE证实由病毒复制所致耗时、费力，因此国外临床实验室近年来出现了一些改良培养方法，有效地缩短了传统的培养时间，提高了敏感性。

（1）离心小瓶培养法：将单层细胞在接种病毒之后低速离心，可以增强病毒的感染性。最早由Gleaves等人尝试先用低速离心以增加CMV对人胚成纤维细胞MRC-5的感染性，再继续培养，此时CMV的某些特异性蛋白会较大量地表达在细胞核内，再以免疫荧光法鉴定。这一方法做到了在CPE出现前检出病毒感染，特异性高，又能比常规培养法提早数天至数周报告结果。因此离心小瓶法目前在国外临床实验室已广泛应用于其他病毒，如流感病毒、呼吸道合胞病毒、副流感病毒、腺病毒等检测。

（2）基因工程细胞株：基因工程改造的细胞株用于病毒检测始见于单纯疱疹病毒（herpes simplex virus，HSV）检测。将能被 HSV 诱导的启动子连接到大肠杆菌 β- 半乳糖苷酶的基因上，作为一个人工的报告基因。将此基因转换到幼仓鼠肾细胞（BHK-21），并筛选到携带此基因的稳定细胞株。HSV-1 或 HSV-2 感染时能诱导启动子表达 β- 半乳糖苷酶，后者能使底物 5- 溴 -4- 氯 -3- 吲哚 -β-D 半乳糖吡喃苷出现有色反应产物。该系统在国外已有商品化产品，主要优点是快速，一般标本接种过夜培养后，加入底物即可报告结果。由于被感染的细胞管呈现蓝色，有利于观察，也便于自动化操作。转基因细胞检测范围较多局限在同一种属的病毒，只能检测已知的病毒，对于未知的病毒分离培养还需依靠传统的细胞培养。

（3）混合细胞培养：在离心小瓶培养法的基础上，采取两种以上的细胞做成混合细胞，能够对多种病毒敏感。以下举国外几种比较成熟的细胞产品：①针对呼吸道病毒的混合细胞（R-mix）：系由水貂肺细胞和 A549 细胞（人肺癌上皮细胞株）组合而成，可检测呼吸道合胞病毒、副流感病毒、A 型和 B 型流感病毒以及腺病毒等。② HRV 混合细胞：由 CV-1（非洲绿猴肾细胞）和 MRC-5（人胚肺细胞）细胞组合，可用于检测 HSV，CMV 和 VZV。③ E-mix 混合细胞：由 RD（人胚横纹肌肉瘤细胞株）和 NCI-H292（人肺癌上皮细胞株）组合（E-mix A），或由 Buffalo 绿猴肾细胞（BGMK）和 A549 细胞组合（E-mix B），主要用于分离肠道病毒。一般来说，这种混合细胞的培养法适用于具有离心小瓶法使用经验的临床实验室。

（4）动物和鸡胚接种：使用动物接种和鸡胚接种来分离病毒是传统的培养方法，已经完全被细胞培养法取代。但在一些病毒，如柯萨奇 A 型病毒或一些嗜神经病毒的培养，通过接种乳鼠，观察它们的病理表现，仍不失为一种好的培养方法。对于有血凝特性的呼吸道病毒，如流感、副流感或腮腺炎病毒，也可用此法分离培养，不同的病毒要求不同胚龄的鸡胚和接种不同的胚腔，包括羊膜腔、尿囊腔或绒毛膜等。

（三）分子检测法

核酸检测方法在临床病毒实验室诊断中的应用已扩展到了所有已知病毒。已经有很多方法可以检测病毒核酸，如竞争性 PCR、RT-PCR、核酸序列扩增法（nucleic acid sequence-based amplification，NASBA）、转录合并扩增、分支 DNA 扩增（bDNA）等。它们可以检测急（慢）性感染的患者标本中的病毒，并做基因分型，测定体液中病毒载量以了解感染程度，对抗病毒治疗的应答，以及耐药株的监测等。因此病毒核酸检验现在已成为临床病毒检测中的一个重要组成部分。核酸检测方法特别适用于一些不能在细胞培养的病毒。例如，一些细小 DNA 病毒和柯萨奇 A 组病毒现在可以用核酸检测方法予以确认，实时定量 PCR 法也是巨细胞病毒的确诊"金标准"方法。

核酸检测法一般无须采集具有感染力的病毒，提取核酸一般也有商品化的试剂盒，避免了病毒分离法对标本必需含有完整感染性病毒的复杂要求。在众多的核酸检测技术中，实时定量 PCR 技术是一种重要的、适合临床实验室的分子检测手段，其优点为比常规 PCR 快，无须扩增后处理，使得产物污染降到最低。

（四）血清学试验

传统的血清学方法在病毒性疾病的诊断中依然发挥着重要的作用，并广泛地应用于确定人群对某一种病毒的免疫状态，了解对疫苗的免疫反应。

1. 病毒感染过程中的体液免疫　机体在受到病毒感染以后，会对该病毒产生特异性体液与细胞免疫反应。对于以诊断为目的的检测来说，体液免疫主要表现为病毒特异性抗体的形成，因此比细胞免疫更有价值。机体对病毒入侵作出应答或免疫反应的过程中可检测到抗体。当原发感染时，机体产生的抗体主要是 IgG、IgM、IgA，有时还有 IgD 和 IgE。通常 IgM 有瞬时短暂出现的特点，一般在症状出现后几天便可检出，7～10d 达到高峰，1～2 个月后便下降到检测敏感性以下。IgM 的检出常常提示当前或新近感染。当 IgM 抗体下降时，IgG 抗体开始出现，并在达到高峰后逐渐下降，以后以低滴度存在于体内，或者保持终生。如果在疾病过程中，IgG 抗体在一段时间内明显升高，可作为当前或新近感染的依据。有些情况下，还可测定抗体的亲和力来估计感染的时间，这是因为在感染的早期产生的抗体亲和力低，而高亲和力的抗体是抗体成熟的表现。因此，低亲和力抗体很可能意味着是近期初次感染。IgA 抗体的产生、水平及持续时间不像 IgG 和 IgM 那样有规律，IgD 和 IgE 抗体在病毒感染中的预测价值没有 IgM 和 IgG 高，因此绝大多数病毒实验室不会常规地开展这些抗体的血清学检测。

2. 检测方法　免疫学技术中检测抗体的方法都能用于血清学试验。比较传统的方法有补体结合试验、血凝抑制试验、中和试验、免疫黏附血凝试验、间接免疫荧光或抗补体免疫荧光等。除了免疫荧光和血凝抑制以外，其他方法主要用于研究实验室或参考实验室。在临床实验室中应用较多的是一些比较简便的酶免疫检测、被动乳胶凝集、被动血凝和免疫印迹试验。

3. 血清学试验的结果解释　原发性病毒感染的依据：①双份血清的比较，特异性 IgG 抗体由阴性转变为阳性；②病毒特异性 IgM 抗体的出现。急性期与恢复期双份血清中特异性 IgG 抗体呈 4 倍以上增加，则表明重复感染，或原有潜伏感染或非活动性感染变为再激活或活动性感染。如果单份血清发现某种病毒抗体呈阳性，或急性期与恢复期双份血清中抗体在滴度上没有变化，提示对该病毒有既往感染。阴性的血清学试验表明未受到感染。

第四节　支气管-肺真菌病

支气管-肺真菌病（过去称为真菌性肺炎）主要是指真菌直接侵入肺组织或支气管，并在其中生长繁殖导致组织损害、肺功能障碍和炎症反应的急、慢性病理改变及病理生理过程。引起下呼吸道感染的真菌种类以念珠菌、曲霉、组织胞浆菌为最常见，其次为新生隐球菌、球孢子菌、毛霉菌等。主要引起致病性下呼吸道感染的真菌分类如表 3-4 所示。临床上通常又把真菌分为致病性真菌与条件

表 3-4　主要引起致病性下呼吸道感染的真菌种类

菌类	菌属	代表菌种
酵母菌	念珠菌（假丝酵母菌）	白念珠菌、平滑念珠菌、克肉念珠菌、热带念珠菌、近平滑念珠菌、葡萄牙念珠菌、季也蒙念珠菌
		隐球菌属：新生隐球菌属
	非念珠菌	毛孢子菌属：白吉利毛孢子菌、头形毛孢子菌
		酵母属：酿酒酵母菌
霉菌	曲霉	烟曲霉、黄曲霉、土曲霉、构巢曲霉、白曲酶
	非曲霉	接合菌：毛霉、根霉、根毛霉、犁头霉、小克银汉霉
		暗色孢霉属：外瓶霉、德氏霉、链格孢霉、离蠕孢霉等
		青霉属：马尔尼菲青霉、桔青霉、产黄青霉、扩展青霉、斜卧青霉、软毛青霉等
		镰刀霉属：串珠镰刀霉、增生镰刀霉
		赛多孢霉属：尖端赛多孢霉、多有赛多孢霉
		链格孢霉属：交链孢霉
		拟青霉菌属：拟青霉
双相型真菌	球孢子菌	粗球孢子菌、厌酷球孢子菌
	副球孢子菌	副球孢子菌
	组织胞浆菌	组织胞浆菌
	孢子丝菌	申克孢子丝菌
	芽生菌	皮炎芽生菌
	地霉菌	白色地霉菌
类真菌		肺孢子菌、奴卡菌、放线菌、葡萄状菌

注：①接合菌：接合菌是指接合菌亚门中能够致病的真菌，其中临床最常见的是接合菌纲毛霉目中的毛霉属、根霉属和犁头霉属等。②双相型真菌：即因温度、营养等外界环境改变既可呈酵母型（在人或动物组织内）又可呈霉菌型（在自然环境）的真菌，常见有组织胞浆菌及球孢子菌等。

致病性真菌。①致病性真菌：或称传染性真菌，属原发性病原菌，常导致原发性外源性真菌感染，可侵袭免疫功能正常的宿主，免疫功能缺陷的患者易致全身播散，病原性真菌主要有组织胞浆菌、球孢子菌、副球孢子菌、皮炎芽生菌、足癣菌和孢子丝菌等；②条件致病性真菌：或称机会性致病真菌，如念珠菌属、曲霉属、隐球菌属、毛霉和青霉属、根霉属、犁头霉属、镰刀霉及肺孢子菌等，这些真菌多为腐生菌或植物致病菌，对人体的病原性弱，但在宿主存在真菌感染的易患因素时，会导致深部真菌感染，但临床上也可见到无明确宿主因素的病例。

一、疾病概述

一般而言，健康人体对真菌具有较强的抵抗力，当患者出现下列机体免疫力下降的情况，可造成真菌的条件致病。主要包括：①患有某些慢性基础疾病，如肺结核、恶性肿瘤、糖尿病、营养不良、烧伤或临床上进行某些创伤性检查，如尿管插管等；②长期大量使用广谱抗生素；③临床上长期应用肾上腺皮质激素、免疫抑制剂、经放射性治疗或化学治疗后、器官移植后等。

（一）临床症状和体征

肺部真菌感染常继发于严重的原发病，症状和体征常无特征性，可有以下临床表现：

1. 流行性感冒样症状　表现为发热、畏寒、头痛、流涕、关节痛、肌痛等。

2. 隐匿性感染　无明显的症状和体征，可自愈。

3. 肺部表现　①肺炎或支气管炎：最常见，与一般细菌性肺炎难以鉴别。可有发热、咳嗽、咳白色黏稠痰或黄脓性痰等症状，肺部可闻及湿性啰音，可伴有少至中等量胸腔积液；②肺结核样表现：组织胞浆菌病、皮炎芽生菌病和奴卡菌肺部感染的临床表现有时酷似肺结核，可有干咳、咯血、胸痛等呼吸道症状及午后低热、盗汗等"结核中毒症状"；③肺脓肿和脓胸：常急性起病，可有寒战、高热（多呈弛张热）、咳嗽、咳黏液脓性痰，有时痰中臭味明显，咯血多为痰中带血。放线菌病和奴卡菌肺部感染所致脓胸均易在胸壁上形成窦道；④肿瘤样表现：如肺隐球菌瘤、组织胞浆菌瘤、球孢子菌瘤等，酷似周围型肺癌，皮炎芽生菌病、曲霉感染等可破坏肋骨与椎骨，似转移癌骨质破坏；⑤肺栓塞和肺梗死：如嗜血管性的毛霉，易侵犯血管，肺部感染时，常导致肺栓塞甚至肺梗死，似肺血栓栓塞症；⑥其他：可引起弥漫性肺间质性病变，或类似结节病表现。

肺真菌感染的影像学表现大致可分为以下几种类型：①肺炎型：显示中下肺野小片或大片状阴影，可累及多个肺段或肺叶，多见于白念珠菌和曲霉感染。②肿块型：显示炎性肿块，呈孤立病灶，类似肿瘤，多见于隐球菌，组织胞浆菌等。③曲霉球：由曲霉菌丝和纤维黏液混合而成，寄生在肺空洞内或囊状扩张的支气管内，呈圆形或椭圆形，曲霉球与囊腔之间形成半月形或新月形的透亮区，为慢性曲霉感染的典型影像学表现。④胸膜炎型：指病灶靠近胸膜或经血行播散侵犯胸膜所致，有胸腔积液和/或胸膜增厚等表现，主要为白念珠菌，其次为热带念珠菌感染。⑤粟粒型：X射线或CT显示粟粒样改变，多以中下肺为主，大小不等，多见于组织胞浆菌、隐球菌和念珠菌等感染。从上述影像学表现可以看出，真菌性肺炎的改变并没有特异性，但侵袭性肺曲霉感染有其特点，其发病的病理基础是曲霉侵犯小血管，形成出血性肺梗死，可以出现典型的影像学改变，如晕轮征、空洞或新月征等，可以作为诊断侵袭性肺曲霉感染的主要诊断依据之一。因此，在已出现临床迹象的高危患者，应尽早进行胸部CT检查，及时做出诊断是患者救治成功的关键。此外，影像学上两肺出现毛玻璃样肺间质病变征象，同时伴有低氧血症，应高度警惕肺孢子菌感染。

（二）病理、病因与发病机制

1. 病理、病因　真菌是一类有细胞壁和典型细胞核结构，能进行有性或无形繁殖的真核细胞型微生物。大部分真菌为多细胞，少数真菌是单细胞；细胞质内有内质网、线粒体、高尔基体；细胞核有核膜和核仁，并有DNA与组蛋白结成的线染色体。单细胞真菌包括酵母型和类酵母型真菌，前者以芽生方式繁殖，不产生菌丝；类酵母型真菌延长的芽管不与母细胞脱落而形成假菌丝。多细胞真菌形态稍复杂，主要由菌丝和孢子组成；菌丝形态是真菌分类重要标志之一，按菌丝功能可分为营养菌丝体、气生菌丝体、生殖菌丝体三种；孢子是由生殖菌丝产生的一种繁殖体。部分真菌在细胞壁外有一层黏液，其化学成分和功能与细胞壁截然不同，例如，新生隐球菌的荚膜在电子显微镜下可见到3～4nm 的微细纤维，呈放射状伸出细胞壁，含甘露醇、木糖、尿苷酸等酸性多糖化学成分，此荚膜与新生隐球菌的致病性密切相关。真菌成分与细菌不同，多糖占 80%～90%，也有少量蛋白质、脂质和无机盐类。细胞壁由甲壳质（chitin）微细纤维骨架和其缝隙中的基质组成，甲壳质是 N- 乙酰 -D 氨基葡萄糖的直链多聚体。丝状真菌的甲壳质含量较多，这有利于菌丝的生长。基质由多种多糖组成，大多与蛋白质构成复合物，其中以甘露聚糖蛋白复合物最多。细胞壁内层含有麦角固醇的细胞膜是两性霉素、丙烯胺类和咪唑类抗真菌药物作用场所。

真菌培养对营养要求不高，需较高的湿度和氧，常用沙保罗琼脂培养基，但生长速度缓慢，一般需要 1～4 周才能形成菌落，菌落有三种类型：①酵母型菌落：较细菌菌落大而厚，外观润湿和致密，多为乳白色，少数是粉色。因多数单细胞真菌的菌落是酵母型菌落，所以以镜下检查见圆形或卵圆形单细胞。②类酵母型菌落：单细胞真菌以出芽方式繁殖，白假丝酵母菌等少数菌种的芽管延长且不与母细胞脱离而形成假菌丝，假菌丝可伸入培养基。③丝状菌落：多细胞真菌培养后都形成丝状菌落，较细菌和放线菌的菌落大而质地疏松，呈绒毛状、毡状、棉絮状，因菌丝深入生长，故菌落与培养基紧密相连，不易被挑起。镜检见菌丝体，部分菌丝有孢子生长。菌落形态、颜色、结构是真菌菌种鉴定的参考。真菌菌丝和孢子对热的抵抗力都不强，60～70℃加热 1h 均可被杀死，而对干燥、阳光、紫外线和一些消毒剂都有抵抗力，但对 2.5% 碘酒和 10% 甲醛较敏感。了解真菌结构有助于阐明其发病机制，并为真菌病临床诊断、治疗和预防提供信息或依据。

2. 发病机制　对真菌致病性的研究近年来进展较快，但仍然不完全清楚。在侵袭力方面新生隐球菌的荚膜具有抗吞噬作用，白假丝酵母菌具有黏附人体细胞的能力，双相型真菌如组织胞浆菌、皮炎芽生菌等进入机体后，便转换成酵母型真菌而生活在单核巨噬细胞中，随循环分布全身；烟曲霉的热休克蛋白与人血清白蛋白结合而使其功能改变。总之，不同真菌有不同的致病因子，通过不同方式造成组织损害。

（1）念珠菌属：念珠菌属是人体正常的定植菌群之一，主要通过吸入（原发）性感染，也可通过血源性感染。吸入性感染多因定植于口腔和上呼吸道的念珠菌在机体防御机制削弱时吸入致病。在粒细胞缺乏、静脉导管留置、糖尿病、肾衰竭等易发生血源性肺念珠菌病。此外较少见的是先天性肺念珠菌病，系新生儿出生时经产道获得。念珠菌侵入下呼吸道后，由酵母相转成菌丝相，毒力增强，引起以中性粒细胞浸润为主的急性炎症反应，可形成小脓肿，病灶周围有菌丝和吞噬细胞浸润，后期形成坏死、空洞、纤维化及肉芽肿病变。

（2）曲霉菌属：曲霉菌是自然界无处不在的一类霉菌，有 600 多种。能引起人类感染的约 40 种，以烟曲霉（*Aspergillus fumigatus*）、黄曲霉（*Aspergillus flavus*）、黑曲霉（*Aspergillus niger*）、土曲霉（*Aspergillus terreus*）等较常见。导致肺曲霉病 95% 以上是烟曲霉菌，其次为黄曲霉菌。曲霉结构包括分生孢子头和足细胞，后者为转化的厚壁、膨化菌丝细胞。曲霉所产生的分生孢子随气流进入人体呼吸道后，可以暂时黏附和寄居，如果吸入量大或人体免疫功能损害则萌发菌丝，引起发病。

（3）隐球菌属：隐球菌属至少有 38 个种，引起人类感染的主要为新生隐球菌（*Cryptococcus neoformans*）和格特隐球菌（*Cryptococcus gattii*）。新生隐球菌广泛存在于世界各地的环境土壤中，干燥的鸽粪中尤其常见。鸟禽类尤其是鸽子是人类隐球菌病的重要传染源。而格特隐球菌的分布则多限于澳洲、非洲、东南亚和北美洲。感染的主要途径为吸入环境中的隐球菌孢子。隐球菌在体外为无荚膜或仅有小荚膜孢子，进入人体内后，很快形成厚荚膜，致病力则明显增强。肺泡巨噬细胞接触、吞噬隐球菌孢子后，激活 T 辅助细胞（Th1）免疫应答以清除孢子。隐球菌荚膜多糖可抑制人体吞噬细胞，抑制白细胞趋化反应。亦可激活补体旁路，参与免疫调理作用。免疫健全宿主中常形成隐球菌肉芽肿，病变组织中单核细胞和多核巨细胞内含大量隐球菌孢子，而免疫缺陷者中不易见到肉芽肿，在肺泡腔内充满隐球菌孢子，病灶内有较多的液性胶样物质，缺乏炎症细胞浸润。

抗真菌免疫包括固有免疫和适应性免疫两个方面。前者在防止真菌感染中起重要作用,吞噬细胞减少和/或功能低下最易诱发真菌感染,医院内真菌感染主要的原因有两个:一是皮肤屏障受到破坏,二是吞噬细胞减少或功能低下,适应性免疫应答与真菌病的恢复相关,另外,异常免疫反应也可导致免疫性病理损害。

(三)诊断与鉴别诊断

1. 诊断依据

(1)宿主因素

1)免疫功能抑制的基础疾病的患者,经抗生素治疗72~96h仍有发热等感染征象,并满足下列条件之一:①患者因素:年龄大于65岁、营养不良、肝硬化、胰腺炎、糖尿病、慢性阻塞性肺疾病、肾功能不全、严重烧伤、肠功能减退或肠麻痹等基础情况,存在真菌定植,尤其是多部位定植(指同时在≥2个部位分离出真菌,即使菌株不同)或某一部位持续定植;②治疗相关性因素:近期内进行各种侵入性操作,如机械通气>48h,留置血管内导管,气管插管或气管切开,包括腹膜透析在内的血液净化治疗等,长时间使用3种或3种以上抗菌药物,多成分输血,全胃肠外营养,持续应用糖皮质激素治疗3周以上等。

2)存在免疫功能抑制的基础疾病的患者(如血液系统恶性肿瘤,HIV感染,骨髓移植或异基因造血干细胞移植,存在移植物抗宿主病等),当出现体温>38℃或<36℃,满足下列条件之一:①存在免疫功能抑制的证据:中性粒细胞减少($<0.5\times10^9$/L)且持续10d以上,60d内出现过中性粒细胞减少并超过10d,之前30d内接受过或正在接受免疫抑制治疗或放疗(口服免疫抑制剂>2周或静脉化疗>2个疗程);②高危的实体器官移植受者、术中大量输血、移植后早期(3d内)出现真菌定植、较长的手术时间、肾功能不全、皮质类固醇治疗、移植后继发细菌感染、CMV感染、移植后需要透析、病区在2个月内曾有其他患者发生侵袭性曲霉感染等。

(2)临床特征

1)主要临床特征:①侵袭性肺曲霉感染的胸部影像学特征:早期出现胸膜下结节实变影,数天后病灶周围可出现晕轮征,约10~15d后肺实变区出现空腔阴影或新月征;②肺孢子菌肺炎的影像学特征:两肺出现磨玻璃样肺间质病变征象,伴有低氧血症。

2)次要临床特征:①具有肺部感染的症状和体征;②影像学出现新的肺部浸润影;③持续发热>96h,经积极的抗菌治疗无效。

(3)微生物学检查:①气管内吸引物或合格痰标本直接镜检发现菌丝,且培养连续≥2次分离到同种真菌;②支气管肺泡灌洗液(bronchoalveolar lavage fluid,BALF)经直接镜检发现菌丝,真菌培养阳性;③合格痰液或BALF直接镜检或培养发现新生隐球菌;④乳胶凝集法检测隐球菌荚膜多糖抗原呈阳性结果;⑤血清(1,3)-β-D-葡聚糖抗原检测(G试验)连续2次阳性;⑥血清半乳甘露聚糖抗原检测(GM试验)连续2次阳性。

(4)微生物学或组织病理学依据:①霉菌:肺组织标本用组织化学或细胞化学方法检出菌丝或球形体(非酵母菌的丝状真菌),并发现伴有相应的肺组织损害,肺组织标本、胸液或血液霉菌培养阳性;②酵母菌:肺组织标本用组织化学或细胞化学方法检出酵母菌细胞和/或假菌丝,肺组织标本、胸液或血液酵母菌培养阳性,或经镜检发现隐球菌;③肺孢子菌:肺组织标本染色发现包囊、滋养体或囊内小体,痰液或支气管肺泡灌洗液中发现肺孢子菌包囊、滋养体或囊内小体。

2. 诊断标准　从临床实际和客观需要出发,建立侵袭性肺真菌病的分级诊断。分级诊断标准由危险因素、临床特征、微生物学检查和组织病理学所组成,组织病理学仍是诊断的"金标准"。目前诊断侵袭性肺真菌病分成3个级别:确诊(proven)、临床诊断(probable)及拟诊(possible)。

确诊至少符合一项宿主因素,肺部感染的一项主要或两项次要临床特征及下列一项微生物学或组织病理学依据。

(1)霉菌:肺组织标本检出菌丝或球形体(非酵母菌的丝状真菌),并发现伴有相应的肺组织损害。肺组织标本、胸液或血液霉菌培养阳性，但血液中的曲霉菌属和青霉属（马尼菲青霉菌除外）真菌培养阳性时需结合临床，要排除标本污染。

（2）酵母菌：肺组织标本检出酵母菌细胞和／或假菌丝。肺组织标本、胸液或血液酵母菌培养阳性，或经镜检发现隐球菌。

（3）肺孢子菌：肺组织标本染色、支气管肺泡灌洗液或痰液中发现肺孢子菌包囊、滋养体或囊内小体。

3. 诊断流程　真菌性肺炎之所以诊断仍然较为困难，主要是因为其临床表现不典型；合格的标本获取不易，危重患者通常又难以承受能够明确诊断的侵入性检查；继发性感染常呈双重感染或复合菌感染，难以确定感染的主次；实验室检查手段仍然有限，并有时效性。而且结果的评判困难，难以确定病原性；所以诊断必须要充分结合危险因素，除外其他病原体所致的肺部感染和类似临床表现的肺部疾病。

原发性肺真菌感染多见于社区获得性感染，宿主可以没有真菌感染的危险因素，临床过程相对缓和，凶险程度较轻，临床处理要求尽可能确诊后选择治疗（确诊治疗）。继发性肺真菌感染大多为医院获得性感染，宿主存在比较明确的真菌感染高危因素，临床过程急骤和凶险，需综合分析和判断，及时行拟诊治疗（经验治疗）或临床诊断治疗。

4. 鉴别诊断　该病依据临床表现、胸部影像学等不同，应与其他病原体肺炎、肺结核、韦格纳肉芽肿、原发性支气管肺癌、转移性肿瘤等相鉴别。

二、实验室检查指标与评估

（一）实验室检查指标

深部真菌感染的实验室诊断方法有以下几种，因为诊断价值各有不同，临床上应根据患者情况，选择几种方法联合使用。表 3-5 为常见真菌感染的实验室检查方法。

表 3-5　常见真菌感染的实验室检查方法

病原体	标本	镜检	培养	血清学	其他	评价
隐球菌、念珠菌	咳痰或导痰、支气管冲洗液或 BALF、肺活检	KOH 浮载镜检、HE 染色、GMS 染色，隐球菌可用黏蛋白卡红染色，念珠菌可用革兰氏染色	+	LA 或 EIA 法血清隐球菌抗原检测	抗原（隐球菌和致病性真菌）、组织病理	念珠菌仅仅培养发现不足以确诊；需要组织学检查。抗原检测方法：ID（隐球菌和致病性真菌）、CF（致病性真菌）
曲霉	咳痰或导痰、支气管冲洗液或 BALF	GMS 或钙荧光染色	+		肺活检组织病理	与其他丝状真菌有类似的组织病理改变
组织胞浆菌、球孢子菌等	咳痰或导痰、支气管冲洗液	真菌染色：GMS、钙荧光染色、PAS	−	对急性系统感染可用扩增		对急性系统感染可用扩增，免疫抑制宿主可能不可靠
耶氏肺孢子菌	导痰、支气管刷检或冲洗物、BALF	吉姆萨染色、甲苯胺蓝染色、GMS、FA	−	−	肺活检组织病理	导痰；支气管镜检查阳性率高

注：BALF：支气管肺泡灌洗液；KOH：氢氧化钾；FA：荧光抗体染色；GMS：Gomori 乌洛托品银染色；CF：补体结合试验；HE：苏木精-伊红染色；LA：乳胶凝集试验；EIA：酶免疫测定法；ID：免疫扩散法；PAS：过碘酸希夫。

1. 显微镜检查　主要有革兰氏染色、氢氧化钾染色，印度墨汁染色以及其他如 PAS、GMS 以及 HE 染色。其中革兰氏染色是在检验微生物中最常用。念珠菌属的镜下表现为革兰氏阳性，大量假菌丝及孢子，形成很特异的念珠菌形态。一般临床怀疑真菌感染的标本都可从镜下在形态上与普通细菌进行鉴别。曲霉镜下可见分生孢子头短柱形，菌丝远端可见膨大的曲霉球，曲霉球上布满分生孢子。部分真菌需要特殊染色才能发现，例如新生隐球菌就需要印度墨汁染色。有认为痰标本中查见菌丝往往提示为感染菌，而仅出现孢子多为定植菌，念珠菌感染出现假菌丝，提示体内真菌繁殖较快，但临床诊断对此项仅作参考（见文末彩图3-3）。

2. 临床标本的真菌培养　真菌在很多培养基上都能生长，但最好使用特定的真菌培养基，琼脂内可以添加一些抑制其他细菌生长的抗生素。培养基有很多种，如沙保罗琼脂培养基、心脑浸出液琼脂、抑制霉菌琼脂。不同的培养基用于不同的培养目的。真菌培养菌落的生长速度慢于普通细菌，一般都需要2～4d，个别达3～4周。但总体来说，念珠菌比曲霉和毛霉生长速度快，体外培养1～2d即可形成明显菌落。酵母菌的其他鉴定方法包括形态学鉴定（主要是玉米吐温诱导下特征菌丝及特征孢子的检验、血清芽管形成），并结合生化试验包括标准鉴定（糖同化试验、糖发酵试验、CAFA酚氧化酶试验、尿酶试验、KNO_3同化试验、脂肪酸需求试验）、自动仪器鉴定如API20C、ID32C和显色鉴定等。标准鉴定是按传统双歧表流程鉴定，是真菌鉴定的"金标准"，系统准确，缺点是程序烦琐、耗时长，难以适应临床诊疗。念珠菌显色培养基（CHROMagar）则是一种集分离培养和鉴定于一体的培养基，对白念珠菌、热带念珠菌、平滑念珠菌、克柔念珠菌的鉴定符合率平均在95%左右，同时其分离率与传统沙保罗琼脂相同，对于混合感染一目了然，并且不影响丝状真菌的生长，能解决绝大多数真菌的分离鉴定，是一种优质的首代分离培养基，可作为酵母菌类真菌的首选。

近年来，肺部曲霉、青霉、毛霉等感染增加，有建议真菌培养时应加种一种具有鉴定作用的霉菌培养基如蔡氏培养基，上述三类霉菌能良好生长而念珠菌、隐球菌则不能。丝状真菌主要根据形态学进行鉴定，如菌落外观、显微镜下形态、诱导形态观察（25℃与35℃下双相型真菌的特征孢子及菌丝的产生和两种菌落的形成及脑心浸液琼脂培养基、KT培养基、Kelley培养基转相诱导）。与念珠菌不同，培养时间至少要5～7d。

3. 血清学检测　真菌的细胞壁由葡聚糖和甘露聚糖组成，因此测定血液、支气管肺泡灌洗液中的葡聚糖可作为诊断真菌感染的一种方法。在曲霉感染的早期，用ELISA方法测定血液标本中的半乳甘露聚糖，敏感性是67%～100%，特异性达81%～98%。同时监测半乳甘露聚糖可对治疗效果进行评价，经过有效治疗后，半乳甘露聚糖在血液中的浓度明显下降。在支气管肺泡灌洗中亦可检测到半乳甘露聚糖，而且出现的比血液中早。用免疫学检测抗原的方法结合放射学检查，可以替代真菌培养法对曲霉病的早期诊断。对新生隐球菌荚膜多糖抗原的免疫学检测，不仅可以辅助诊断隐球菌病，同时对判断药物疗效、监测病情转归和预后有提示作用。

有关念珠菌抗原成分检测研究较多，但至今尚无理想的方法用于早期、快速、敏感诊断念珠菌感染。被检测的抗原包括烯醇化酶、β_2葡聚糖、不耐热的抗原和甘露聚糖等，以甘露聚糖研究较多。有人用ELISA方法同时测定甘露聚糖和抗甘露聚糖抗体，两项中有一项指标阳性作为诊断的标准，则敏感性为80%，特异性达93%。利用不同致病菌特殊抗原成分的单克隆抗体，可以对真菌进行血清型分型鉴定，如根据白念珠菌细胞壁甘糖蛋白的主要抗原成分的不同，白念珠菌分为A和B两种，在免疫力正常患者血清型A明显多于血清型B。

另外，血清特异性抗体检测对某些地方性条件性真菌感染显示出良好的应用价值。国外已利用从真菌提取的天然抗原，成功地建立了多种地方性真菌病血清学检测方法，用于包括芽生菌病、球孢子菌病、组织胞浆菌病、副球孢子菌病和青霉病的早期诊断和流行病学调查，并具有较高的敏感性和特异性。

4. 分子生物学技术　主要技术包括：① DNA探针（DNA probe）：通过DNA-DNA杂交，可探查受检标本中有无某种真菌所特有的DNA片段，以获得病原学诊断；② PCR：采用PCR检测真菌DNA片段的技术得到了迅猛的发展。用PCR扩增真菌的特异性rDNA片段，特异性100%，敏感性亦高（标本中含15个真菌即可检出），不易与其他真核细胞交叉扩增。若从正常的无菌部位如胸腔积液中扩增出该序列，说明此处有真菌感染，显然普通咳痰标本不合适。有报道用PCR方法测定支气管肺泡灌洗液和尿液中的DNA片段有一定的假阳性率。

5. 真菌特异性代谢物的检测　有研究应用生化方法检测真菌感染代谢物 D_2 阿拉伯醇和甘露聚糖,分别用于念珠菌、曲霉和隐球菌感染的诊断。但由于不同菌株产生代谢物能力差别较大,同时受体内代谢物及其他微生物代谢物的干扰,加之检测所需的仪器设备要求较高,故目前临床常规应用尚受到限制。

(二) 实验室检查指标的评估

确诊真菌性肺炎主要依靠肺组织活检病理学检查有真菌侵袭和相应炎症反应与肺部损害的证据(如 HE、PAS、银染等),以及无菌腔液(如血液、胸腔积液、肺穿刺抽吸液等)真菌培养阳性。因此,当临床上怀疑侵袭性真菌感染时,应尽可能多次抽取血液及其他正常无菌腔液和组织标本进行培养;在患者病情允许时,及早行经皮肺穿刺活组织检查,或经内镜、开胸术取得肺活检标本,以明确诊断。

临床实际工作中,并非所有患者均能得到组织病理学诊断依据,而临床病情的发展又需要及时诊断和治疗,故合格的呼吸道分泌物标本的微生物学检查就成为临床诊断真菌性肺炎的重要依据之一。但临床最常用的痰液真菌培养阳性并不能区分真菌污染、定植和感染,所以不能作为确诊的依据。即使作为临床诊断的依据,也应该多次培养阳性才有参考价值,其目的是尽可能排除真菌污染和种植。在免疫功能正常的患者,甚至经纤维支气管镜下保护性毛刷刷检取得的标本真菌培养阳性也可能为污染或定植,尤其是念珠菌,不能作为侵袭性感染的依据。但合格痰液或支气管肺泡灌洗液直接镜检或培养新生隐球菌阳性,或发现肺孢子菌包囊、滋养体、囊内小体则有临床意义,因为在气道内很少有隐球菌和肺孢子菌的定植。

血液标本中真菌细胞壁成分曲霉半乳甘露聚糖(galactomannan,GM)抗原和 1,3-β-D 葡聚糖抗原(G 试验)的检测,是诊断侵袭性真菌感染的微生物学检查依据之一,其敏感性和特异性均达到 80% 以上。GM 检测对诊断侵袭性曲霉感染有临床意义,可在临床症状和影像学尚未出现前数天表达阳性,对高危患者连续动态检测(2 次 / 周)具有早期诊断价值。但少数情况下,可出现假阳性,如使用半合成青霉素,食用牛奶制品等。此外,新生隐球菌感染时,可出现 GM 检测假阳性结果。1,3-β-D 葡聚糖存在于念珠菌、曲霉等真菌细胞壁中,因此 G 试验阳性提示可能为念珠菌或曲霉感染,一般在临床症状和影像学改变出现数天后表达阳性。尤其重要的是真菌定植时 G 试验是阴性,因此 G 试验对诊断侵袭性真菌感染有临床意义。需要注意的是,隐球菌由于细胞壁没有 D 葡聚糖成分,G 试验则呈假阴性;接合菌也可呈假阴性,静脉使用白蛋白或 γ- 球蛋白时,G 试验可呈假阳性。

血液标本真菌抗体测定作为疾病动态监测指标有临床意义,但不能用于早期诊断。应用 PCR 方法(包括二步法、巢式和实时 PCR 技术)检测血液、支气管肺泡灌洗液中的各种真菌特异性 DNA,具有较高的敏感性和特异性,但易污染,且缺乏标准化,其临床诊断还有待进一步研究。

侵袭性真菌感染的常用血清学诊断方法的评价分析见表 3-6。

表 3-6　侵袭性真菌感染的常用血清学诊断方法的评价

血清学方法	G 试验 (1,3)-β-D 葡聚糖	GM 半乳甘露聚糖	M 甘露聚糖	CCA 隐球菌荚膜多糖抗原
念珠菌	+	−	+	
曲霉菌	+	+	−	
接合菌	−	−		
隐球菌				+
肺孢子菌(PCP)	++	−		−
假阳性因素	内毒素、香菇多糖、白蛋白、免疫球蛋白、纤维膜等	青霉菌和隐球菌感染、β- 内酰胺类抗生素等		类风湿因子
评价	(1,3)-β-D 葡聚糖升高为真菌感染的标志,肺孢子菌肺炎明显升高	美国食品药品监督管理局(FDA)已经批准 GM 作为侵袭性曲霉感染的诊断指标	对念珠菌感染诊断价值大	乳胶凝集试验诊断隐球菌感染最有价值

第五节　衣原体与支原体肺炎

衣原体（chlamydia）及支原体（mycoplasma）肺炎是由衣原体或支原体引起的急性肺部炎症，由于此类肺炎在临床表现上与肺炎链球菌等细菌所引起的肺炎有明显区别，β- 内酰胺类抗生素和磺胺类药物治疗无效，因此临床上又常常和军团菌、立克次体等其他非典型病原体引起的肺炎一起被称为非典型病原体肺炎。

一、疾病概述

（一）临床症状和体征

衣原体肺炎

（1）肺炎衣原体肺炎：急性感染的临床表现可以是无症状的，也可以危及生命。肺炎衣原体呼吸道感染的症状或体征均无特异性。最早出现的是上呼吸道感染症状，常见是伴有声音嘶哑的咽炎，有发热史。数天或数周后，患者上呼吸道感染症状逐渐减退，开始出现咳嗽，提示下呼吸道受累。此时，临床表现以支气管炎和肺炎为主，患者体温一般不升高。有研究显示，肺炎衣原体感染者从起病直到去医院就诊这段时间，比支原体肺炎及其他呼吸道病毒感染要长。鼻窦炎可出现在疾病早期，但更多是出现在下呼吸道受累期，肺部听诊可听到啰音（即使在轻度的感染者也可闻及）。肺炎衣原体肺炎的胸部 X 线征象主要为单个病灶，常显示肺亚段少量片状浸润，下叶多见。广泛实变仅见于病情严重者。患者周围血白细胞总数和分类大多在正常范围。

（2）鹦鹉热衣原体肺炎：潜伏期 1～2 周，亦可长达 4 周。多呈隐匿型，病情轻者与流行性感冒相似。亦可急性发病，可有寒战、发热，体温逐渐升高，可达 40℃ 以上，伴相对缓脉。患者感乏力，肌肉、关节痛（主要累及颈、背部肌肉）、畏光、鼻出血，可出现类似伤寒的玫瑰疹。1 周左右出现咳嗽，咳少量黏痰或痰中带血等呼吸道症状。病程中尚可出现恶心、呕吐、腹泻等消化道症状及嗜睡、谵妄、木僵、抽搐等精神症状，后者以儿童为多见。体征和胸部 X 射线表现常不相称，常无明显肺部体征，偶可闻及湿啰音，重症者可出现实变体征。多数患者有肝脾大。胸部 X 射线检查常有弥漫性支气管肺炎或间质性肺炎表现，病灶可融合，下叶较多见。偶能见到粟粒样结节、实变阴影或胸腔少量积液征象。肺内病变吸收较缓慢，有报道治疗 7 周后，尚可有 50% 的患者病灶不能完全吸收。

（3）支原体肺炎：大多数肺炎支原体感染为临床显性感染，而非隐性感染。潜伏期 1～3 周，起病形式多样，多数患者仅以低热、疲乏起病，部分患者可以突发高热并伴有明显的头痛、肌痛、恶心等全身中毒症状。呼吸道症状以干咳最为突出，常持续 4 周以上，多伴有显著咽痛，偶有胸痛、痰中带血。呼吸道以外的症状以耳痛、麻疹样或猩红热样皮疹较多见，极少数患者可伴发胃肠炎、心包炎、心肌炎、脑膜脑炎、脊髓炎、溶血性贫血、弥散性血管内凝血、关节炎、肝炎等。阳性体征以显著的咽部充血和耳鼓膜充血较多见，少数患者可有颈部淋巴结肿大。肺部常无阳性体征，少数患者可闻及干湿啰音。外周血白细胞总数和中性粒细胞比例一般正常，个别患者可升高。肺部阳性体征少而影像表现明显是支原体肺炎的一个重要特点。病变好发于中下肺野，多为边缘模糊、密度较低的云雾样片状浸润影，从肺门向外周肺野放射，也可发生于肺上叶，或一开始就为多发阴影。肺实质累及时，也可呈大片实变影，部分病例表现为呈段性分布或双肺弥漫分布的网结节状间质浸润影。个别病例也可出现类似坏死性肺炎样的改变，甚至形成肺脓肿，胸腔积液少见。与普通细菌性肺炎相比，支原体肺炎吸收较慢，即使经过有效治疗，肺部浸润影也大多需要 2～3 周才能吸收，部分患者甚至延迟至 4～6 周才能完全吸收。

（二）病理、病因与发病机制

1. 病理、病因

（1）衣原体：衣原体是一群光学显微镜下可以观察到的寄生于宿主细胞内的微生物。它不同于病毒，有由黏肽组成的细胞壁，含 DNA 和 RNA 两种核酸，吉姆萨法染色呈球形。依其抗原性质、形态和细胞质中所含糖原的不同，可分为 4 个种，即沙眼衣原体、家禽衣原体、肺炎衣原体和鹦鹉热衣原体，能引起肺炎者以后两者常见。肺炎衣原体形态不一，衣原体直径约 0.38μm，网状体直径约 0.51μm，常在儿童或成人中产生下呼吸道感染，为衣原体中最易引起肺炎者，感染途径可能为人与人之间通过呼吸道分泌物传播。5 岁以下儿童极少感染，8 岁以上儿童及青年为易感人群，特别是在聚居场所，如学校、兵营及家庭易于流行。血清流行病学调查表明，成人中至少有 40% 感染过肺炎衣原体，大多为亚临床型。鹦鹉热衣原体寄生于鹦鹉、鸽、鹰、鸡、鸭、孔雀等家禽或野生鸟类体内，鹦鹉为最常见的宿主，吸入为主要传播途径。本病绝大多数为散发，发病与季节无明显关系。人通过与上述家禽类密切接触或吸入鸟粪，吸入被分泌物污染的羽毛产生的气溶胶而患病，故家禽饲养员和有关实验室工作人员均受到传染的可能，患者在急性发病期，偶可咳出的痰内带有衣原体，通过飞沫传染给他人。人受感染后，持续携带病原体可达 10 年之久。

（2）支原体：支原体是介于细菌和病毒之间，兼性厌氧、能独立生活的最小微生物。目前已发现支原体有 150 余种，证明对人有致病性者 5 种，能产生肺炎的主要是肺炎支原体。肺炎支原体（*Mycoplasma pneumoniae*）属柔膜体纲中的支原体目、支原体科、支原体属，最初曾被称为 Eaton 媒介（Eaton agent），直至 20 世纪 60 年代才被确认为支原体属的一个种。

2. 发病机制　人类是肺炎衣原体唯一的贮存宿主，肺炎衣原体肺炎的发病机制至今还未完全阐明。肺炎衣原体与人类呼吸道上皮细胞接触后，导致呼吸道黏膜纤毛运动功能丧失，使得呼吸道其他病原体穿透能力增加，这也是肺炎衣原体肺炎患者合并其他病原体感染概率较高的原因。曾经感染过肺炎衣原体肺炎可以对再发感染引起的严重临床症状起到保护作用。与继发性感染相比，原发性肺炎衣原体感染具有肺炎发生率更高，病情更严重，需要住院治疗的病例更多，以及需要反复应用抗生素治疗的特点，这些特点在年轻人群中较常见，并不适用于年龄较大的人群，后者大多数为继发性感染，可能会发展成严重感染，尤其是有严重基础疾病的患者。

鹦鹉热衣原体吸入呼吸道，经血管侵入肝、脾等单核吞噬细胞系统，在单核吞噬细胞内繁殖后，再血行播散至肺和其他器官。肺内病变开始与肺门区域、血管周围有炎症反应，并向周围扩散引起小叶性和间质性肺炎，以肺叶或肺段的下垂部位最为明显，可引起细支气管及支气管上皮脱屑和坏死。早期肺泡内充满中性粒细胞及水肿渗出液，多在不久即被单核细胞所代替，病变部位可产生实变及少量出血，肺间质有淋巴细胞浸润，可出现肺门淋巴结肿大，有时产生胸膜炎症反应。肝脏可出现局部坏死，脾常肿大，心、肾、神经系统以及消化道均可受累产生病变。

肺炎支原体感染经呼吸道飞沫传播。吸入呼吸道后，肺炎支原体杆状一端的细胞器内的 P1 黏附蛋白与呼吸道纤毛上皮细胞上的糖蛋白受体结合，随后发生纤毛的停滞，病原体释放过氧化氢及其他超氧基团，造成上皮细胞破坏，随后发生浅层黏膜广泛性损伤。肺炎支原体诱导多种免疫调节物（如细胞素）的产生和 T、B 淋巴细胞的激活，后者产生的自身抗体与宿主的各种组织和白细胞上的 I 抗原结合，后者导致冷凝集素的产生。激活后的 B 淋巴细胞产生局部和全身保护性抗体，抑制支原体的附着，促进调理作用及抗体 - 补体介导的支原体溶解作用。首次感染肺炎支原体后，病原体可在呼吸道黏膜内常驻，时间达数月（免疫低下患者甚至可达数年），成为正常携带者。北京地区健康儿童肺炎支原体的携带率约 1.47%。这种黏膜内的常驻极少侵犯黏膜以下，但在免疫抑制患者或非免疫抑制患者接受腔镜检查时，肺炎支原体可进入黏膜下和血流，并播散至其他器官。

（三）诊断与鉴别诊断

1. 诊断标准　根据流行期间典型的临床症状和体征，结合胸部 X 射线检查可初步诊断。临床表现并无太多特征，但传统观点认为下列表现仍有重要的参考意义，包括：①青少年好发，症状相对较轻，干咳为主，胸部体征较少，而 X 射线病变相对较重，且多变化，呈毛玻璃状；②肺外表现相对较多；③外周血白细胞不高。病原体的培养和 / 或血清学鉴定是确诊的本病的依据。

采集间隔 2～4 周急性期及恢复期的双份血清标本，采用颗粒凝集试验、酶免疫测定试验（enzyme immunoassay，EIA）、免疫荧光法（immunofluorescent assay，IFA）或补体结合试验（complement fixation test，CFT)检测肺炎支原体特异性抗体，是目前诊断肺炎支原体肺炎的主要手段，具体诊断标准如下：①颗粒凝集试验抗体滴度≥1∶80，且呈4倍或4倍以上变化（增高或降低）；②补体结合试验抗体滴度≥1∶64，且呈4倍或4倍以上变化（增高或降低）；③免疫荧光试验IgM抗体滴度≥1∶16，且IgG抗体滴度呈4倍或4倍以上变化（增高或降低）。

对于肺炎衣原体肺炎，微量免疫荧光试验滴度呈4倍升高，IgM≥1∶16，以及单次IgG滴度≥1∶512有助于诊断。

2. 鉴别诊断　鉴别诊断包括：①细菌性肺炎：临床表现较重，X射线的肺部浸润的阴影也更明显，且白细胞计数明显高于参考值上线；②流感病毒性肺炎或流行性感冒后并发细菌性肺炎：发生在流行季节，起病较急，肌肉酸痛明显，可能伴胃肠道症状；③腺病毒肺炎：尤其多见于军营，常伴随腹泻；④嗜肺军团菌肺炎：临床鉴别诊断较为困难，完全依赖实验室检查，包括病原学和血清学鉴定。

二、实验室检查指标与评估

（一）实验室检查指标

一般实验室检查　白细胞总数和分类可能不高，但红细胞沉降率和CRP可能升高。尿常规、血清肝肾功能、血清电解质没有特别变化。

（1）病原体分离和培养：肺炎衣原体分离和培养困难，是目前公认最难培养的衣原体。采集到临床标本后，应立即置入放有3ml转运保存液的运送管内，在4℃下送至实验。如24h不能分离，应置-80～-70℃冷冻保存。采集的标本最好用模式滤过器除去杂菌而不加抗生素。分离衣原体的方法有鸡胚卵黄囊接种和细胞培养。细胞培养的培养基通常用含10%胎牛血清的Eagle MEM培养基。培养方法是将传代细胞悬液接种在培养瓶内，待细胞长成单层后，用DEAE-Dext-ran（30μg/ml）处理细胞（用HEP-2和HL细胞无须处理），然后将标本接种在培养基中，离心（室温37℃，1 000～3 000r/min离心1h，然后置换有利于肺炎衣原体生长繁殖的液体，如含放线菌酮等物质，同时加入适当抗生素抑制杂菌生长。把接种好的标本放入37℃ 5% CO_2环境培养3～4d，用丙酮或甲醛固定，异硫氰酸荧光素标记的肺炎衣原体的单克隆抗体进行鉴定。电子显微镜下可以观察到衣原体形态，肺炎衣原体只能在活细胞内生长繁殖，分离培养方法复杂，所需时间长，因此临床实验室无法常规开展。

肺炎支原体可以在感染者的咽拭子和痰液中分离出来，但肺炎支原体培养需要1～3周的时间，而且一般实验室不具备细胞培养的条件，所以难以成为临床常规检测技术，而且通常将培养与PCR联合应用来检测、鉴定支原体。肺炎支原体培养流程见图3-4。

（2）血清学方法：血清学在肺炎衣原体及支原体感染实验室诊断中具有重要的意义，尤其在不能进行培养和PCR尚未常规应用于临床检验项目的情况下。

首次感染肺炎支原体，抗体在3～6周达到高峰，持续数月或数年后逐渐下降。肺炎支原体IgM抗体阳性可作为急性感染的指标，尤其是儿科患者。在成人中，IgM抗体阳性是急性感染的指标，但阴性时不能排除支原体感染，因为再次感染时IgM抗体可能缺如。肺炎支原体急性感染血清学诊断应包括IgG和IgM抗体。有报道显示血清IgA抗体在所有年龄组可作为急性感染的指标，与IgG和IgM抗体相比，IgA抗体在感染时达到高峰的时间短，且下降早，但实际诊断的价值还需进一步研究。血清学检查中补体结合试验（complement fixation test，CFT）是最广泛使用的方法，主要检测IgM抗体。双份血清抗体效价4倍升高可以明确诊断，单份血清抗体效价>1∶64可以提示诊断，敏感性为33%～70%。CFT法IgM抗体在感染的第一个星期出现，3～4周达到高峰，达到平台期后维持几个月，2～3年后逐渐减少到消失。免疫荧光法、凝集法、ELISA法检测肺炎支原体抗体的敏感性、特异性更高。这些方法检测出的也是IgM抗体，在症状出现后大约7d出现，10～30d达到高峰，以后逐渐下降，3～6个月检测不到。北京协和医院检验科目前应用的SerodiaMycoⅡ诊断试剂盒，采用颗粒凝集法检测血清抗体。原理是包被肺炎支原体膜抗原的明胶颗粒在抗体存在下发生凝集反应。双份血清抗体效价呈4倍升高或减低，或抗体效价持续≥1∶160，判断为阳性。

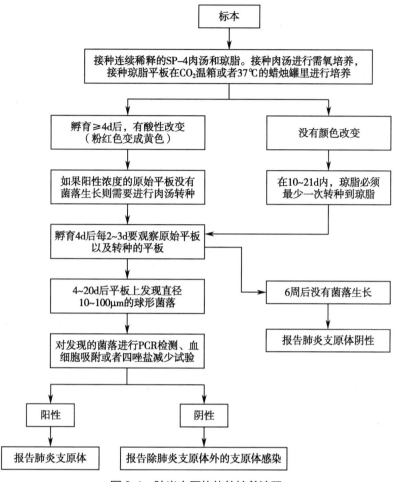

图 3-4　肺炎支原体体外培养流程

　　冷凝集试验也是检测 IgM 抗体(冷凝集素),实际上是针对红细胞表面的 I 型抗原。肺炎支原体肺炎患者 50%～60% 可以检测到,效价 1:32 以上。冷凝集素不是肺炎支原体的特异抗体,低效价也可见于其他下呼吸道感染,冷凝集素的效价越高,诊断肺炎支原体感染的可能性也越大,超过 1:64 可以提示诊断。冷凝集素在疾病的第一周出现,第一个月达到高峰,然后快速下降,4～6 个月后消失。

　　诊断肺炎衣原体感染也主要是依靠血清学方法。同肺炎支原体一样,CFT 法也是最常用的方法,CFT 法对复发患者和老年患者的敏感性不高,而且 CFT 法特异性也不高,因为它针对所有衣原体,不单纯是肺炎衣原体。双份血清抗体效价呈 4 倍升高,单份血清抗体效价 >1:64 可以提示诊断。

　　微量免疫荧光试验(micro-immunofluorescence,MIF)是国际上最常用的肺炎衣原体血清学方法,已成为美国疾病控制与预防中心(CDC)推荐方法,其敏感性远远高于以衣原体属特异性抗原为抗原的补体结合试验,也优于以脂多糖(lipopolysaccharide,LPS)为基础的 EIA。抗体效价呈 4 倍升高、IgM 抗体效价 >1:16 或 IgG 抗体效价 >1:512 可以诊断急性肺炎衣原体感染。在人类免疫缺陷病毒(human immunodeficiency virus,HIV)感染者或其他免疫功能低下的患者 MIF 法检测肺炎衣原体感染有一定困难。

　　(3)分子生物学方法:由于培养法困难和血清学方法滞后,需寻找更快速和特异的方法,应用最多的是 PCR 和直接抗原检测。PCR 技术具有高度特异性和一定敏感性,支原体感染 1～2d 即可呈阳性,使早期诊断和有针对性抗生素的正确选择成为可能。但 PCR 检测结果相差较大,缺乏统一的操作规程和判断标准,目前美国 FDA 尚没有推荐的商用试剂盒。用荧光素或酶标记肺炎支原体单克隆抗体直接检测呼吸道标本或培养物,也是一种快速检测方法,但迄今尚无满意的结果。

目前常用 *16S rRNA-OMP1* 基因或某一特异性肺炎衣原体的 DNA 片段为靶标检测肺炎衣原体 DNA。PCR 阳性不一定代表感染肺炎衣原体，有可能是因为宿主不能有效清除肺炎衣原体的 DNA 所致。此外，PCR 还应注意排除假阳性（污染的 DNA）和假阴性（标本中存在抑制物）。如果采用肺炎衣原体属特异性引物和种特异性引物两次扩增的巢式 PCR 及设计与靶 DNA 序列相同的一对引物作为内部质控，可提高 PCR 的敏感性，且能防止临床标本出现 PCR 假阴性。目前主要应用于临床标本的急性感染诊断及特殊人群如哮喘患者的流行病学调查。PCR 实际操作时，应做好质量控制，否则会出现较多假阳性结果。

（二）实验室检查指标的评估

衣原体及支原体常用的检测方法如表 3-7 所示。

表 3-7　衣原体及支原体常用的实验检测方法

病原体	标本	镜检	培养	血清学	其他	评价
肺炎衣原体	鼻咽拭子、血清	−	+（较难）	MIF、CF、EIA	PCR	目前培养法很少应用，敏感性 50%～70%；血清学方法以 MIF 最佳
鹦鹉热衣原体				血清学		考虑安全问题，不建议在临床实验室进行培养
肺炎支原体	鼻咽拭子、血清	−	+	抗体检测（可选方法）		培养法极少采用，需要专门培养基，培养时间长；目前国外 PCR 检测仅参考实验室开展

注：MIF：微量免疫荧光试验；CF：补体结合试验；EIA：酶免疫测定法。

1. 培养法　病原体可从咽拭子、痰、气管吸引物、胸腔积液、支气管镜标本和肺组织中分离，但由于其培养条件要求较高，标本需迅速送检。菌落特征不明显，需在显微镜下观察，鉴定需用生长抑制试验，病原体生长过程缓慢，需要 1～3 周才有结果，无早期诊断价值，只能在少数实验室开展，并不适合临床。近年来人们利用肺炎支原体生长过程中分解葡萄糖并产酸的特点设计了快速培养鉴定方法，通过观察培养基颜色的变化来早期发现肺炎支原体的生长，其临床应用价值尚待进一步研究。

2. 冷凝集反应　肺炎支原体感染时仅有 30%～50% 的阳性率，而且呼吸道合胞病毒、腺病毒、巨细胞病毒以及肺炎克雷伯菌感染也可诱导血清冷凝集素的产生，故该试验不推荐用于肺炎支原体感染的诊断。

3. 补体结合试验　检测肺炎支原体脂多糖抗体，双份血清呈 4 倍及以上升高用于肺炎支原体感染的诊断。其缺点是补体结合抗体在疾病早期升高不明显，故对早期诊断和治疗缺乏指导意义。另外，肺炎支原体补体结合试验与细菌抗体存在交叉反应，故该方法逐渐被其他方法取代。

4. 间接荧光法　将肺炎支原体抗原附着在玻璃片上，分别加入待检血清和抗人 IgG 和 IgM 荧光抗体。该方法操作简单，耗时少（90min 以内），但结果观察具有主观性及可能受类风湿因子（rheumatoid factor，RF）干扰，故需要进行 RF 吸附。

第六节　肺寄生虫病

一、疾病概述

肺寄生虫病（parasitic disease of lung）较病毒、细菌及真菌等所致的肺部疾病少见，以往多见于寄生虫病流行较为严重的热带和亚热带发展中国家，但近年来各种肺寄生虫病发病呈增多趋势，原因主要和各种免疫功能低下人群不断增多有关,如艾滋病、白血病、淋巴瘤、接受肾上腺糖皮质激素及其他免疫抑制剂治疗等。许多经血液循环传播到人体各处的寄生虫常在肺脏内停留,并引起病变,即肺寄生虫病。暴发寄生虫病的地区必须具备完成寄生虫发育所需的各种条件,也就是存在寄生虫病的传染源、传播途径和易感人群三个基本环节。此外,还受生物因素、自然因素和社会因素的影响。当这三方面因素有利于寄生虫病传播时,在此地区才可有相当数量的人获得感染,而引起寄生虫病的流行。本节主要介绍 4 种肺寄生虫病:肺包虫病、肺吸虫病、肺血吸虫病和肺阿米巴病。

(一)临床症状和体征

1. 肺寄生虫病共同的临床特点

(1)呼吸道症状:患者常有咳嗽,多为干咳,也可带痰,痰的性质则因病而异,一般咳少量白色黏痰,偶可带血丝。阿米巴性肺脓肿患者咯巧克力色痰,量也较多,痰中有时可以找到溶组织内阿米巴滋养体。肺吸虫病患者则咳果酱样或烂肉样痰,痰中常可找到肺吸虫卵和沙尔科-雷登二氏晶体。肺包虫病当囊肿破裂并与支气管相通时,咳粉皮样痰,具有特征性。

(2)由蛔虫幼虫引起的暴发性流行性哮喘:患者常有发热、咳嗽、气短及哮喘发作。

(3)胸痛或胸腔积液:当肺寄生虫病的病灶邻近胸膜时,常可引起胸痛,有时也可出现胸腔积液,胸腔积液中嗜酸性粒细胞明显增多。

(4)血液嗜酸性粒细胞数增多:肺寄生虫病患者大多有末梢血液嗜酸性粒细胞数的轻度增多,但在暴发性流行性哮喘、热带嗜酸性粒细胞增多症、四川肺吸虫病等则明显增多。

2. 四种肺寄生虫病各自的临床表现

(1)肺包虫病:包虫病(棘球蚴病)是常见的人兽共患寄生虫病,病原体来自脊椎动物,包括牲畜和野生动物。人与动物接触后,经消化道途径吞入虫卵而受感染。临床特点:除一般咳嗽、胸痛外,如囊肿破入支气管时可咳出大量液体、粉皮样囊壁,伴有过敏反应,破入胸腔则发生液气胸及胸膜包虫病。X 射线检查:呈圆形或卵圆形阴影。密度均匀,边缘整齐,偶呈分叶状,可单发或多发,大小不一。X 射线透视可有少数阴影随呼吸运动变形,即"包虫呼吸"征象。包囊破裂后,外界空气进入包虫内囊和外囊之间,出现狭长弧形透明带,即"新月形阴影",破碎的内囊亦可飘浮在囊腔液平面,呈波浪形,称"水上浮莲征"。

(2)肺吸虫病:肺吸虫病是由卫氏或斯氏并殖吸虫寄生人体所引起的疾病。人因吞食生或半生的含有囊蚴的溪蟹或蝲蛄而感染。临床特点:胸肺型多由卫氏并殖吸虫引起,以长期慢性咳嗽、胸痛、咳血痰或铁锈色痰为主要症状。斯氏并殖吸虫感染多引起游走性皮下结节,X 射线检查可见:①云絮状边缘模糊的圆形浸润,直径 1~3cm,为早期病变,在肺中、下野最多见。②多房性囊样阴影:即在一圆形或椭圆形薄壁、边缘较模糊的囊状阴影中有 2~8 个空泡,囊的周围可有放射状条纹阴影,为中期病变是本病的特征。③硬结样阴影:表现为直径 3~5cm 密度高的小结节,甚至为圆形或粒状钙化点,此为晚期病变;胸膜粘连及肥厚,在肥厚的胸膜中可见囊肿样阴影。

(3)肺血吸虫病:血吸虫病在我国是由日本血吸虫寄生门静脉系统所引起,由接触含有尾蚴的疫水而感染。肺血吸虫病变分为两类:一是类似过敏性肺炎,另一类是虫卵沉积所致。临床特点:感染后 2 个月出现虫卵沉积引起的症状。肺部虫卵肉芽肿位于肺间质,故胸部症状常不明显,而被全身症状所掩盖。患者可有咳嗽,胸部可听到干鸣音。气急、发绀与血痰少见。痰中找不到虫卵。X 射线可见弥漫云雾状、雪花状、粟粒样浸润阴影,以中下肺野为多。患者经治疗后肺部病变一般在 3~6 个月内逐渐吸收,仅遗留隐约点状或星状阴影与轻微胸膜增厚。

(4)肺阿米巴病:在肠外阿米巴病中,肺和胸膜阿米巴病的发生率仅次于肝脏,入侵胸膜和肺的阿米巴滋养体可来自肝脏或肠道,大多继发于肝阿米巴病,直接蔓延或经淋巴、个别经体循环至肺,常见于右侧。临床特点:常有败血症样表现,肺脓肿症状与细菌性肺脓肿、支气管扩张等相似。若系阿米巴肝脓肿向肺内穿破而引起的肺脓肿,则有典型的巧克力痰,并发支气管肝瘘时可咳出大量咖啡色脓液,每日痰量可500ml以上。血源性阿米巴肺脓肿痰为脓性而不呈巧克力样。X射线检查:可呈大片化脓型、胸膜肺炎型、肺炎型、圆形肿块型、空洞形、脓气胸型、膈肌抬高型。

(二)病因与发病机制

1. 病因和分类　结合寄生虫的习性和临床特点,可分为:①以肺脏为主要寄生场所的寄生虫病,如肺吸虫等;②以其他部位为主要寄生场所的寄生虫病,有时也可以侵犯肺脏,如阿米巴性肺脓肿、肺包虫病等。猪囊尾蚴偶也可寄生于肺组织,但较少见,且症状不明显;③有些寄生虫的幼虫在其发育过程中需在肺脏内停留并发育,因而也可引起肺部的病变,如丝虫、蛔虫的幼虫,特别是猪蛔虫的幼虫在人体内也可引起肺部病变;④其他部位的寄生虫如肝吸虫(华支睾吸虫)等可引起肺部的过敏反应,表现为过敏性肺炎。

2. 病理及发病机制

(1)肺包虫病:吞食的细粒棘球绦虫虫卵经消化液的作用,在小肠孵出六钩蚴,穿透黏膜经门静脉或淋巴管到达肝脏或肺脏,在组织中寄生,发育成熟为棘球蚴或包虫囊肿。在肺组织中的囊肿以每年1～5cm的速度增大,压迫周围肺组织出现一系列临床症状。包虫囊肿分内外两层,内层为虫体,含质地脆弱的角质层及生发层,幼虫及囊液均由生发层产生,外层为宿主的纤维包膜。周围有炎症反应,早期为大量的巨噬细胞及嗜酸性粒细胞浸润,晚期由于囊肿增大,出现肺不张、肺淤血及阻塞性肺炎等。囊肿破裂后囊液溢出可引起机体严重的过敏反应。

(2)肺血吸虫:患者及多种哺乳类动物是血吸虫病的传染源及终末宿主,钉螺是唯一的中间宿主。随粪便排出的虫卵入水后孵化成毛蚴,后者可侵入钉螺体内发育成尾蚴并逸出,重新入水,人若接触疫水,其中的尾蚴可通过皮肤或黏膜钻入人体内而使人体感染血吸虫。侵入人体皮肤或黏膜中的尾蚴经过毛细血管,随血流经肺到达肝脏,在门脉系统或肠系膜动脉中发育为成虫并产卵,虫卵可通过肝脏再次入肺,重复其生活史。肺脏病变最初为蚴虫肺移行引起的急性感染,之后在成虫产卵后,则由于虫卵不断沉积在肺脏而引起慢性病变。

(3)肺吸虫病:肺并殖吸虫的第一中间宿主是泼水螺,第二中间宿主是溪蟹、蝲蛄等甲壳类动物。肺并殖吸虫可通过多种途径感染人体,在流行区主要因生食、腌食、醉食、半熟食含有活囊蚴的溪蟹、蝲蛄或饮用囊蚴污染的溪水而感染,偶可通过生食带有肺吸虫幼虫的野猪肉片而感染。活囊蚴进入人胃后,经过了消化液的作用在小肠孵化为幼虫,穿透肠壁进入腹腔,部分可穿过膈肌到达胸腔及肺,并在肺内发育为成虫,形成炎性囊肿。肺脏的病变主要由幼虫、成虫移行、定居而产生的机械损伤以及其代谢产物等抗原物质产生的免疫反应而引起。早期虫体在肺移行时,主要的病理改变为急性气管炎、肺间质水肿、出血和淤血,虫体周围可见片状肺炎,伴有嗜酸性粒细胞和中性粒细胞为主的微小脓肿。后期由类上皮细胞、巨噬细胞、嗜酸性粒细胞和浆细胞形成肉芽肿,晚期在虫体附近可形成局灶性纤维化。

(4)肺阿米巴病:阿米巴包囊经口进入人体后,在小肠虫体破囊逸出后,形成阿米巴滋养体,繁殖并寄生于结肠,并可穿过肠壁入血,经门脉系统至肝,继发肝脓肿。肺阿米巴病多由阿米巴肝脓肿直接蔓延至右肺而形成脓肿,亦可由滋养体入血后,经血液循环至肺形成脓肿。脓肿坏死区边界欠清,脓液黏稠呈半流质状,因合并出血外观类似巧克力酱。组织病理检查可以发现不同程度的坏死、纤维化、单个核细胞浸润。在脓肿和正常肺组织交界处可发现阿米巴滋养体。

(三)诊断与鉴别诊断

1. 诊断　寄生虫病的诊断主要依据:①流行病学史:患者在流行区的逗留时间,疫水接触史,如日本血吸虫病只在长江流域或其以南流行区居住,并与疫水有接触者才有可能罹患;或在牧区居住史,与猫、狗的密切接触史,吃不熟石蟹或蝲蛄史等,对肺部寄生虫病的诊断都很重要;②临床表现:各种寄生虫病的临床表现常因虫种和寄生部位不同而异,但患者大多有末梢血液嗜酸性粒细胞数的增多,尤其是急性期更为明显;③寄生虫学检查:在患者体液或排泄物中找到虫体、虫卵或包囊;④免疫学检查:检测抗体或抗原;⑤影像学检查:了解肺部病变的性质,对肺部寄生虫病的诊断很重要。如患者胸部 X 线检查显示肺部有囊性阴影,结合患者有牧区居住史、包虫皮内试验及血清酶联免疫吸附试验均阳性,即可诊断为肺包虫病;⑥肺脏活体组织检查:少数病例特别是肺孢子菌病患者经以上的各项检查,仍未确诊时,可做肺活体组织检查,但这是一项损伤性检查方法,施行时必需十分慎重。

2. 鉴别诊断

(1)肺包虫病:首先应与非寄生虫性的、先天性的或后天获得性肺、支气管囊肿鉴别;其次,在临床和影像学上应与肺癌、肺转移瘤、肺脓肿、肺结核、纵隔肿瘤、包裹性胸腔积液、心包囊肿等鉴别。

(2)肺吸虫病:由于临床表现多样性,根据不同的临床表现,需与肺结核、结核性胸膜炎、支气管扩张症、肺炎、肺癌、结核性脑膜炎、脑肿瘤、肝炎等鉴别。

(3)肺血吸虫病:需与血行播散型肺结核、肺硅沉着病、慢性支气管炎、支气管哮喘、肺炎等鉴别。

(4)肺阿米巴病:需与肺囊肿继发感染、肺脓肿、脓胸、结核、肺癌、支气管扩张症、膈下脓肿等鉴别。

二、实验室与其他检查指标与评估

(一)实验室检查指标

1. 痰的检查 在患者痰液内查找虫卵、幼虫或原虫滋养体(如溶组织内阿米巴、卡氏肺孢子菌),对作出病原性诊断具有重要的意义。有时在痰中发现多量嗜酸性粒细胞或沙尔科—雷登二氏晶体,对肺部寄生虫病的诊断有一定的参考价值。

2. 影像学检查 可帮助了解肺部病变的性质,对肺寄生虫病的诊断很重要。

3. 皮内试验 以虫体或虫卵制备成可溶性抗原,注入患者的皮内,如有此虫感染时,可引起速发型超敏反应。15~20min 后在注射部位出现明显的丘疹,有时可出现伪足,丘疹周围有明显的红晕,此为阳性反应。皮试对蠕虫病如血吸虫病、肺吸虫病、肺包虫病等具有重要的临床初筛价值。在原虫病如弓形虫病等时,皮内试验仅出现迟缓型超敏反应,仅在疾病痊愈后才出现阳性反应,所以无临床诊断价值,仅能用作流行病学调查,对肺寄生虫病患者的诊断很重要,对排除或疑诊某些寄生虫病有重要价值。

4. 血清免疫学试验 常用间接血凝试验、补体结合试验、间接免疫荧光抗体技术或酶联免疫吸附试验,它们有助于肺部寄生虫病的确诊,如补体结合试验。应用虫体或虫卵制备可溶性抗原,在补体的辅助下与患者血清或其他体液中的特异性抗体(IgG)相结合,以溶血系统作为指示确定其阳性程度。但因操作较繁复目前已甚少在临床使用。

5. 肺脏活体组织检查 少数病例,特别是肺孢子菌病患者经以上的各项检查,仍未确诊时,可作肺活体组织检查,但这是一项损伤性检查方法,施行时必须十分慎重。

6. 寄生虫学检查

(1)虫体、虫卵或包囊检查方法:①末梢血涂片检查:目前如疟疾等疾病仍以患者血涂片找到疟原虫为诊断的依据,并可根据其形态学特征确定其种类为恶性疟或间日疟;感染较轻的患者则可以厚血片检查的方法,来提高其检出率。其他如巴贝虫病、丝虫病患者也可通过检查血涂片,找到巴贝虫或微丝蚴而确诊。班氏丝虫和马来丝虫的微丝蚴常在夜晚出现在末梢血里,所以必须在深夜进行检查。②粪便检查:患者的粪便做涂片后镜检,可以查到肠道寄生虫的虫卵、虫体或包囊,如在急性阿米巴痢疾患者的新鲜粪便标本中可以找到溶组织内阿米巴原虫的滋养体,在带囊者的粪便中找到溶组织内阿米巴的包囊。肠道线虫感染如肠蛔虫症、钩虫症、鞭虫症患者的粪便标本中找到各自的虫卵而确诊。目前,常用的检查方法是改良加藤法,不仅可提高其检出率,而且可以定量。因蛲虫晚间在患者肛门附近排卵,粪便中不易查到虫卵,必须采用肛门粘纸涂抹法检查,较易找到其虫卵。牛、猪带绦虫病患者粪便中常可找到乳白色的绦虫节片,不易找到其虫卵。③其他体液或排泄物检查:肺吸虫病患者的痰中常可找到虫卵,但幼儿患者因易将痰液咽下,所以可在其粪便中找到虫卵;也有学者在肺吸虫病患者的胸腔积液中找到虫卵。广州管圆线虫病患者的脑脊液中可以找到其幼虫。黑热病患者的骨髓穿刺涂片染色后，查找利什曼原虫的无鞭毛体（以往称利朵体）即可确诊该病。

（2）培养法：在一些寄生虫病的早期，在患者血液或体液中虫体数量较少而不易查出时，可以将标本进行培养，例如黑热病患者的骨髓穿刺液可以接种在培养基中进行培养，不仅可提高检出率，而且可以鉴定虫种。弓形虫病患者的淋巴结穿刺抽出物也可进行组织培养。

（3）动物接种：以上提及的骨髓或淋巴结抽出物也可接种动物而取得阳性结果，如将弓形虫病患者的淋巴结或骨髓穿刺抽出物接种小白鼠，可以分离出虫株。

7. 血液检查

（1）肺包虫病：血常规检查可有嗜酸性粒细胞增多。

（2）肺吸虫病：血常规检查白细胞计数多增多，在（10～40）×10^9/L 之间。嗜酸性粒细胞比例显著增高，在 5%～20% 之间，个别可达 80% 以上。红细胞沉降率多增快。

（3）肺血吸虫病：嗜酸性粒细胞比例显著增高，偶可达 70%，慢性期患者多不超过 20%。

（4）肺阿米巴病：急性期血白细胞计数和中性粒细胞中度升高。病程长者白细胞大多正常或减少，血红细胞减少。其他异常有红细胞沉降率增快，血清阿米巴抗体阳性等。

（二）实验室检查指标的评估

1. 传统的病原学检查　寄生虫病的确诊现仍要依据在患者的体液或分泌排泄物中找到虫体、包囊、卵囊或虫卵，也可依据在患者病变部位的组织活检标本中找到虫体或虫卵而确诊，可谓是临床诊断的"金标准"。

（1）隐孢子虫病：应用改良耐酸染色法或金胺－酚染色法检测其粪便，找到卵囊进而确诊。

（2）原虫感染：如棘阿米巴角膜炎可取患者的角膜刮片材料、手术切除的角膜材料，直接用氢氧化钾湿封片检查或进行棘阿米巴的培养，再于显微镜下检查找到其包囊而确诊。

肠道线虫、吸虫或绦虫感染的患者，均可在其粪便中找到虫卵而确诊。

（3）吸虫感染：如血吸虫病患者还可利用毛蚴孵化法。

丝虫病的确诊有赖于在血涂片或其他体液涂片中找到微丝蚴，并确定其虫种。

从患者周围血液中检出疟原虫是疟疾确诊的依据。一般从受检者耳垂或指尖采血做薄血膜和厚血膜涂片，以姬氏染液或瑞氏染液染色后镜检。

2. 免疫学检查　由于寄生虫本身的代谢特点及其形态学的多变性，普通的病原学方法不易做出检测，简便、快速、敏感的免疫学诊断试验备受关注和青睐。

对寄生虫不同发育阶段、机体不同感染部位及不同感染阶段、不同的感染程度等情况都可通过抗原或抗体进行检测。

常用的检查手段包括：皮内试验（intradermal test，ID）和血清学试验，血清学试验主要有 ELISA、斑点-酶联免疫吸附试验（dot-ELISA）、免疫酶染色试验（immunoenzymatic staining test，I-EST）、斑点金免疫渗滤试验（dot immunogold filtration assay，DIGFA）、后尾蚴膜反应、环卵沉淀试验（circum-oval precipitating test，COPT）、间接荧光抗体试验、胶乳凝集试验、免疫印迹技术、免疫层析技术、免疫传感技术、免疫色谱技术等。

3. 分子生物学检查　基因的多样性决定了物种的多样性，每种寄生虫都有其特异的基因序列，此方法直接检测寄生虫 DNA 片段，客观上不像检测抗体和抗原那样，受宿主及寄生虫各发育阶段抗原变异的影响，比免疫血清学方法更加可靠、稳定，日益受到重视。常用的检查手段包括核酸分子杂交技术、PCR 技术、基因芯片技术、PCR-ELISA、寄生虫纳米生物传感器技术、环介导等温扩增（loop-mediated isothermal amplification，LAMP）技术等。

第七节　实验室检查指标的临床应用（案例分析）

【病史摘要】　患者，女，34 岁，汉族。

主诉：咳嗽咳痰 10d，发热，咳血痰，胸闷 5d。

现病史：患者 10d 前接触上呼吸道感染患者后出现咳嗽、咳白色泡沫痰，外院予头孢他啶、甲硝唑抗感染治疗效果欠佳，5d 前出现发热，体温 40℃，咳淡粉红色泡沫痰，不能平卧，查血常规基本正常，血气分析提示 I 型呼吸衰竭，胸部 CT 示双肺多发团片、实变影，当地医院先后应用头孢米诺钠、左氧氟沙星、头孢哌酮钠、舒巴坦钠抗感染治疗无效，收住入院。

既往史：入院前 11d 行剖宫产术，产 1 个健康女婴。

个人史：无特殊。

家族史：无特殊。

体格检查：T 39.2℃，P 100 次 /min，R 30 次 /min，BP 123/58mmHg，脉搏血氧饱和度 90%（储氧面罩下给氧）。双肺呼吸音粗，可闻湿啰音。入院后持续 40℃高热，因储氧面罩不能维持氧合且患者不能耐受无创正压通气，遂予气管插管呼吸机辅助通气。模式：双水平气道（BILEVEL）呼气末正压（PEEP）8cmH$_2$O，吸氧浓度（FiO$_2$）50%。治疗期间可经气管插管吸出大量淡血性痰。多次复查血白细胞正常，血气分析均为 I 型呼吸衰竭。

【问题 1】　患者病史特点是什么？根据患者情况，临床初步诊断是什么？需完善什么检查？

思路 1：病史特点：①年轻产妇，急性起病，表现为咳嗽、咳痰、发热伴胸闷，病情进展快，迅速出现呼吸衰竭。②发病前有与上呼吸道感染患者密切接触史。③查体提示两肺湿啰音。④血白细胞在正常范围，CT 提示多发团片及实变影。

思路 2：根据患者的病史和体格检查以及实验室检查，临床初步诊断为肺炎，病原体需考虑病毒，尚需与真菌、非典型病原体、结核杆菌等鉴别。

思路 3：应进一步的检测项目：痰培养及血培养，G 及 GM 试验，呼吸道病原体系列抗体，如支原体、衣原体、军团菌等。

实验室检查及诊疗经过：行多次痰培养、血培养均阴性，PCT 阴性。真菌涂片、G 试验阴性，痰涂片抗酸染色、血结核抗体、PPD 试验均阴性，PCP 染色阴性。EB 病毒、CMV、Torch 10 项均阴性，支原体、衣原体、军团菌 IgM 阴性。胸部 CT 示双肺多发斑片影，左侧渗出较前有所增加。治疗过程中，予厄他培南、莫西沙星、亚胺培南 - 西司他汀钠、氟康唑抗感染治疗无效。综合患者上述情况，考虑病毒性肺炎可能性大，予糖皮质激素抗炎、丙种球蛋白封闭抗体等综合治疗，3d 后体温由持续 40℃降至 38℃，2 周后体温基本恢复正常，氧合明显改善，肺部病变明显吸收，脱机拔管，住院 36d 病情好转出院。

【问题 2】　病毒性肺炎的临床表现和影像学特点？

思路：病毒性肺炎患者与普通肺炎患者的临床表现大致相同，多以发热、咳嗽、咳痰等呼吸道症状起病，可伴头痛、乏力、肌肉酸痛等非特异性表现，查体无特异性体征；外周血白细胞总数多正常或减少，当合并细菌感染时可增加；肺部影像学表现呈多样性，初期以肺内多发病灶者居多，主要分布在双侧周边区域的胸膜下肺区，呈地图样改变及碎石征，呈现间质性改变；疾病进展期，病变范围几乎累及双肺的各个部位，且新老病灶并存。在除外细菌性及不典型病原体所致肺部感染的基础上，病毒性肺炎的诊断主要靠临床特征及胸部 X 射线表现。

【问题 3】　该该患者的诊疗过程思考？

思路：该患者为产妇，体质虚弱，且急性起病，血常规基本正常，血气分析以 I 型呼吸衰竭为主，痰病原学检查如普通细菌、真菌、结核杆菌涂片及培养均无阳性发现。影像学改变多样，伴不同程度的磨玻璃影及肺实变影，需机械通气进行呼吸支持治疗，抗感染药治疗无效，糖皮质激素及丙种球蛋白治疗有效。临床遇见急性起病、全身表现重但血白细胞变化与之不相符、血气仅为单纯的I型呼吸衰竭、肺部影像学以间质性病变为主要表现、多次痰病原学检查阴性的患者，要高度怀疑病毒性肺炎的可能。

【问题4】　实验室检查在病毒性肺炎的诊疗中的作用？

思路：目前已知的急性呼吸道病毒感染性疾病尚未得到有效控制，而新的病毒还在不断出现，在全国大多数综合性医院没有常规进行呼吸道病毒检测、而少数开展病毒检测的医院检测的病毒类型较为单一的情况下，即使缺乏病毒病原学诊断的"金标准"，通过对上述各个方面的综合分析判断，仍能及时准确地完成对病毒性肺炎的诊断，尤其对于一些不能做特异性病毒检测的基层医院，可以考虑把以上特点作为病毒感染性肺炎的参考诊断标准，以便及早发现并治疗本病。

案例二

【病史摘要】　患者，男，43岁，汉族。

主诉：咳嗽、咳痰伴发热半月余。

现病史：患者半个多月前无明显诱因出现阵发性咳嗽，伴咳痰，痰黏色白量少，伴发热，体温最高38.9℃，开始未予重视。半月前症状逐渐加重，伴胸闷、气急，遂于当地医院就诊，曾行胸片提示右下肺小斑片影，血常规提示白细胞升高，中性粒细胞百分比升高，考虑肺炎，先后予拉氧头孢、莫西沙星等抗感染治疗后无好转，现为进一步明确诊断前来我院。

既往史：有肠梗阻病史5年，平素无腹痛、腹泻、便秘等。否认高血压、糖尿病、冠心病、肺部慢性疾病病史，否认结核病史，无肿瘤、器官移植、口服激素及免疫抑制剂病史，未饲养家禽及宠物，生活及工作环境中无潮湿霉变物。

个人史：个体户，否认烟酒嗜好，26岁结婚，爱人及子女均体健。

家族史：否认家族遗传病史。

查体：T 37.8℃，神志清晰，呼吸平稳。口唇无发绀，双肺呼吸音粗，未闻及干湿啰音。心率80次/min，律齐，未闻及病理性杂音。腹部平，触诊软，全腹未触及压痛及反跳痛，肝脾肋下未触及，神经系统检查脑膜刺激征和巴宾斯基征阴性。

【问题1】　患者病史特点是什么？体格检查的主要发现是什么？根据患者情况，临床初步诊断是什么？

思路1：病史特点：①中年男性，急性起病，表现为咳嗽咳痰伴发热。②查体提示两肺呼吸音粗，未闻及明显干湿啰音。③曾行胸片提示右下肺小斑片影，血常规提示白细胞升高，中性粒细胞百分比升高。④门诊给予拉氧头孢和莫西沙星抗感染治疗后症状未见改善，仍有发热。

思路2：根据患者的病史和体格检查以及实验室检查，可以诊断患者为社区获得性肺炎。

【问题2】　实验室检查在社区获得性肺炎的诊疗中的作用？为确定诊断，应进一步做哪些检查项目？

思路1：在社区获得性肺炎诊疗中，实验室检查应帮助临床确定哪一种病原体感染，治疗是否覆盖致病的病原体，有无出现并发症，并需要与肺部肿瘤或结缔组织疾病相关的肺部病灶相鉴别。

思路2：应进一步的检测项目：血常规检测；血生化检验；电解质检测；痰涂片和培养，肿瘤指标，抗核抗体，HIV检测，肺部CT。

实验室检查结果：患者入院后查血白细胞计数、CRP、降钙素原等指标均显著升高；胸部CT示两肺炎症（图3-5）；同时实验室检查及特殊检查均无阳性发现，基本排除其他部位感染、甲状腺功能亢进、肿瘤及结缔组织疾病等引起的发热。

【问题3】　如何解释该患者仍持续发热的原因？

思路：患者咳嗽伴发热，且肺部CT表现为两肺炎性改变，部分实变，诊断为社区获得性肺炎，给予正规抗感染治疗后症状改善不明显，肺部CT提示肺部炎症吸收不明显，需考虑：①致病菌为特殊病原体，所用抗生素未能覆盖，需进一步行相关病原体检测，可选取深部的痰标本或肺泡灌洗液检测。②诊断错误，可能是其他疾病，如肺部肿瘤，嗜酸性细性肺炎，机化性肺炎等。

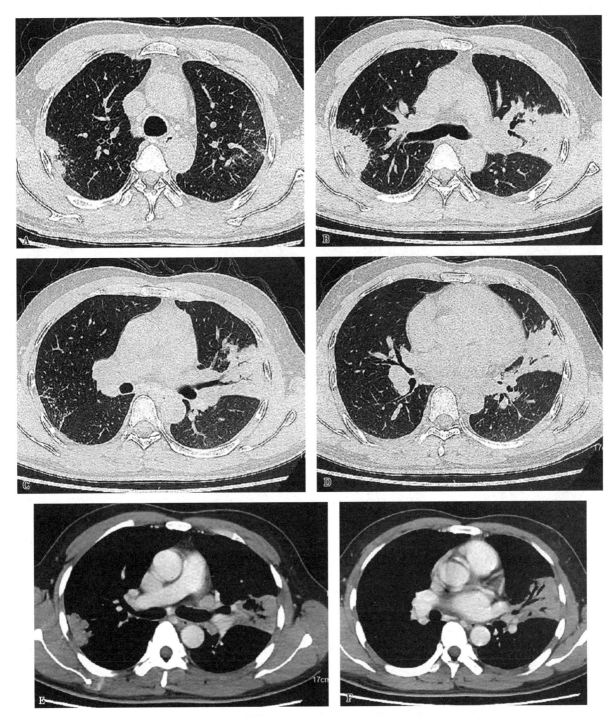

图3-5 肺部CT提示两肺炎症,部分实变影

实验室检查结果:行支气管镜检查管腔通畅,支气管肺泡灌洗液涂片未见真菌,培养未见细菌及真菌生长。血隐球菌抗原检测结果阳性。后在 CT 引导下经皮肺穿刺活检提示肺隐球菌病,选用氟康唑注射液抗真菌治疗,患者体温逐渐下降至正常。1 周后复查血常规、CRP 等各项炎症指标均较前明显好转,嘱继续口服氟康唑胶囊治疗,1 个月后随访胸部 CT,原肺部病灶较前好转(图3-6)。

【问题4】 如何通过实验室指标变化帮助临床判断肺隐球菌病?

思路:肺隐球菌病临床症状、影像学以及实验室检查都不具有特异性。血清 1,3-β-D 葡聚糖抗原检测(G 试验)适用于除隐球菌和接合菌之外的各种侵袭性真菌病。血隐球菌抗原检测具有较高的特异性,阳性有助于肺隐球菌病的诊断。确诊有赖于 CT 引导下经皮肺穿刺活检病理检查。

【问题 5】 该患者诊疗过程给我们的启示是什么?

思路:患者为中年男性,平素身体健康,不存在免疫缺陷等宿主因素,临床表现符合社区获得性肺炎的诊断标准,但经积极抗细菌感染治疗无效,肺部 CT 提示病灶吸收不明显,查血隐球菌抗原检测阳性,初步判定为肺隐球菌病。最后经过 CT 引导下经皮肺穿刺活检证实为肺隐球菌病,经过氟康唑治疗后好转。针对既往体健,肺部表现为两肺炎性改变,胸膜下伴实变,经过积极抗感染治疗好转

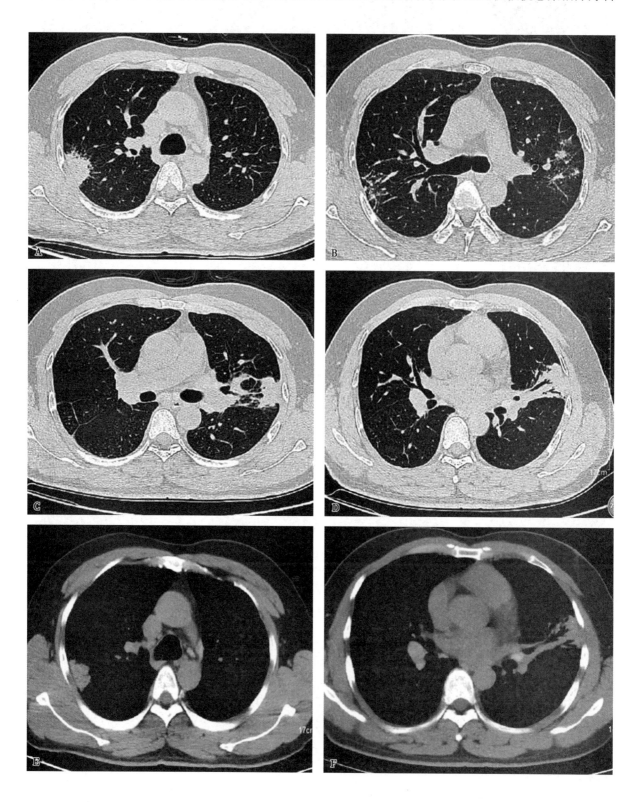

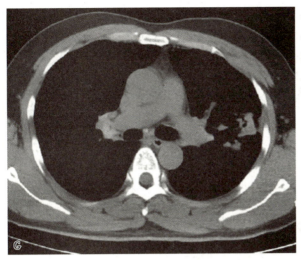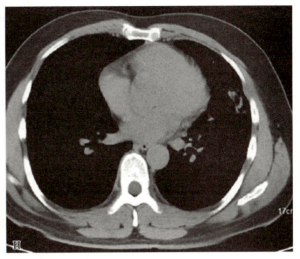

图 3-6 氟康唑治疗 1 个月后复查的肺部 CT

不明显的患者，需要考虑真菌病的可能性，需要进一步做血隐球菌等检查判断，同时积极行 CT 引导下经皮肺穿刺活检或支气管镜下经支气管肺活检等方法来明确诊断。

案例三

【病史摘要】 患者，男，62 岁，农民。

主诉：畏寒发热伴咳嗽咳痰 3d。

现病史：患者 1 周前行龋齿拔除手术，3d 前出现寒战，发热，体温高达 40℃，伴咳嗽、咳痰，痰黄，伴腥臭味。自行服用"头孢"2d 及退热止咳药后，仍有发热，体温在 38.5～40℃ 之间波动。病后纳差，睡眠差，大小便正常，体重无变化。

既往史：既往体健，个人史、家族史无特殊。

查体：T 39.5℃，P 110 次 /min，R 22 次 /min，BP 140/95mmHg。急性面容，神清。意识不清，全身皮肤未见皮疹，浅表淋巴结未触及肿大。咽无充血，扁桃体不大，颈静脉无怒张，气管居中，胸廓无畸形，呼吸略促，右下肺叩浊，语颤增强，可闻湿性啰音。心界不大，心率 110 次 /min，律齐，无杂音，腹软，肝脾未触及。

辅助检查：血常规：Hb 130g/L，WBC 15.7×10^9/L，NEU% 91%，PLT 225×10^9/L，尿常规（－），便常规（－）。

【问题 1】 该患者诊断考虑什么？诊断依据是什么？

本例初步诊断是：右下肺脓肿。其诊断依据是：①病史中急性起病，寒战、高热、咳嗽咳痰。痰黄，有腥臭味。1 周前有拔牙病史；②右下肺叩诊呈浊音，语颤增强，可闻及湿性啰音；③血 WBC 增高，中性粒细胞比例增高。

【问题 2】 本病的病原体首先考虑什么？需与哪些疾病鉴别？

患者有龋齿拔牙病史，之后出现寒战高热，咳嗽咳腥臭黄痰，首先考虑厌氧菌感染。

鉴别诊断：①细菌性肺炎：早期肺脓肿与细菌性肺炎在症状及 X 射线表现上很相似。细菌性肺炎中肺炎链球菌肺炎常见，常有口唇疱疹、铁锈色痰而无黄脓性痰。胸部 X 射线示肺叶或段实变或呈片状淡薄炎性病变，边缘模糊不清，但无脓腔形成。其他有化脓倾向的葡萄球菌、肺炎杆菌肺炎等，痰或血的细菌分离可作出鉴别诊断。②空洞性肺结核：发病缓慢，病程长，常伴有结核毒性症状，如午后低热、乏力、盗汗、长期咳嗽、咯血等，胸部 X 射线示空洞壁增厚，其周围可见结核浸润病灶，或伴有斑点、结节状病变，空洞内一般无气液平面，有时伴有同侧或对侧的结核播散病灶。痰中可找到结核杆菌。继发感染时，亦可有多量黄痰，应结合病史，在治疗并发感染时，反复查痰可确诊。

③支气管肺癌：肿瘤阻塞支气管引起远端肺部阻塞性炎症，呈肺叶、段分布。癌灶坏死液化形成癌性空洞。发病较慢，常无或仅有低度毒性症状。胸部 X 射线示空洞常呈偏心、壁增厚、内壁凹凸不平，一般无气液平面，空洞周围无炎症反应。由于癌肿经常发生转移，故常见到肺门淋巴结大。通过 X 射线体层摄片、胸部 CT 检查、痰脱落细胞检查和纤维支气管镜检查可确诊。④支气管肺囊肿继发感染：肺囊肿呈圆形，腔壁薄而光滑，常伴有气液平面，周围无炎性反应。患者常无明显的毒性症状或咳嗽。若有感染前的影像资料相比较，则更易鉴别。

【问题3】 进一步的检查有哪些？

1．胸部 X 射线检查。

2．痰培养＋药敏试验。

3．血培养。

【问题4】 经内科积极治疗 4 个月，患者症状好转。复查肺部 CT 示右下肺 3cm 大小厚壁空洞，下一步治疗是什么？

外科手术治疗。

案例四

【病史摘要】 患者，男，63 岁，工人。

主诉：发热、咳嗽 5d。

现病史：患者 5d 前洗澡受凉后，出现寒战，体温高达 40℃，伴咳嗽、咳痰，痰少呈铁锈色，无痰中带血。无胸痛，无咽痛及关节痛。门诊给予双黄连及退热止咳药后，体温仍高，在 38～40℃ 之间波动。病后纳差，睡眠差，大小便正常，体重无变化。

既往史：既往体健，个人史、家族史无特殊。

查体：T 38.5℃，P 100 次 /min，R 20 次 /min，BP 120/80mmHg。发育正常，营养中等，神清，无皮疹，浅表淋巴结不大，头部器官大致正常，咽无充血，扁桃体不大，颈静脉无怒张，气管居中，胸廓无畸形，呼吸平稳，左上肺叩浊，语颤增强，可闻湿性啰音，心界不大，心率 100 次 /min，律齐，无杂音，腹软，肝脾未触及。

辅助检查：血常规：Hb 130g/L，WBC 11.7×10^9/L，NEU% 79%，EOS% 嗜酸 1%，LYM% 淋巴 20%，PLT 210×10^9/L，尿常规（－），便常规（－）。

【问题1】 该患者诊断考虑什么？诊断依据是什么？

本例初步诊断是：左叶肺炎（肺炎球菌性）。其诊断依据是：

（1）病史中急性起病，着凉后寒战、高热、咳嗽、咳铁锈色痰；

（2）左上肺叩诊呈浊音，语颤增强，可闻及湿性啰音；

（3）血 WBC 增高，中性粒细胞比例增高。

【问题2】 需与哪些疾病鉴别？

1．其他类型肺炎 干酪性肺炎、革兰氏阴性杆菌肺炎、葡萄球菌肺炎等。

2．急性肺脓肿。

3．肺癌。

【问题3】 进一步的检查有哪些？

1．胸部 X 射线检查。

2．痰培养＋药敏试验。

本 章 小 结

本章将肺部感染性疾病由病原体不同分为了五个方面进行阐述，包括了细菌感染所致肺部感染性疾病、病毒性肺炎、真菌性肺炎、衣原体及支原体肺炎和肺寄生虫病。

　　细菌感染所致肺部感染性疾病主要包括了细菌性肺炎和肺脓肿。细菌性肺炎是最常见的肺炎，约占成人各种病原体肺炎的80%。提高肺炎的病原学诊断水平、早期选择敏感的抗菌药物，是细菌性肺炎临床处理方面迫切需要强调和解决的问题。肺脓肿是由化脓性病原体引起肺组织坏死和化脓，导致肺实质区域局部破坏的化脓性感染。

　　病毒性肺炎是一类由病毒侵犯肺实质而造成的肺部炎症，常由上呼吸道病毒感染向下蔓延发展而引起，亦可由体内潜伏病毒复发或各种原因如输血、器官移植等引起病毒血症进而导致肺部病毒感染。

　　支气管 - 肺真菌病（过去称为真菌性肺炎）主要是指真菌直接侵入肺组织或支气管，并在其中生长繁殖导致组织损害、肺功能障碍和炎症反应的急、慢性病理改变及病理生理过程。

　　衣原体及支原体肺炎是由衣原体或支原体引起的急性肺部炎症。

　　肺寄生虫病较病毒、细菌及真菌等所致的肺疾病少见。

　　实验室检查在肺部感染性疾病中十分重要，主要包括了血液学指标和病原学相关检查。

（王　凯）

第四章

肺结核性疾病

结核病（tuberculosis，TB）是当前世界上成年人传染病中的主要杀手，是威胁人类健康的重要疾病之一。世界卫生组织（WHO）2016年结核病全球报告显示：全球2015年共有1 040万结核病新发病例，平均发病率142/10万，全年共有140万人因结核病致死。随着人类免疫缺陷病毒（human immuno-deficiency virus，HIV）感染和艾滋病（acquired immunodeficiency syndrome，AIDS）的世界性流行和耐药结核病，尤其是耐多药结核病（multidrug resistant tuberculosis，MDR-TB）的增加，结核病的控制将受到更严重的威胁。2015年全球新发病例中TB/HIV双重感染患者和MDR-TB患者分别为120万例和48万例。

我国是结核病高疫情国家之一，WHO 2016年结核病全球报告显示：中国2015年估算的结核病发病数为91.8万，居全球第三位，占全球8.8%，估算的发病率为67/10万，低于全球水平。2015年TB/HIV双重感染患者和MDR-TB患者分别为1.5万和7万例。国家卫生健康委员会（原国家卫生和计划生育委员会）公布的全国法定传染病疫情表明：2015年度全国共报告864 015例肺结核发病病例，估算中国结核病死亡率为2.6/10万，死亡数为3.5万。

第一节　疾　病　概　述

结核病是一个全身性疾病，可侵犯全身各脏器，肺结核是其最主要类型，而且是最重要的传染源，因此痰结核菌阳性，尤其是痰涂片阳性的肺结核患者是结核病控制的主要对象。

一、临床症状和体征

肺结核的临床表现复杂多样，轻重缓急不一，甚至部分患者十分隐蔽，约20%患者可无症状或症状轻微而易被忽视，这取决于宿主状况、入侵的细菌、传播途径、病理变化、被侵及器官及其范围，伴有各种基础性疾病以及儿童既往卡介苗（bacille Calmette-Guérin，BCG）接种情况也会对疾病的表现与进展有影响。

（一）全身症状

37%～80%结核病患者可有不同程度的发热且常伴有食欲不振、疲乏、无力、盗汗、体重下降等症状，女性患者可有月经不调、甚至闭经，儿童也可有发育迟缓等。多数患者常有长期不规则低热，但血行播散性肺结核或并发肝、脾、肺门、纵隔淋巴结、脑结核时则可呈顽固的稽留热或弛张热。病变局限时可低热或不发热，临床上也可见长期低热而胸片仅有少许纤维增殖灶或无病灶者，但经过有效的抗结核治疗可取得一定的效果。有报告：一组结核病患者抗结核治疗后平均10d体温恢复正常，34%的患者一周退热，64%的患者两周退热，但最长者可达109d。另一组病例观察：抗结核治疗后2周内退热者占60%；10周内退热者占20%～30%；12周内退热者仍有10%～20%。

（二）呼吸系统症状

咳嗽是肺结核常见症状，早期可无痰，当并发支气管结核时可有刺激性干咳，但随着肺部病变的进展，支气管炎症、组织坏死、空洞形成而开始咳白色黏痰或黄色脓性痰乃至血痰、咯血，当肺部病变接近胸膜时则可有钝性或锐性胸痛，病变广泛时，可出现呼吸困难。

（三）体征

可无阳性体征，也可在患处闻及水泡音，当伴有支气管结核、管腔狭窄时可闻及局限性哮鸣音，肺实变时可闻及支气管呼吸音或支气管肺泡呼吸音。当伴有肺外结核时则可呈现其各相应的体征，如肝大、脾大、脑膜刺激征、心包、胸膜腔、腹膜腔积液体征或摩擦音。值得警惕的是结核超敏综合征，即患者有疱疹性角膜炎、结膜炎和／或结节性红斑，和／或结核超敏性关节炎和／或伴有结核菌素纯蛋白衍生物（purified protein derivative，PPD）试验皮肤反应阳性的既往史或现病史，常提示机体内可能有活动性结核病存在，需进行细致检查，寻找可能存在的活动性结核病灶。

（四）胸部 X 射线表现

原发性肺结核时常于一侧中下肺野近胸膜缘显示小片状浸润并伴有同侧肺门、纵隔淋巴结肿大，也可双侧肺门淋巴结肿大，有时肺部原发病灶已吸收或原发灶已钙化，而残留肺门、纵隔淋巴结肿大。肺内原发灶也可中心性坏死，形成空洞，肺门纵隔淋巴结明显肿大时可压迫气管、总支气管、叶、段支气管而引起管腔狭窄，进而发生肺不张，有时还可并发胸膜炎、心包炎等。继发性肺结核时，肺部病变好发于一侧或双侧肺尖或上叶后段或下叶背段，病变可呈条索状、斑点状、斑片状、片絮状阴影乃至空洞、支气管播散灶等多肺段分布的、多形态混合性病变，还可伴有钙化、临近胸膜粘连、肺体积缩小等改变。血行播散性肺结核以儿童、青少年为多见，常继发于原发性肺结核，但 Reed 等报告31% 成人血行播散型肺结核肺内或淋巴结内有钙化灶，提示淋巴结及肺内潜在病灶也可重新活动而引起血行播散。急性血行播散性肺结核常表现为：双肺上中下肺野分布，大小、密度基本一致的"三均匀"的 1～3mm 的粟粒样的结节阴影，可同时伴有肺门、纵隔淋巴结肿大。粟粒样小结节境界欠清晰，提示有炎性渗出，病变继续发展时可融合成片絮状，常以上中肺野为主。少量结核菌多次、间歇性侵入血流而播散者则形成亚急性或慢性血行播散型肺结核，病变分布则欠均匀，常以上中肺野为主。值得警惕的是"隐蔽性粟粒性结核病"（cryptic miliary tuberculosis）（又称无反应性结核病），即指老年人、AIDS 患者、免疫功能低下者当发生血行播散型肺结核病时，患者可无呼吸系统症状，仅有疲乏、体重下降或发热乃至高热，胸片可正常或肺部病变延缓出现或长时间无典型粟粒样结节表现而呈现肝大、脾大、淋巴结肿大、白细胞减少或全血细胞减少或类白血病反应，常易被误诊、漏诊乃至死后才被确诊。也有称为暴发性结核性败血症。此外，与肺结核密切相关的支气管结核在临床上并不少见，但易被忽视，胸片常无明显表现或仅呈现间接表现如局限性肺气肿、肺段、肺叶或全肺不张。气管、支气管平面断层、胸部 CT 检查可发现支气管管腔狭窄。

二、病理、病因与发病机制

（一）病理、病因

结核杆菌属放射菌目，分枝杆菌科，分枝杆菌属。分枝杆菌属包括多种分枝杆菌，已报道的约有 100 余种，已被国际命名委员会审定的分枝杆菌有 54 种，分枝杆菌属主要包括两大类：结核分枝杆菌复合群（Mycobacterium tuberculosis complex）和非结核分枝杆菌（nontuberculous mycobacteria，NTM）。结核分枝杆菌复合群含结核分枝杆菌（M.tuberculosis）、牛型分枝杆菌（M.bovis）、非洲分枝杆菌（M.africanum）及田鼠分枝杆菌（M.microti）。结核分枝杆菌复合群各菌种间基因组有高度的同源性。1997 年 Van Soolingen 等报告从非洲分离到新菌种 M.canetti，与结核分枝杆菌复合群密切相关。美国胸科学会（American Thoracic Society，ATS）1999 年制定的"成人、儿童结核病的诊断标准与分类"中将 M.canetti 纳入结核分枝杆菌复合群。伯杰细菌手册（第九版）将分枝杆菌分为快生长分枝杆菌和缓慢生长分枝杆菌两大类，在营养丰富、温度适宜的条件下培养，7d 内肉眼可见单个菌落者为快生长菌，7d 以上的则为慢生长菌，结核分枝杆菌复合群属于慢生长菌。人型结核分枝杆菌是人类结核病的主要致病菌，牛型分枝杆菌占 2%～5%。

1. 结核分枝杆菌的形态与特性　1882 年 Robert Roch 首先报道结核分枝杆菌是结核病的病原菌。1886 年 Lemann 与 Neumann 正式命名为结核分枝杆菌。结核菌为细长杆菌、微弯、（0.3～0.6）μm×

（1～4）μm，无荚膜、无鞭毛、无芽孢、不能活动，在液体培养基内有分枝生长的倾向；革兰氏染色呈弱阳性，碱性复红染料染色后，对酸性酒精的脱色有很强的抵抗，显微镜下可呈红色，故命名为抗酸杆菌（acid-fast bacilli，AFB），是结核杆菌的特征，也是各种分枝杆菌的特征，但诺卡菌、红球菌属、短棒杆菌属也有不同程度的抗酸染色特点。抗酸染色的化学基础是由于分枝杆菌细胞壁中含有大量类脂质，其中含 70～90 个碳原的分枝菌酸（mycolic acid）。细胞的完整性、细胞壁及细胞膜的屏障作用也是抗酸染色特性的可能原因。但是，结核杆菌的抗酸染色特性也可发生变异。当条件不良时，如闭合的干酪病灶内、结核性脓肿内的结核杆菌可失去其抗酸染色特性。培养基中缺少甘油、有机物质或过期培养基上生长的结核杆菌可失去其抗酸染色特性。L 型结核杆菌即细胞壁缺陷型则丧失此特性而不易被检测到。结核杆菌还可呈球状、颗粒状，早在 1907 年，Much 采用特殊染色法发现淋巴结结核，结核性脓肿中有 G（+）颗粒，即"莫氏颗粒"。苏联 Khomenko 也发现经过抗结核药物治疗，痰结核菌转阴，但空洞仍存在的洞壁病变中有较结核菌小 20 倍的结核菌，并可通过生物膜，故又称"滤过型"，其将结核菌的繁殖过程分为五个阶段：滤过型、颗粒型、球菌、短杆菌及成熟的杆菌，说明不同的发育过程可有不同的形态。

2. 结核杆菌培养与生长　结核杆菌是兼性需氧菌，在固体培养基上生长缓慢。生殖周期为 15～20h（巨噬细胞内生长为 25～32h），约需 4 周之久才能形成 1mm 左右的菌落，菌落致密，较干燥、表面粗糙有皱纹、边缘不整齐，常呈黄色或淡黄色，培养时供氧充分可促进生长。液体培养基中生长较快，尤其在培养早期，常用的经典培养基为改良罗氏固体培养基。

3. 结核杆菌的毒力　结核杆菌是能侵袭机体任何组织、器官引起进行性疾病的致病菌，其致病力与其菌体成分有关。如索状因子（双分枝杆菌海藻糖脂）、硫脂、脂阿拉伯甘露糖、磷脂以及 25kD 蛋白等。从分子水平了解结核杆菌的毒力尚知之甚少。在完成结核菌基因组测序前，被提及的三个毒力因子是：编码过氧化氢酶的 *katG* 基因（对抗宿主巨噬细胞的活性氧）、编码巨噬细胞集落因子的 *MCE* 基因及编码 Sigma 因子的 *SigA* 基因（*aka rpoV* 基因），今年还有零星报道的有关基因如 *erp* 基因、*Virs* 基因等。

4. 结核杆菌基因组　为了加速对结核杆菌的了解，1998 年英国、法国、美国、丹麦四国专家协作完成了 H37Rv 的全基因组测序工作，结核杆菌全基因组共含有 4 411 529 碱基对（4.4×10^6），约 4 000 个基因，与以前的研究结果一致，其鸟嘌呤 + 胞嘧啶（G+C）含量高达 65.6%，仅次于大肠埃希菌，这项工作无疑将大大促进结核杆菌的深入研究。

此外，近年来的研究也在结核杆菌耐药性产生的分子生物学机制方面有明显的进步。

（1）47%～58% 耐异烟肼（isoniazid，INH）结核菌株有 *katG* 基因的突变，21%～28% 耐 INH 菌株有 *inhA* 基因的突变，10% 耐 INH 菌株有 *ahpC* 基因的突变。

（2）90%～95% 耐利福平（rifampin，RFP）菌株有 *rpoB* 基因的突变。

（3）其他药物耐药机制：①耐链霉素（streptomycin，SM）与编码 16srRNA 和核糖体蛋白 S12（rpsL）基因突变有关；②耐乙胺丁醇（ethambutol，EMB）与 *embA*、*embB* 基因突变有关；③耐氟喹诺酮类与 *gyrA*、*gyrB* 基因突变有关；④72% 耐吡嗪酰胺（pyrazinamide，PZA）菌株与编码吡嗪酰胺的 *pncA* 基因突变有关，而另 28% 耐药株的耐药机制有待进一步研究。

（二）发病机制

1. 传染源与传播途径

（1）经呼吸道传染是最主要的传播途径：痰结核菌阳性尤其是痰涂片检查结核菌阳性的肺结核患者是最重要的传染源。患者咳嗽、咳痰、打喷嚏、大声说话能够产生大量的含结核菌的微滴，1～5μm 大小的微滴可较长时间悬浮于空气中，在空气不流通的室内可达 5h，与患者密切接触者可能吸入而感染。

（2）进食牛结核病奶牛的牛奶或污染的乳制品：结核菌可寄居于肠壁或扁桃体内形成原发感染而分别导致肠系膜淋巴结肿大、颈部淋巴结肿大。由于巴斯德消毒法的推广以及对牛结核病防控加强，这种传播方式已较少见。但在贫穷落后的牧区，有直接饮用生牛奶习惯者仍可发现，如在非洲的一些牧区近年仍有牛型分枝杆菌所致的颈淋巴结结核的报告。

（3）通过皮肤损伤或切口直接接种的传播途径：极少见，仅发生于从事与结核菌接触的特殊工种的工作人员，此种皮肤感染被称为疣状皮肤结核（tuberculosis of verrucosa cutis）。此外，通过胎盘而发生的胎内感染偶有报道。

2. 结核菌感染 当结核菌经呼吸道被吸入抵达近胸膜的远端呼吸性细支气管或肺泡内，能否引起感染取决于吸入结核菌的数量（据估计：人类吸入 $5\sim200$ 个结核菌可引起感染）、结核菌的毒力和宿主肺泡巨噬细胞（alveolar macrophage，AM）固有的杀菌能力等。结核菌如能幸免于 AM 的防御作用，则可在入侵局部及 AM 内缓慢增殖（每 $25\sim32h$ 繁殖一次）。$2\sim12$ 周后结核菌繁殖至 $10^3\sim10^4$ 时，则可诱导机体产生相应的细胞免疫反应。PPD 试验阳性提示机体已经感染了结核菌。在机体细胞免疫反应形成前结核菌可通过淋巴管、肺门、纵隔淋巴结乃至通过血行形成早期菌血症，结核菌可传播至身体各处。最易受累及的是氧分压较高的脑、长骨骨骺、肾、脊柱椎体、淋巴结和肺上叶，感染局部可愈合形成静止的纤维钙化灶（Simon's 灶），成为以后再活动的根源。宿主受结核菌感染后近期发病及以后发病者占 10% 左右，发病者中近半数在感染后半年至两年内发病，其余则在机体抵抗力低下时发病，而 90% 结核菌感染者可终生不发病。

3. 原发复合征（primary complex） 被吸入的结核菌在肺内沉积，结核菌增殖，在局部形成原发灶的同时，结核菌被未活化的 AM 吞噬并在 AM 内繁殖，经淋巴管运送至相应的肺门及纵隔淋巴结内形成病变。形成由原发灶（ghon 灶）、淋巴管、淋巴结病变组成的原发复合征。被感染的 AM 可释放趋化因子如补体 C5a，使更多的 AM 及循环单核细胞趋化至患处。AM 内结核菌继续繁殖呈对数生长、AM 破裂、释放出更多的结核菌和细胞碎片，导致更多的单核细胞浸润。感染结核菌 3 周后，宿主的细胞免疫反应及Ⅳ型超敏反应（hypersensitivity type Ⅳ）开始启动，宿主 PPD 试验阳性。致敏 T 淋巴细胞的细胞因子活化巨噬细胞，使其杀伤细胞内结核菌的能力增强，结核菌停止对数生长，继之结核结节或肉芽肿形成。

在机体 DTH 的影响下，肺内及淋巴结病变进一步进展，干酪样坏死、空洞（原发空洞较少见）及淋巴结支气管瘘形成，形成支气管播散。在空洞附近及同侧或对侧肺形成支气管播散灶 - 卫星灶。也可直接经淋巴 - 血行播散至全身，甚至发生威胁生命的粟粒性结核病或结核性脑膜炎。原发复合征好发于婴幼儿、青少年，故也称之为儿童结核病。少数民族及边远地区居民以及免疫功能低下的成年人也可发生，因初次感染结核菌而发病故称之为原发型肺结核。

4. 继发性肺结核（secondary pulmonary tuberculosis） 可发生在初次感染结核菌后的任何时期，早期菌血症播散形成的潜在病灶（latent focus）由于机体抵抗力低下而活动进展、发病——内源性复燃（endogenous relapse）学说。结核菌也可再次侵入而引起新的感染而导致发病——外源性再感染（exogenous reinfection）学说。继发性肺结核的两种发病学说争议多年。随着分子生物学技术的发展，尤其 DNA 指纹技术（DNA finger printing）的发展，直接为外源性再感染提供了证据，因此，继发性肺结核的发病以内源性复燃为主，但外源性再感染也可能发生。

继发性肺结核由于机体已产生了一定的免疫抵抗力，故病变常较局限且发展较缓慢，较少发生全身播散，但局部病变易于渗出，出现干酪样坏死乃至空洞形成。

原发性肺结核与继发性肺结核的不同历程及表现与 1890 年所观察的 Koch 现象是一致的。Koch 现象是指健康豚鼠注射结核菌后 $2\sim3$ 周，注射局部出现炎症，逐渐溃疡形成，淋巴结肿大，全身播散死亡。而于感染前 $6\sim12$ 周，豚鼠先予以注射弱毒或少量结核菌，然后接种有毒结核菌，2d 后局部则出现剧烈的炎症反应，溃疡形成，以后逐渐愈合而不发生淋巴结肿大、全身播散及死亡，提示初次感染结核菌时，宿主既无保护性防御机制又无迟发超敏反应，因而局部反应缓慢发生，最终淋巴结肿大，全身播散。后者则由于机体已产生细胞介导免疫（cell-mediated immunity，CMI）和迟发型变态反应（delayed type hypersensitivity，DTH），因而局部反应迅速而剧烈，而无淋巴结肿大及全身播散。至于 CMI 和 DTH 的关系是相互统一的，还是相互对抗的，还是一个事物的两个方面，至今尚未完整阐明。总之，结核菌感染、发病及发展是一个复杂的过程。

5. 宿主的免疫应答　机体的抗结核免疫反应主要是通过 T 淋巴细胞介导的巨噬细胞的细胞免疫反应。细胞免疫功能低下者为结核病的高危人群（high-risk population），而体液免疫功能低下者如多发性骨髓瘤患者，并不是结核病的易感者，表明 T 淋巴细胞在结核病免疫中起着中心作用，其中 CD4$^+$T 淋巴细胞在结核病防御方面起着主导作用，实验证明：去除了 CD4$^+$T 细胞的小鼠难以抵抗、控制牛型分枝杆菌的感染，而将另一已致敏小鼠的 CD4$^+$T 淋巴细胞注入后又可重获保护性免疫力。临床资料也证明结核性胸膜炎患者的胸腔积液中 CD4$^+$T 细胞选择性增多，CD4$^+$T 细胞的产物白细胞介素 -2（interleukin-2，IL-2）、γ 干扰素（interferon-γ，IFN-γ）明显上升。HIV（+）的结核病患者则随着 CD4$^+$ 细胞数的降低而增加结核病的严重性，肺外结核、分枝杆菌菌血症的发生频率随之增加，充分证明 CD4$^+$T 细胞在结核免疫反应中的重要性。当然，T 淋巴细胞介导的免疫反应是由多种细胞参与完成的，免疫细胞间通过细胞因子介导完成信息的相互传递而发挥作用。巨噬细胞是结核分枝杆菌的栖居场所，也是抗原提呈细胞（antigen presenting cell，APC）和抗菌效应细胞，被 AM 吞噬的结核菌经溶酶体酶等加工处理后，产生抗原肽片段，再与机体自身的 MHCⅡ类因子（主要组织相容性抗原，major histocompatibility antigen）结合形成复合物，抵达 AM 细胞表面，递呈给 CD4$^+$T 细胞的抗原识别受体，使之致敏、增殖，当抗原再次进入，致敏 CD4$^+$T 细胞活化，产生各种细胞因子如 IL-2、白细胞介素 -4（interleukin-4，IL-4）、白细胞介素 -6（interleukin-6，IL-6）、白细胞介素 -8（interleukin-8，IL-8）、白细胞介素 -10（interleukin-10，IL-10）、IFN-γ 等，从而导致单核巨噬细胞向患处趋化、聚集，发挥其抗微生物活性。1992 年 Maggi 等发现人类 CD4$^+$ 细胞也有与小鼠相类似的亚型，Th-l 和 Th-2 所产生的细胞因子和生物学功能不同，前者主要产生 IL-2、IFN-γ，后者则分泌 IL-4、白细胞介素 -5（interleukin-5，IL-5）、IL-10 等，IFN-γ 通过抑制 IL-l0 产生下调 Th-2 细胞功能，而 IL-10 则抑制 IFN-γ 的产生和巨噬细胞的激活而下调 Th-1 细胞的功能，Th-1 细胞及其产生的细胞因子具有免疫保护作用，而 Th-2 细胞及其产生的细胞因子具有免疫病理性作用。作为免疫调节剂，白细胞介素 -12（interleukin-12，IL-12）可增加 Th-1 细胞的免疫应答而抑制 Th-2 细胞，从而调控 Th 细胞的分化，单核巨噬细胞可能还包括 IL-1、IL-6、IL-10、肿瘤坏死因子 -α（tumor necrosis factor-α，TNF-α）及转化生长因子 -β（transforming growth factor-β，TGF-β）、IL-12 等，在调控 T 细胞活性和靶细胞溶解方面也起着重要作用。CD8$^+$T 细胞则可能通过发挥其细胞毒作用与 CD4$^+$T 细胞协同介导细胞免疫保护作用。由此，以灭菌为核心的保护性免疫反应与以组织坏死为特征的免疫病理性反应构成了结核免疫学，一方面是由保护性抗原活化的 Th-1 辅助 T 细胞介导的巨噬细胞非特异性抗菌活性的保护性反应，还包括细胞毒 T 细胞和溶解 T 细胞的抗菌作用；另一方面，病原性抗原活化了由 Th-2 辅助 T 细胞介导的、以 TDTH 细胞（迟发型超敏反应性 T 细胞）为效应细胞的组织坏死的病理性免疫反应。同样，结核病的免疫应答需多种细胞因子构成的细胞因子网络的参与，维持细胞因子网络的动态平衡是机体有效地控制结核分枝杆菌感染的根本保证。

三、诊断与鉴别诊断

（一）肺结核的诊断

主要根据病史、临床症状、胸部 X 射线表现及痰结核菌检查，从流行病学观点看：痰涂片检查更为重要，是诊断的主要依据，一般诊断不难，但有时临床症状、肺部 X 射线表现不典型，痰结核菌检查包括涂片及培养多次阴性者，即所谓"痰涂片检查阴性（简称涂阴）"及"菌阴"肺结核时，则诊断困难，常需借助下述各项检查进行综合诊断。

1. 病史及临床表现　凡咳嗽、咳痰，也可伴咳血痰或咯血、胸痛、发热、体重减轻、乏力等症状，超过 2～3 周，抗感染治疗无效，应作为可疑者。在发展中国家原因不明的发热患者中，感染性疾病尤其结核病常是主要的病因之一，均应进一步检查，包括痰结核菌检查及胸部 X 射线片检查，曾有或正有结核病变态反应者,既往有肺外结核如结核性胸膜炎、淋巴结结核者以及结核易感人群尤不能忽视,还应追问结核病接触史,儿童应注意卡介苗接种史及左上臂的"卡痕"。

2.**胸部 X 射线检查**　胸部 X 射线检查较易发现肺部异常阴影以及确定病变部位,但缺乏特异性,常需根据病变部位、病变性质结合临床进行分析,还需注意与其他肺部疾病鉴别。继发性肺结核病变好发于上叶尖后段,老年人并发艾滋病(acquired immunodeficiency syndrome,AIDS)或糖尿病者下野肺结核发生频率可达 46%,更易被误诊。此外,急性血行播散性肺结核早期、肺门纵隔淋巴结较小(<1~2cm)以及隐蔽区病变(肺尖、近胸膜缘、心影后、奇静脉食管隐窝、后肋膈角、胸腔积液掩盖区)胸部 X 线片常难以发现与辨认,胸部断层摄影或 CT 检查有助于病变的发现与识别。

3.**痰涂片检查**　痰结核分枝杆菌检查阳性对肺结核有确诊意义,但其检出率较低,为 30%~50%,病变广泛,有空洞者阳性率较高,而且痰涂片抗酸杆菌阳性需注意除外非结核分枝杆菌的可能。在结核病高发国家痰涂片检查抗酸杆菌阳性对肺结核诊断的特异性可达 95%,但在 AIDS 高发国家与地区,痰涂片阳性对肺结核诊断的特异性则降至 50%。

4.**分子生物学技术**　PCR 技术与核酸探针结合扩增结核杆菌特异性 rRNA、定量 PCR 等均显示有较良好的发展前途。细菌学、分子生物学对结核分枝杆菌的检查技术也在飞速发展,标本经培养一个阶段后再进行 PCR 或基因探针,可显著提高敏感性,较快速的获得结果。

5.**结核菌素试验(PPD 试验)**　既往采用的抗原是旧结核菌素(old tuberculin,OT),目前则采用 PPD,即结核菌素纯蛋白衍生物(purified protein derivative,PPD)。两者均系结核杆菌培养滤液的制剂,结核菌素试验常作为结核感染率的流行病学指标,也是 BCG 接种后效果的验证指标。

6.**纤维支气管镜检查**　是呼吸系统疾病诊疗工作中重要的检查手段,对结核病的确诊及与其他疾病鉴别诊断具有重要意义。

7.**血清学检查及免疫学诊断**　检测患者血清、体液中的结核分枝杆菌、抗原、抗体、免疫复合物等,对诊断有一定的辅助意义。

8.**活体组织检查**　组织病理学检查结核抗酸杆菌染色及分子生物学检查,对结核病诊断具有重要的意义。

(二)肺结核的鉴别诊断

1.**肺门、纵隔淋巴结肿大**　这是原发性肺结核最常见的表现,有时肺内原发灶已吸收,仅表现肺门、纵隔淋巴结肿大,需与恶性淋巴瘤、结节病、中心性肺癌、肿瘤转移性淋巴结肿大鉴别。肺门、纵隔淋巴结结核常以儿童及青少年多见,成人甚至老年人也偶见,但有结核病接触史、发热、盗汗、疲乏、消瘦等慢性结核中毒症状,PPD 强阳性或阳性是其特点,多组淋巴结受侵,周围常有浸润影且易于融合、液化或部分钙化,增强 CT 检查显示环形增强对结核病诊断有意义。有时,还需经纤维支气管镜、纵隔镜活检以及浅表淋巴结活检才能明确诊断。

2.**双肺弥漫性点状结节阴影**　这是血行播散性肺结核常有的表现,患者常呈急重症,有高热、呼吸困难,有时还伴有脑膜刺激征,肝脾大,胸腔、腹腔、心包积液等,且常有 PPD(−)、痰结核菌(−),因此需与各种感染性疾病、弥漫型细支气管肺泡癌、转移性肺癌、肺尘埃沉着病(尘肺)、特发性肺间质纤维化以及结缔组织病的肺部改变鉴别。肺部病变呈三均匀分布或以上中肺野为主,且结节周围境界模糊,有融合趋势,常有利于结核病的诊断。血液的结核菌培养、PCR,乃至骨髓、浅表淋巴结活检有时可获阳性结果。

3.**肺部空洞性病变**　肺部结核性渗出性病变进一步干酪样坏死、液化,常可形成空洞,因此需与肺脓肿、癌性空洞、坏死性肉芽肿、支气管肺囊肿继发感染等鉴别。痰结核菌检查常阳性是诊断的依据,因为结核性空洞常意味着病变活动的开放性肺结核。但当空洞引流支气管因炎症而引流不通畅时,痰菌可暂时阴性。空洞的部位、邻近、同侧或对侧支气管播散灶的存在有助于鉴别。此外,还需注意与非结核分枝杆菌性肺病鉴别,主要依靠菌种鉴定。

4．肺部球形病变　结核球可由肺部干酪渗出性病变逐渐吸收好转、局限化、纤维包膜逐渐形成，也可由干酪厚壁空洞阻塞愈合而成。因含有大量干酪样病灶，又有纤维包膜，胸片上常呈现境界清晰、密度较高的球形阴影，其内可有钙化、小溶解区，周围可有卫星灶及胸膜粘连，常周围性肺癌、炎性假瘤、错构瘤、慢性肺脓肿等鉴别。

5．肺部炎性渗出性病变　肺部病变以炎性渗出性病变为主时，应与各种感染性疾病鉴别。其中军团菌肺炎尤需注意。患者也可低热、乏力、咯血，肺部病变也可发生于结核病好发部位，有时还可形成空洞，病程也较迁延，可达1～2个月或更长，病变才见消散。血清军团菌抗体检测及其动态变化对诊断有意义。

第二节　诊断与鉴别诊断

一、结核病细菌学诊断

细菌学检查早期诊断对于结核病的防控十分重要，选择易于获取的标本类型可降低标本丢失率，新开发的培养系统及药敏实验方法可缩短检测时间，提高阳性率。

涂片镜检

1．标本留取方法　WHO推荐留取即时痰-晨痰-即时痰共三份痰标本用于涂片镜检抗酸杆菌。由于采取第二天的晨痰易造成标本丢失，因此目前采用留取当日痰，即在当日至少间隔1h留取2次即时痰用于涂片镜检，具有低丢失率和方便患者的优势，同时痰标本浓缩可提高涂片镜检阳性率。

2．新方法

（1）改良抗酸染色法：样品加入Cytospin4型玻片离心沉淀仪中，以450r/min离心5min进行集菌，然后采用传统抗酸染色剂（可加TritonX-100破膜）进行染色，最后显微镜进行观察。统计学证实：改良抗酸染色法具有敏感性和特异度较高的优点，可为痰涂片阴性和无痰患者以及肺外结核患者提供良好的诊断依据。

（2）小膜滤过方法（small membrane filtration，SMF）：是指将抗酸菌富集在一个非常小的区域，以便于显微镜检测。但Boum等评价了在HIV高流行地区SMF法、直接荧光镜检和XpertMTB/RIF三种方法的敏感度提示SMF并未提高痰涂片的准确性，而XpertMTB/RIF在HIV阳性和阴性患者的结核菌检出中均呈现良好的准确度。

（3）纳米硅膜夹层杯系统：对1 993份痰标本进行检测结果显示该方法的阳性率远远高于直接涂片法，敏感度显著提高且未降低特异度。

（4）荧光量子点（QD）法：采用特异性多克隆抗体偶联到磁珠上用于MTB的分离和富集，然后用标记QD的链霉素亲和素检测结合生物素标记的肝素血细胞凝集素抗体的结核分枝杆菌，结果显示显著提高了抗酸杆菌的检出率，具有良好的应用前景。

3．培养　分枝杆菌培养既可以用于结核病诊断，又有利于后续的菌种鉴定和药敏试验，在结核病诊断中一直发挥重要的作用。

常用的培养基有：以鸡蛋为基础的改良罗氏培养基（Lowenstein-Jensen medium），以琼脂为基础的Middlebrook7H10、7H10以及7Hl2液体培养基。国内最常用的仍是改良罗氏培养基，但固体培养法需4～6周，难以满足临床急需，Middlebrook7Hl2液体培基法则分枝杆菌生长较快。近十余年发展的放射计量法Bactec-460系统，即7Hl2培基中加入^{14}C标记的棕榈酸以及比色法的分枝杆菌生长指示管（mycobacteria growth indicator tube，MGIT）系统以及超感功力（extra sensing power，ESP）系统均显示其各自的优点。如Bactec-460系统可于1～3周内获得培养结果而且还可行初步菌种鉴定及耐药性测定，但由于培基中含放射性核素，需采取一系列防范措施，近年来以荧光素取代^{14}C的Bactec-960 MGIT系统已经问世，但价格昂贵，尚难推广。

二、结核病影像学诊断

影像学检查在肺和肺外的原发性和继发性结核的诊断、随访及介入治疗中都起着非常重要的作用。

（一）CT 在结核病诊断中的应用

1. 肺结核的 CT 征象

（1）磨玻璃影（ground-glass opacity，GGO）：是指病灶密度略高于肺组织但不掩盖局部血管结构，边缘清楚或模糊的阴影，包括磨玻璃样结节和局限磨玻璃样片影。磨玻璃样结节边缘清晰，主要见于非典型腺瘤样增生、原位腺癌和微浸润腺癌，少数还见于炎性病变等。局限性磨玻璃样片影与磨玻璃样结节不同的是病灶边缘不清楚或欠清楚，主要见于炎性病变、局限性肺间质纤维化的小叶内间质增生等。肺结核病变也可表现为磨玻璃样结节或局限磨玻璃样片影，在动态观察的过程中，当磨玻璃样结节密度增高或病灶内出现血管增粗时，首先考虑肺癌的可能大，而局限磨玻璃样片影密度减低，则考虑为感染性病变，肺结核表现为单发局限磨玻璃样片影虽少但可发生。

（2）反晕征（reversed halo sign）：是指肺内病灶边缘环状或半环状的实变围绕中心磨玻璃样密度影。与通常病灶中心实变周围磨玻璃影围绕的"晕征"相反，往往为多发性且两肺散在分布。反晕征主要见于真菌感染的曲菌和隐球菌肺炎、机化性肺炎、非特异性间质性肺炎、结节病和肺结核。肺结核的反晕征病灶边缘的实变环多是粟粒结节密集排列而成，并与其他部位的密集状粟粒结节影、斑片影及片状影同时存在。因此，正确认识肺结核"反晕征"的 CT 影像特点，尤其是评价"反晕征"的晕影内是否并发粟粒性结节的存在，对于鉴别此病变是否为结核具有重要价值。

（3）空洞：是肺结核的常见征象，但不是特异性征象。肺结核的多发空洞常散在分布于结核病变的局限变质中，常与渗出性炎性并存，形态以裂隙状及新月形多见，洞壁厚薄不均，内壁较规则，空洞外壁大部分清楚，近端可见管壁增厚的引流支气管，增强扫描洞壁多无明显强化。

（4）表现为孤立性肺结节（solitary pulmonary nodule，SPN）的肺结核：鉴别较困难，可采用多技术平台联合诊断肺结节并提高良恶性鉴别的准确率。能谱 CT 的多参数定量指标为小病灶的鉴别诊断提供了新的思路和方法。有研究表明：对于表现为 SPN 的肺部病灶，恶性组和炎症组的动脉期、静脉期碘浓度（IC）及标准化碘浓度（NIC）均高于结核组，动脉期、静脉期能谱斜率曲线为恶性组＞炎症组＞结核组。

（5）以间质改变为主的肺结核：是继发性肺结核的一种特殊类型，好发于青年患者，以两肺上叶为主，出现多发间质改变为特点，不同于以渗出、增殖为主的肺结核。该类型肺结核好发于两肺上叶，多为节段性分布，呈小片状或大片融合状，多数肺间质病变与正常肺组织界线清楚。CT 上肺间质改变主要表现为小叶内细线状、微结节、树芽征、小叶间间隔增厚和细支气管壁增厚等。肺结核引发的蜂窝肺改变多以厚壁性、薄壁张力性这两种混合型蜂窝状阴影为主，常呈多发片状融合灶、支气管播散灶及树芽征、斑点微结节灶、支气管血管束牵拉扭曲、肺叶容积缩小、代偿性肺气肿、纤维厚壁空洞及胸膜增厚粘连。

2. 支气管结核的 CT 影像学特征　①累及多段支气管，范围较长，病变与正常支气管界线不清；②支气管壁呈向心性、条状、结节状增厚，管腔不规则变窄，多数支气管结核无明显突破支气管壁向外生长，病史较长者，支气管壁僵硬、扭曲变形及钙化。支气管壁的点、线状钙化是诊断结核的特征性 CT 征象；③结核性支气管狭窄常为不全性闭塞，故支气管扭曲狭窄及其远端支气管扩张可并存，此征象较为特殊，一般不见于中央型肺癌等占位性病变；④多数伴有肺内结核灶，可以多种影像形态共存；⑤CT 增强检查：增厚的支气管壁在动脉期呈明显强化，且静脉期至延迟期较长时间持续明显强化。

3. 先天性结核病（congenital tuberculosis）　也称宫内感染性结核，指母亲在妊娠期间患有结核病，结核分枝杆菌经胎盘通过脐带垂直传播，使胎儿在宫内感染结核，亦可由在分娩过程中胎儿吸入或吞入被结核分枝杆菌污染的羊水或产道分泌物引起。患儿早期缺乏特异临床症状，故早期诊断较困难。CT 多表现为：广泛分布结节斑片阴影，结节多为大小不等融合病灶，多分布于两肺背侧近肺门区，且下肺多于上肺、右肺多于左肺。结节性病灶内可伴有液化性坏死及空洞形成，或表现为弥漫大小不等的粟粒结节，部分融合成片影，位于两肺背侧。增强 CT 检查显示病灶不均匀强化，中心可见未强化的低密度液化坏死区，部分肺门或纵隔淋巴结可见不均匀或环形强化。总之先天性结核病影像表现虽复杂多样，但也有其特异性，对临床诊断有较好的提示作用。

4. 老年人肺结核　较青年人明显上升，且老年人肺结核的影像更加复杂，致使误诊或漏诊较多。老年人肺结核 CT 表现为斑片影的发生率远远多于青年组，斑片主要为少量干酪性病变，考虑干酪性病灶为结核杆菌直接蔓延及经血液、淋巴或支气管播散所致。老年组空洞发生率与青年人相似，但老年组有少量厚壁空洞或伴壁结节，其中部分壁结节恶变为肺癌，而青年组病例无壁结节发生。老年人并发症多，常常新老病灶并存，因此影像学表现复杂，与青年患者形成明显对比。

5. 艾滋病合并结核病　最常见的为肺结核，约占 91.8%，发病率是正常人群的 30 倍。这些患者中呈亚急性血行播散者，CT 表现以双肺广泛肺间质增厚为表现，所检出的粟粒结节分布多不均匀，以双肺上中叶为主，部分发生融合，形成小片影，而单纯急性血行播散性肺结核，双肺表现为较广泛分布欠均匀的粟粒结节影，多在双肺上中叶，且双肺血管纹理减少较为明显。AIDS 与继发型肺结核并发的患者，病灶分布范围更广，钙化，空洞小。

6. 糖尿病合并结核病　仍然以多叶、多段、多种性状病灶共存为主。较高的实变发生率及实变区内多发小空洞是其较为特征性表现。一般来说，下叶基底段、右中叶、左舌叶和上叶前段为肺结核的少发部位，糖尿病并发肺结核则常累及这些部位。另常见双肺、多肺叶、多肺段受累。可能是由于糖尿病患者机体免疫功能低下，结核菌易于扩散所致。糖尿病并发肺结核其渗出病灶易形成干酪性病变或坏死液化，以及空洞形成并沿支气管播散，有时融合成大片病灶。因此影像表现上呈大片融合灶和实变者可较一般肺结核多见。一般肺结核很少形成蜂窝状多发小空洞，糖尿病并发肺结核患者则较常见。

（二）正电子发射计算机体层显像仪（PET/CT）在结核病诊断中的应用

孤立性肺结节研究一直是胸部影像学诊断最富挑战性的课题之一。刘晓飞等收集 46 例孤立性肺结节患者病例，其中孤立性肺癌 26 例，肺结核瘤 20 例，对其 PET/CT 的特征表现进行回顾性分析，结果显示孤立性肺癌组及肺结核瘤组最大标准摄取值（SUV）均值差异无统计学意义，孤立性肺癌组分叶征、胸膜牵拉征、空泡征显著高于肺结核瘤组，但两组之间病灶大小、毛刺征及空洞症无显著差异。

胸腔积液临床常见，病因包括感染性疾病、肿瘤、免疫性或心源性因素，恶性胸腔积液与结核性胸腔积液较难鉴别。有研究显示恶性胸腔积液和结核性胸腔积液的 SUV_{max} 均高于正常肺组织，恶性胸腔积液与结核性胸腔积液 ^{18}F-FDG 摄取形态分布差异具有统计学意义。以胸膜病变 ^{18}F-FDG 摄取结节状增高视作恶性，弥漫性增高视作结核。因此 PET/CT 显像有助于恶性胸腔积液原发灶的寻找，^{18}F-FDG PET/CT 显像定性方法对恶性胸腔积液和结核性胸腔积液具有较好的鉴别诊断价值。

三、结核病免疫学诊断

近年来，γ 干扰素释放试验对老年结核病、儿童结核病、免疫低下人群合并结核病、不典型肺结核及肺外结核病的诊断价值逐步显现。一些新型生物标记物及蛋白质组学的快速发展对结核病的诊断和鉴别诊断提供了新的技术及理论基础。

（一）γ 干扰素释放试验

1. 诊断结核潜伏感染　结核潜伏感染（latent tuberculosis infection，LTBI）是结核分枝杆菌在体内的稽留状态，其诊断依据为结核菌素试验（PPD 试验）或 γ 干扰素释放试验（interferon-γ release assay，IGRA）阳性，且无临床症状或影像学证据。其中结核菌素试验（tuberculin skin test，TST）易受卡介苗（bacille Calmette-Guérin，BCG）接种和非分枝杆菌感染的影响。IGRA 克服了 TST 的不足，包括 QuantiFERON 和结核感染 T 细胞斑点试验（T-SPOT.TB）。其中以 T-SPOT.TB 敏感性和特异性最高。

实验研究表明：IGRA 判断新近感染结核菌的特异性明显优于 PPD 试验，从而可大大减少预防服药的人数，降低耐药风险。在处置传染性较低的肺结核散发疫情时，可应用 PPD 试验筛查密切接触者；在处置传染性较强的涂阳肺结核疫情时，应采用 PPD 试验和 IGRA 相结合的方法筛查密切接触者。密切接触传染性结核病患者是感染结核分枝杆菌的危险因素，其成为 LTBI 者的概率较非密切接触人群明显增高。T-SPOT.TB 阳性结果与是否密切接触传染性结核病患者显著相关，而 TST 阳性结果与是否密切接触传染性结核病患者无明显相关；T-SPOT.TB 诊断 LTBI 特异度高于 TST，T-SPOT.TB 与 TST 的相关性较低，T-SPOT.TB 为诊断 LTBI 提供新的更为准确的方法。T-SPOT.TB 能够早期明确结核感染的发生与否，血清 PCT 水平有助于区分活动性结核与非活动性结核，二者联合应用对结核感染的早期诊断与治疗具有较高的临床价值。

2. 辅助诊断活动性结核病　与临床诊断结果相比，IGRA 检测全血诊断结核病的敏感度为 77.6%，特异度为 69.9%，与痰涂片、液体培养检测结果相比，IGRA 诊断肺结核、肺外结核和 HIV 感染或 AIDS 患者并发肺结核的阳性率更高，对结核病辅助诊断有一定价值。酶联免疫斑点试验（enzyme-linked immunospot assay，ELISPOT assay）诊断老年肺结核患者的阳性检出率为 84.07%，高于痰涂片（53.42%）、痰培养（62.72%）及结核抗体检测（68.35%）。在与老年原发性肺癌的鉴别诊断中，ELISPOT 敏感度明显高于结核抗体检测，但特异度低于结核抗体检测，诊断正确率为 75.04%，与结核抗体检测相接近。虽然老年肺结核患者 ELISPOT 阳性检出率低，但其诊断的敏感度高于其他结核病相关检测方法，对老年肺结核的辅助诊断仍具有一定的应用价值。IGRA 应用于免疫抑制宿主的结核病诊断也受到关注，在免疫受损合并肺结核组，IGRA 的检出率较 TST 检出率显著提高，T-SPOT.TB 诊断灵敏度显著高于腺苷脱氨酶、TB-DNA 及结核抗体检测，提示即使宿主存在免疫抑制，IGRA 诊断结核病仍具有良好的诊断价值。

（二）其他生物标志物的检测

1. 抗原　早期分泌抗原 6（early secretory anti-gen-6，ESAT-6）因其仅存在于结核杆菌菌群及其他数种致病性分枝杆菌，而不存在于卡介苗及其他非致病性分枝杆菌，在鉴别诊断中发挥着重要作用。ESAT-6 检测灵敏度为 80%，特异度为 97.14%。提示 ESAT-6 抗原采用新技术检测可用于结核病的早期诊断。

结核病患者糖链抗原（carbohydrate antigen，CA）125 与 CA19-9 在结核病、肺炎的鉴别诊断有重要意义。研究表明：结核病组血清 CA125 水平高于肺炎组和对照组，肺炎组 CA19-9 水平高于结核病组和对照组，提示 CA125、CA19-9 对结核病和细菌性肺炎鉴别诊断有重要意义，二者联合检测对不同类型肺结核的鉴别具有参考价值。

ELISA 方法检测血清中结核分枝杆菌 Rv2654c、Rv1985c 和 Rv3868 蛋白，结果显示 Rv2654c、Rv1985c 和 Rv3868 抗原的诊断效能分别达到 73.16%、56.84% 和 71.05%，结合受试者工作特征（ROC）曲线得到最佳的抗原组合方案为 Rv2654c＋Rv3868，其敏感性、特异性和诊断效能分别达到 78.95%、72.63% 和 75.79%。提示其具有作为结核病诊断抗原的潜力，可以作为结核病免疫学快速诊断的候选蛋白，抗原组合 Rv2654c＋Rv3868 具有较高的诊断效能，有较好的潜在应用价值。

2. 细胞因子　ESAT-6、IL-10、TNF-α 和 IFN-γ：有研究显示结核性脑膜炎组 ESAT-6、IL-10、TNF-α 和 IFN-γ 均高于非结核性感染组和正常对照组，结核性脑膜炎组 IL-10 含量高于正常对照组，且 ESAT-6 与 IFN-γ 呈正相关。联合检测提高了灵敏度、阳性预测值和阴性预测值。提示结核性脑膜炎脑脊液 ESAT-6、IL-10、TNF-α 和 IFN-γ 水平的升高，对结核性脑膜炎诊断具有辅助意义，四项指标联合检测更优。另一项利用液态芯片技术的研究显示：结核性胸腔积液组 IFN-γ 和趋化因子 γ 干扰素诱导蛋白 -10（interferon γ-inducible protein-10，IP-10）的表达水平明显高于肿瘤性胸腔积液组，IL-10 的表达水平则显著低于肿瘤性胸腔积液组。结果提示利用液态芯片技术检测胸腔积液中 IFN-γ、IP-10、和 IL-10 表达水平有助于诊断结核性胸腔积液,具有操作方便、快速、创伤小的优点,且敏感度和特异度较高。

3. 结核分枝杆菌蛋白抗原　结核分枝杆菌蛋白抗原(Mycobacterium tuberculosis-secreted protein antigen,TB-SA)是一种由结核杆菌分泌到菌体外的蛋白抗原,其基因表达和蛋白合成只有在结核杆菌在人体内生长时才进行,只存在于结核分枝杆菌和与其密切相关的同类致病菌中。运用胶体金法分别检测结核组、非结核组、健康对照组血清 TB-SA 结核抗体,TB-SA 检测结核抗体的灵敏度为 72.2%,特异度为 95.8%,检测结核病患者阳性率(72.2%)明显高于涂片法(37.1%)和培养法(44.9%),差异具有统计学意义。该方法快速简便,不需要特殊设备,适用于各种医疗机构对结核病的辅助诊断。

4. 血小板衍生生长因子-BB(PDGF-BB)　赵琰枫等的研究结果显示结核病组血浆 PDGF-BB 水平显著高于健康对照组,结核病 EDTA 抗凝血浆(+)/涂片(+)组血浆 PDGF-BB 水平显著高于抗凝血浆(-)/涂片(-)测定值,也显著高于健康对照组。提示 PDGF-BB 水平与结核分枝杆菌感染及机体载菌量存在相关性,可能作为肺结核病患者临床辅助诊断的标志物之一,但是需要与其他细胞因子联合检测提高检测性能。

5. 结核分枝杆菌肝素结合血凝黏附素(heparin-binding hemagglutinin adhesion,HBHA)　采用 ELISA 方法检测血清中的抗 HBHA IgA、IgG 抗体,并以 ESAT-6、Ag85A 作为对照抗原,评估 rHBHA 在结核病血清学诊断中的价值,结果提示 rHBHA 抗原用于结核病的诊断效能较好,可以作为结核病血清学诊断的备选抗原之一。

6. 血清蛋白组学　周颖等利用蛋白组学方法发现和验证涂阴肺结核的候选血清标志物,采用 iTRAQ 标记结合 MALDI-TOF/MS 筛选 30 例健康对照者和 30 例涂阴肺结核患者血清的差异表达蛋白,通过生物信息学分析差异蛋白之间的相互作用,对差异蛋白 SHBG 进一步 ELISA 验证,显示涂阴肺结核血清 SHBG 蛋白浓度高于正常对照组和肺炎组,与蛋白组学筛选和鉴定的结果一致,其诊断涂阴肺结核的灵敏度和特异度分别是 87.14% 和 85.11%,提示 iTRAQ 标记结合 MALDI-TOF/MS 技术筛选和鉴定到的 12 种关键节点蛋白可能是涂阴肺结核病潜在标志物,SHBG 是值得进一步研究的肺结核候选血清标志物。

7. IP-10　结核病患儿 IP-10 表达明显高于健康儿童,但肺外结核组患儿 IP-10 mRNA 表达未见明显增高,提示结核病高发区 IP-10 检测可能用于诊断有卡介苗接种史的年幼儿童肺结核。另有研究提示高灵敏度和特异性的 MCP-1 可以作为诊断活动性肺结核和结核性胸膜炎的新型生物标志物。

8. 半胱氨酸蛋白酶抑制剂 C　叶迎宾等的研究显示血清中的半胱氨酸蛋白酶抑制剂 C 可以作为诊断结核性胸膜炎的指标应用于临床。

9. 血清 PCT　血清 PCT 对于肺结核病患在早期的诊断过程中具有良好的指导作用,同时对于判断治疗后患者的预后具有一定价值。

10. 血小板相关参数　结核活动期组 PLT、PCT、MPV 较急性肺炎组和健康组均有所增加,肺结核活动期组较非活动期组 PLT、PCT 均有显著增加,MPV 无显著变化。提示 PLT、PCT 和 MPV 可作为临床医生辅助诊断肺结核及判断肺结核是否处于活动期的参考指标。

11. 结核分枝杆菌融合蛋白　结核分枝杆菌融合蛋白 TB10.4-Hsp16.3 对诊断结核病有价值。能被结核病患者血清特异识别,其 ELISA 诊断结核病的灵敏度为 89.3%,特异度为 90.7%,阳性预测值为 90.9%,阴性预测值为 89.1%,诊断效率达 90.0%。

12. 缓激肽(bradykinin,BK)　早期抗结核治疗(诱导期)期间,血清 BK 水平从治疗前基线水平下降,并且在延长治疗(巩固期)和治疗完成后趋于保持低于基线水平。BK 水平与诱导期痰培养转化一致,表明反映良好治疗反应的结核分枝杆菌负荷减少。血清 BK 水平在诱导期间倾向于增加,并且在巩固和治疗后时间点减少,这可以指示从活动性疾病向慢性炎症转变为无疾病状态。患者治疗完成后升高的 BK 和 DABK 水平可能与随后的复发性结核病相关。表明成人结核病患者循环 BK 和 DABK 水平的变化可以用作肺和肺外结核病患者抗结核治疗早期和晚期的宿主反应的潜在替代标志物。

13．中性粒细胞表面 CD64 分子　　CD64 分子是识别免疫球蛋白，对 IgG 单体具有高亲和力的 IgG Fc 片段受体 I，存在于中性粒细胞表面。CD64 的表达水平受细胞因子的调控，当机体感染或内毒素入侵时，CD4$^+$ 细胞大量释放 INF-γ 和中性粒细胞集落刺激因子，激活中性粒细胞，其表面 CD64 表达迅速升高，可用于鉴别结核病。51 例肺结核组中阳性 47 例，敏感度为 92.1%（47/51），鉴别诊断非结核细菌感染的特异度为 91.7%（44/48）。同时行 IGRA 检测，比较发现，其检测结果与 IGRA 方法有较高的一致性。此研究为诊断结核病提供了一个新的标志物。

四、结核病分子生物学诊断

在结核病分子生物学诊断领域，2016 年我国大多数研究以应用性基础研究为主，主要集中在诊断技术的临床应用评价。目前病原菌的分子生物学诊断技术仍以 DNA 检测技术为主，包括：Xpert MTB/RIF 线性探针技术、恒温扩增技术、荧光实时定量 PCR 技术、基因芯片技术、全基因组测序、高分辨率熔解曲线、分子线性探针测定法等，均获得了推广与应用。国内宿主水平的分子生物学诊断研究以 microRNA 最受关注，多项研究发现了很多 microRNA 在结核分枝杆菌与宿主相互作用中特异表达并且发挥相关调节作用，可能成为结核病的诊断依据。

（一）结核分枝杆菌 DNA 检测

1．Xpert MTB/RIF 技术　　国内研究者对 Xpert MTB/RIF 技术在临床应用评价作出进一步的探索，主要体现在结核分枝杆菌的检测和利福平耐药性的判定两个方面。有多项研究分别以药敏试验比例法或液体药敏实验结果为"金标准"，对 Xpert MTB/RIF 技术结果进行评价，研究说明 Xpert MTB/RIF 技术能够快速、准确地在痰标本或纤维支气管镜灌洗液中检测结核分枝杆菌及其利福平耐药性，且敏感度高，对诊断肺结核有很好的应用价值。联合 MGIT 培养可进一步提高敏感性和特异性，并有助于鉴别 NTM 肺病。

Xpert MTB/RIF 技术诊断开展了多项研究，提高了肺外结核的诊断率。Xpert MTB/RIF 技术的敏感度和特异度分别为 80% 和 100%。检测包括淋巴结结核的穿刺物、脊柱结核的穿刺物，结核性胸膜炎的胸腔积液的阳性率均优于涂片法。Xpert MTB/RIF 技术在穿刺液、脓液、粪便及尿液标本中诊断敏感度、特异度均高，但在浆膜腔积液及脑脊液无优势。综上所述，研究表明 Xpert MTB/RIF 技术可以用作肺外结核诊断的快速初始检测，联合影像学诊断可提高诊断肺外结核的诊断效率和准确性，但在浆膜腔积液和结核性脑膜炎的诊断价值研究结论并不一致，有待进一步探讨。

2．恒温扩增检测技术　　环介导等温扩增（loop-mediated isothermal amplification，LAMP）是一种独特的 DNA 恒温扩增方式，通过仪器可肉眼观测结果，具有最低的实验室基础设施和生物安全要求。LAMP 检测的敏感度为 84.67%，特异度为 87.08%，阳性预测值为 89.58%，阴性预测值 81.25%，一致性为 85.71%。在干酪样痰标本中，LAMP 和传统检测方法的阳性检出率分别为 77.96% 和 77.42%，均高于痰的阳性率 38.46% 和 42.66%。以初诊肺结核可疑症状者作为研究对象，研究发现 LAMP 检测敏感度高于痰涂片镜检，但低于固体培养。研究表明 LAMP 对结核分枝杆菌的检出具有良好的敏感度、特异度和一致性。而且 LAMP 检测操作简单，在我国县（区）级结核病防治机构具有一定的应用前景。

用恒温扩增检测技术、直接涂片镜检法、Xpert MTB/RIF 检测法对患者的痰标本进行检测，痰涂片法、Xpert MTB/RIF 检测法和恒温扩增荧光检测法检测阳性率分别为 30.5%（25/82），41.5%（34/82），41.5（34/82）。恒温扩增荧光法与痰涂片法差异有统计学意义（$\chi^2=32.09$，$P<0.05$）。对恒温扩增荧光检测法与 Xpert MTB/RIF 检测法进行一致性分析，实际一致率为 $P_0=97.56\%$，理论一致率 $Pe=0.51$，Kappa 值为 0.95，具有最强一致性。结论：恒温扩增荧光检测法阳性检出率与 Xpert MTB/RIF 相当，同涂片检测法相比能提高结核病患者检出率，且恒温扩增荧光法检测速度快、成本低，具有良好的应用推广前景。

3．荧光定量聚合酶链式反应　　荧光定量聚合酶链式反应（fluorescence quantitative polymerase chain reaction，FQ-PCR）可对标本中起始 DNA 模板进行定量，提高检测敏感度，同时省去了电泳步骤，减少污染机会，特异性更好。

肺外结核患者关节腔穿刺液、胸腹腔穿刺液、浅表淋巴结穿刺液、尿液和脑脊液中结核的 FQ-PCR 检测阳性率分别为 41.18%、37.50%、50.00%、46.15% 和 35.8%。FQ-PCR 在骨关节结核石蜡包埋标本检测的敏感度明显高于抗酸染色法。

Abbott RealTime MTB assay 是一种新的实时定量 PCR 方法，此项技术的敏感度为 100.00%，特异度为 84.4%，与 Xpert MTB/RIF 技术的阳性检出率没有差异。

4．分子线性探针测定法 分子线性探针测定法即耐药结核分枝杆菌基因分型技术已得到了 WHO 的推荐。可以快速、准确诊断结核病，又可检测出常见耐药基因。

国内学者从循证医学角度评价了 MTBDR plus 的诊断价值。该技术检测异烟肼耐药性的总灵敏度 83%（95%CI：0.81～0.85），特异度 97%（95%CI：0.97～0.98）；检测利福平耐药的总灵敏度为 0.94（95%CI：0.93～0.96），特异度为 0.98（95%CI：0.97～0.98）；检测耐多药的总灵敏度为 0.82（95%CI：0.79～0.84），特异度为 0.99（95%CI：0.98～0.99）。还有多项类似的研究结果均显示为良好的敏感度和特异度。

5．基因芯片技术 基因芯片技术的基本原理是通过微阵列技术将多种 DNA 探针有序地、高密度地排列在玻璃片或纤维膜等载体上，然后与标记的样品杂交，通过检测每个探针分子的杂交信号强度进而获取样品分子的数量和序列信息。具有快速、准确、高通量、自动化程度高等优点。通过循证医学方法证实基因芯片技术检测异烟肼结核分枝杆菌有较好的诊断价值。

检测结果显示对利福平耐药性检测的符合率是 97.46%（敏感性 95.40%，特异性 95.40%），对异烟肼耐药性检测的符合率是 96.19%（敏感性 93.59%，特异性 93.59%）。基因芯片法和传统 DST 相比对利福平和异烟肼耐药性检测具有较好的一致性，但基因芯片更具快速、准确的特点，在多项类似研究也得到证实。

随着非结核分枝杆菌引起感染的报道日益增多，如何区别结核和非结核分枝杆菌成为摆在人们面前的一个难题。基因芯片技术可用于定性检测临床常见分枝杆菌的 17 个种或群，包括：结核分枝杆菌复合群、胞内分枝杆菌、鸟分枝杆菌、戈登分枝杆菌、堪萨斯分枝杆菌、偶然分枝杆菌等。

6．高分辨率熔解曲线 高分辨率熔解曲线（high resolution melting，HRM）是基于在 real-time PCR 中 DNA 解链时产生的荧光曲线的分析，可检测核酸序列中的突变。

将 HRM 与传统药敏试验进行对比，发现利福平和异烟肼的表型和基因型检测具有较高的一致性，分别为 99% 和 97%，应用荧光定量 PCR 探针熔解曲线法，能快速筛查结核分枝杆菌对一线抗结核药物的耐药情况。

Meltpro TB 技术是基于多色熔解曲线分析技术的检测方法。研究发现 Meltpro TB 实验检测出耐利福平结核杆菌的敏感度为 94.2%，检测出耐异烟肼结核杆菌的敏感度为 84.9%，检测出耐氧氟沙星结核杆菌的敏感度 83.3%，检测出耐阿米卡星的结核杆菌敏感度为 75%，检测出耐卡那霉素结核杆菌敏感度 63.5%。研究证实了 Meltpro TB 在检测出耐多药结核病以及超级耐多药结核病方面的良好性能，具有精度高、测试时间短、单价低的特点，可作为一种检测耐多药结核病和超级耐多药结核病的优良替代检测方法。

7．PCR 技术 这里的 PCR 技术是指除 Xpert MTB/RIF、LAMP-TB、线性探针和高分辨率熔解曲线技术之外的其他基于 PCR 技术基础之上的结核分枝杆菌基因组检测技术。目前应用于结核病临床检测及科研的 PCR 技术主要有以下几类：

（1）交叉引物扩增技术：交叉引物扩增技术（CPA）是一种将 PCR 技术的高敏感度、反向斑点杂交技术的高特异度和膜芯片技术的高通量 3 种优势有效结合起来的快速基因诊断手段。

（2）PCR- 反向点杂交技术：PCR- 反向点杂交技术可用于结核杆菌耐药基因检测，对早期临床用药具有指导作用，但限于检测基因的不足，使得诊断敏感度不高，因而后续还需要纳入更多突变基因来开展相关的试验研究。

（3）PCR 线性杂交酶显色法：PCR 线性杂交酶显色法建立的快速检测方法可在 12h 内对 RFP 和 INH 耐药基因突变的作出判断。

（4）微滴数字 PCR 技术：微滴数字 PCR 技术（droplet digital PCR，ddPCR）检测全血中结核分枝杆菌特异性 *CFP10* 基因的拷贝数含量研究发现：对于重组质粒的检测灵敏度，ddPCR 技术明显优于定量 PCR 技术。

（5）多重 PCR 技术：可快速检测常见 NTM 感染的具有高特异性及敏感度的多重 PCR 技术。

8. 全基因组测序　自从 20 世纪 70 年代 Sanger 发明了第一代测序以来，测序技术得到了极快的发展，但因其目前价格高、操作复杂等原因尚未能常规应用于临床，目前国内主要用于以下几个方面：

（1）分子流行病学研究：全基因组测序（whole genome sequencing，WGS）分析发现两个结核分枝杆菌基因簇。基于单核苷酸多态性（SNP）差异构建的传递链显示每个簇中的传播方向和耐药突变的积累过程。

（2）通过基因测序可以获得结核分枝杆菌的全基因组序列信息并进行菌种鉴定：基因分型研究证实了肺结核患者可以同时感染 2 株或 2 株以上的结核分枝杆菌。

（3）获得结核分枝杆菌的耐药突变信息。

（4）可帮助进行基因组的比对，耐药基因突变分析，临床结果研究论证等。

（二）结核分枝杆菌 RNA 检测

目前以结核分枝杆菌 RNA 为检测目标的主要是 RNA 恒温扩增实时检测法。与 MGIT960 培养法阳性率比较差异无统计学意义。应用 SAT-TB 检测的敏感度为 75.8%，特异度 100%，准确度达 80.2%。敏感度高于痰涂片（23.8%），但明显低于结核培养（89.0%）。各项提示 SAT-TB 检测阳性均提示活动性肺结核，尤其对于涂阴活动性肺结核有临床诊断价值。

五、结核病介入放射学诊断

介入放射学诊断是诊断结核病的重要手段。目前支气管镜检查、经皮肺穿刺活检术以及胸（腹）腔镜技术在结核病诊断的广泛应用，更好地满足了对疑难病例获取病理标本的临床需要，已成为结核病诊断中十分重要的手段。研究发现，支气管镜 BALF 行 Xpert MTB/RIF 检测在涂阴肺结核中的敏感度、特异度均较高，且检测快速并能判断是否利福平耐药，对涂阴肺结核的快速诊断及治疗具有较大的应用价值。电磁导航支气管镜的临床应用使得肺外周小结节的定位诊断出现了新的突破，值得进行临床推广。经支气管针吸活检术对于诊断结核性肺门、纵隔淋巴结炎具有重要价值。对虚拟导航联合支气管超声、支气管超声下经引导鞘管肺活检术联合虚拟导航支气管镜、C 型臂引导下气管镜检查、经皮肺穿刺活检术以及胸（腹）腔镜技术等在结核病诊断中的作用都进行了研究，并获得了较好的诊断效果。

（一）常规支气管镜获取标本进行相关检测可实现疾病的早期诊断

对接受诊断性抗结核治疗的"菌阴"肺结核患者，临床症状部分好转，仍不能排除肺部肿瘤者进行纤维支气管镜检查行组织活检、刷检、支气管肺泡灌洗液（bronchoalveolar lavage fluid，BALF）找癌细胞、BALF 涂片、BALF 结核菌培养、BALF 的 TB-DNA 等检查，结果多例患者病理为典型结核和肺癌并存；并且多例刷检证实肺癌，认为纤维支气管镜检查操作简单，镜下多种联合检测可提高"菌阴"肺结核合并肺癌的早期诊断率，避免漏诊及误诊。

高春景等报道了对所有观察的患者进行支气管镜检查进行刷检及收集 BALF，进行涂片镜检找抗酸杆菌、结核分枝杆菌培养及 Xpert MTB/RIF 检测，分别以 BALF 的罗氏培养结果及临床诊断标准作为肺结核诊断的阳性标准，计算 Xpert MTB/RIF 诊断涂阴肺结核的敏感度、特异度、阳性预测值及阴性预测值。结果以 BALF 培养阳性结果作为判断肺结核的阳性标准，BALF 行 Xpert MTB/RIF 检测对诊断涂阴肺结核的敏感度、特异度、阳性预测值及阴性预测值分别为 100%、97.4%、97.8%、

100%。以临床诊断标准为诊断肺结核的阳性标准，BALF 行 Xpert MTB/RIF 检测对诊断涂阴肺结核的敏感度、特异度、阳性预测值及阴性预测值分别为 81.9%、97.4%、98.3%、74.0%。以 DST 结果为"金标准"，Xpert MTB/RIF 检测利福平耐药的敏感度、特异度分别为 75.0%、96.0%。认为以 BALF 行 Xpert MTB/RIF 检测在涂阴肺结核中的敏感度、特异度均较高，且检测快速并能判断是否利福平耐药，对涂阴肺结核的快速诊断及治疗具有较大的应用价值。

支气管介入诊断技术是支气管结核最可靠和最准确的方法。支气管镜检查可直视气管、支气管内病灶情况，可确定支气管结核的有无，支气管结核的类型、部位、范围、严重程度，还可判断是否合并支气管狭窄以及狭窄的原因。目前大多数学者建议：对所有肺结核或可疑肺结核患者均应常规进行支气管镜检查，全部病例均在可疑部位活检、刷检并镜下吸痰或灌洗留取标本，进行组织学、细胞学和细菌学（结核杆菌）检查。

有报道活动性肺结核中大约有 54.3% 合并支气管结核，支气管镜检查在气管、支气管结核诊断和治疗中具有重要的临床价值。凡临床诊断肺结核，尤其是痰菌阳性，久治不愈者，合并肺不张者，不明原因长期干咳，肺部听诊有局限性哮鸣音者；临床上怀疑支气管结核患者，尤其是伴有刺激性干咳，影像学检查无明显结核病灶而痰菌阳性者，对原因不明的肺不张、阻塞性肺炎；对于病程较长的咳嗽，不明原因的呼吸困难；在诊断时均应积极行电子支气管镜检查，以早期诊断气管 - 支气管结核。

（二）支气管镜检测新技术

1. 电磁导航支气管镜 电磁导航支气管镜（electronic navigation bronchoscopy，ENB）的临床应用解决了外侧 1/3 肺野且小于 2cm 病灶定位的问题。利用 ENB 技术诊断肺外周小结节具有较高的阳性率，值得进行临床推广。

2. 经支气管镜针吸活检术 仅在肺门纵隔淋巴结肿大而无肺实质受累时，痰结核菌涂片和培养阳性率均极低，尽管通过纵隔镜（mediastinoscope，CM）或电视胸腔镜外科手术（video-assisted thoracic surgery，VATS）可明确肿大淋巴结性质，但此两项检查创伤大，技术要求高，费用高昂。经支气管镜针吸活检术（transbronchial needle aspiration，TBNA）是应用一种特制的穿刺针，通过支气管镜活检孔对气管、支气管腔外病变获取细胞或组织标本进行细胞病理学、组织学、细菌学诊断的一种新技术，是一项特异性很高、临床价值大的微创技术。作为一种简单、安全、可靠和可重复的方法，该技术目前正在国内大中型医院快速推广。TBNA 是一种诊断 TB 安全、高效的一线方法。细胞病理学检查联合结核分枝杆菌培养提高了 TBNA 的阳性率。

对于支气管周围的肺内肿块、肺门 / 纵隔病变，经皮肺穿刺风险大，而胸腔镜等检查创伤大，费用高，经支气管镜针吸活检术具有很大的优势，常规 TBNA（conventional-TBNA，c-TBNA）技术具有操作简单，实用，安全，无须添置专用设备，花费低等优势，在各级医院可广泛应用。经气管内超声引导下支气管镜针吸活检术（endobronchial ultrasound-guided transbronchial needle aspiration，EBUS-TBNA）能显示管腔外周围组织结构，有着更高的准确性和安全性，但 c-TBNA 有着更加简单、易学、设备简单、费用低以及可以穿刺支气管周围结节性病变等优势，仍具有 EBUS-TBNA 不可替代的地位。

3. 虚拟支气管镜导航（VBN）联合支气管超声 虚拟支气管镜导航联合支气管超声经引导鞘管肺活检术在肺外周结节诊断中有价值。虚拟支气管镜导航能引导操作者更快、更准确地到达目标病灶所在支气管，从而缩短检查时间、减少患者的痛苦，且无须使用 X 射线定位，因此将 VBN 技术联合 EBUS-GS-TBLB 应用于诊断肺实质病变是既高效而又安全的。

4. 支气管超声下，经引导鞘管肺活检术联合虚拟支气管镜导航 支气管超声下经引导鞘管肺活检术联合虚拟支气管导航镜可以克服普通可曲支气管镜盲检确诊率低、X 射线引导下经支气管活检不安全、经皮肺穿刺易发生气胸等并发症等的缺点，且操作并发症发生率低。认为虚拟支气管镜导航联合支气管超声经引导鞘管肺活检术对肺周围病变的诊断具有较高阳性率，值得临床推广。

5. C 型臂引导下支气管镜检查 C 型臂引导下支气管镜检查是一种放射定位技术，C 型臂可明显克服普通透视灵活性的不足，做到实时检测，精确定位，操作简单，为病灶的精确定位提供了良好的工具。C 型臂引导下气管镜检查可以确保气管镜检查部位的准确性，对不典型肺结核具有较高的诊断价值。

（三）经皮肺穿刺活检术

1. CT 引导下经皮肺穿刺活检　CT 引导下经皮肺穿刺活检作为一种微创、快速的诊断方法，可获得肺部病变的细胞学诊断，在肺部疾病诊断中体现出一定优势，其敏感性、特异性高，创伤小，并发症少，是诊断肺部疾病的有效手段。CT 引导下经皮肺穿刺活检术在肺周围结节的诊断中阳性率高，相对安全，具有较高临床诊断及应用价值。

2. ^{18}F- 氟代脱氧葡萄糖正电子发射计算机断层显像辅助 CT 引导经皮肺穿刺活检　^{18}F- 氟代脱氧葡萄糖正电子发射计算机断层显像（^{18}F FDG-PET）有形态学与代谢功能状态学图像结合互补的优点，以 PET/CT 图像中代谢活跃的病变作为活检靶区，可提高穿刺准确率。结合影像学特征及两组穿刺靶位病变大小进行分层分析提示严格掌握临床适应证，PET/CT 检查有助于提高穿刺的准确率。

（四）胸（腹）腔镜技术

引起胸腔积液的原因很多，部分胸腔积液患者常规检查不能确诊，而采用胸腔镜可以直接窥视病灶，窥视范围广，易操作，可以多部位、多点活检，明显提高诊断的准确率。内科胸腔镜操作简单、安全，并发症少，胸腔镜对于原因不明的胸腔积液患者是适用的诊断方法，可提高结核性胸膜炎的诊断准确性，减少漏诊及误诊。内科胸腔镜检查对于老年包裹性胸腔积液患者诊断具有简单易行、微创、安全、高效、并发症发生率低、诊断效能高的特点。腹腔镜探查活检术对腹腔结核的诊断与鉴别诊断有价值，腹腔镜检查可以更好地进行鉴别诊断，从而达到确诊的目的，减少腹腔结核的误诊率，腹腔镜探查术对诊断与鉴别诊断腹腔结核是一种安全、高效、确诊率高的诊断方法。

六、结核病病理学诊断

病理学诊断是确诊结核病的重要途径，可以有效避免结核病与其他疾病的误诊。目前在国内结核病的病理学诊断主要依靠传统病理学，但在诊断结核病中并非"金标准"，目前病理科面临的是各种内镜活检、穿刺活检和细针吸取的小活检标本，缺少了手术切除标本的大体观察。因此病理医生在诊断中尤其要谨慎，可防止漏诊和误诊。肺部结核病的诊断，除了病理组织学观察，还需要依靠病原学及分子病理等新技术手段才能作出明确诊断。分子病理检测技术，如 Abbott RealTime MTB assay、荧光定量 PCR 技术等用于病理样本诊断，不仅可以显著提高检测阳性率，还可以帮助确诊结核病。

结核病常见的组织学改变为坏死性肉芽肿，但也可以表现为非坏死性肉芽肿。典型的镜下改变是可见结核结节（tubercle），典型的结核结节中心为干酪样坏死，周边可见类上皮细胞和 / 或朗汉斯巨细胞，外周有纤维结缔组织和慢性炎性细胞浸润。有时亦可见缺少肉芽肿病变的干酪样坏死结节。需要注意的是：结核病的大体观察和组织学变化虽然具有一定的特征，但上述病理改变也可出现在其他感染及非感染性肉芽肿病变中。因此，仅靠大体和 HE 染色尚不能确诊为结核病，须通过其他方法查找到结核病原学依据方可确诊，如文末彩图 4-1 所示。建议结核病的病理学诊断标准及流程为：①明确结核病诊断：当病变组织学形态符合结核病病理改变特征，且具有结核病病原学证据，可作明确诊断；②提示性诊断：病变形态具备结核病病理改变特征，但没有结核病病原学证据，不能排除结核病可能性的可做提示性诊断，如"符合结核""提示结核""结核不除外""疑为结核"等。

病理学在疑难性疾病的鉴别诊断中非常重要，往往起到"一锤定音"的作用。结核病在病理上需要与以下多种疾病进行鉴别诊断。

（一）结节病

结节病（sarcoidosis）病因和发病机制不明，组织病理学上表现为非坏死性肉芽肿。由于其病变与结核病类似但治疗原则截然不同，故与结核病的鉴别非常重要。结节病可累及全身多个系统，以肺和肺门淋巴结受累最为常见。临床上一般无发热,可出现刺激性咳嗽等,影像学常见肺门淋巴结对称性增大。具有辅助诊断结节病的有效单项指标是:血清血管紧张素转化酶(ACE)增高和支气管灌洗液(BALF)T 淋巴细胞亚群 $CD4^+/CD8^+ > 3.5$,两者联合应用诊断结节病可提高诊断率和预测价值。结核菌素试验常为阴性或弱阳性。此外,结节病病理所见为非坏死性肉芽肿,与增殖性结核病所表现的肉芽肿类似,但具有以下特点:结节的大小较一致,界线清楚,多沿支气管血管束分布,结节中心无坏死,多核巨细胞内有时可见包涵体[星形体、舒曼(Schaumann)小体];抗酸染色及结核分枝杆菌 DNA 均为阴性。

(二)非结核分枝杆菌感染

非结核分枝杆菌感染病变与结核病类似,病理上很难鉴别。鉴别主要依据分枝杆菌培养、基因检测等。目前临床实验室检测的 γ 干扰素释放试验是一种结核病免疫学检查指标,与传统 PPD 试验相比,可以不受卡介苗接种的影响,较少受非结核分枝杆菌感染的影响;γ 干扰素释放试验(IGRAs)可以判断结核分枝杆菌感染,但其缺点是仍然不能区别结核分枝杆菌潜伏感染和活动性结核病。

(三)真菌病

真菌病(fungal disease)是由真菌感染引起的疾病,一般肺部常见的真菌病有曲菌病、隐球菌病、毛霉菌病和酵母菌病等。病理改变主要为急慢性炎,并可出现坏死或非坏死性肉芽肿性改变,易误诊为结核病。主要鉴别点为在病变区内通过特殊染色可找到相应的致病菌,即可明确诊断。常用的染色方法为六胺银和 PAS 染色,六胺银染真菌菌丝为棕黑色,PAS 染真菌菌丝为红色。

(四)肉芽肿性多血管炎

肉芽肿性多血管炎(granulomatosis with polyangiitis,GPA)又称韦格纳肉芽肿病(Wegener granulomatosis,WG),是一种全身系统性疾病,常累及肺、上呼吸道和肾脏。临床多表现为发热、体重下降、咳嗽、胸痛和咯血。一般为双肺多发结节,界线较清。患者血清抗中性粒细胞胞质抗体(ANCA),特别是 C-ANCA 常阳性。支气管镜活检和细针穿刺活检常因组织少而不能明确诊断,多采用开胸或胸腔镜取较大组织活检。GPA 组织学改变以坏死性肉芽肿性炎伴血管炎为其特征。抗酸染色、PAS 染色阴性,可以与结核及真菌病相鉴别。

(五)异物肉芽肿

异物肉芽肿由异物引起的肉芽肿,常见的异物有手术缝线、石棉、滑石粉、木刺及其他异物。吸入性肺炎形成的肉芽肿也是异物肉芽肿。典型的异物肉芽肿由巨噬细胞及异物巨细胞构成,异物巨细胞细胞质内可见有吞噬的异物,异物巨细胞细胞核多在细胞中心排列,呈簇状,与结核肉芽肿中的朗汉斯巨细胞有所不同。

(六)肺癌

结核病有时需与肺癌鉴别,特别是在手术中冷冻切片诊断时更需仔细鉴别。当肉芽肿性病变缺少多核巨细胞,且细胞丰富、增生活跃时应与肺癌进行鉴别。寻找是否存在浸润性生长对鉴别诊断有所帮助。

(七)淋巴造血组织肿瘤

结核病还需与霍奇金淋巴瘤及淋巴瘤样肉芽肿鉴别,当肿瘤组织内出现肉芽肿性病变和/或坏死、瘤细胞稀少时,容易误诊为结核病。

第三节　实验室与其他检查指标与评估

一、实验室与其他检查指标对肺结核的筛选原则

实验室检查指标应快速、准确、高效反应患者病情。在患者发病初期即可早期诊断,以方便医生对患者病情诊断及用药。实验室检查指标对肺结核的筛选原则见表 4-1。

表 4-1　实验室检查指标对肺结核的筛选原则

诊断方法	筛选原则
痰结核菌检查	体检人群筛查,确诊疾病后病情随访,评价药物疗效
胸部 X 射线	体检人群筛查,判断疾病进展,是否处于活动期
分子诊断检查	疾病确诊证据,病情随访
PPD 试验	儿童结核病有诊断意义
纤维支气管镜	肺结核与中心型肺癌、支气管腺瘤鉴别
血清学及免疫学检查	辅助诊断价值,疗效判定
活体组织学检查	疾病确诊依据

二、实验室与其他检查指标在肺结核中的应用

(一)痰结核菌检查

虽具确诊意义,但其检出率较低,仅为 30%～50%。病变广泛、有空洞者阳性率较高,而且痰涂片抗酸杆菌阳性需注意除外非结核分枝杆菌的可能。在结核病高发国家,痰涂片检查抗酸杆菌阳性对肺结核诊断的特异性可达 95%。但在 AIDS 高发国家与地区,痰涂片阳性对肺结核诊断的特异性则降至 50%。

(二)胸部 X 射线检查

胸部 X 射线检查较易发现肺部异常阴影以及确定病变部位,但缺乏特异性,常需根据病变部位、病变性质,结合临床进行分析,还需注意与其他肺部疾病鉴别。继发性肺结核病变好发于上叶尖后段,有其一定的特征:Poppius 曾统计 500 例空洞性肺结核,84.5% 空洞位于上叶尖后段。Adler 报告423 例中 85.1% 位于上叶尖后段,其次则为下叶背段(9.5%)。老年人、并发 AIDS 或糖尿病者下叶肺结核发生频率可达 46%,更易被误诊。此外,急性粟粒性肺结核早期、肺门纵隔淋巴结较小(<1～2cm)以及隐蔽区病变(肺尖、近胸膜缘、心影后、奇静脉食管隐窝、后肋膈角、胸腔积液掩盖区)胸片常难以发现与辨认,胸部断层摄影或 CT 检查有助于病变的发现与识别。

(三)分子生物学技术

随着分子生物学技术的迅猛发展,结核病诊断以及研究方法也取得显著的进步,其中 PCR 技术研究最多,即以体外扩增技术检测标本中结核菌特异性的 DNA 片段,理论上说,数小时内 DNA 片段的拷贝数就可扩增至 10^5～10^6 倍以上,应是快速、敏感、特异的检测方法,但经临床广泛的研究,仍存在假阴性和假阳性问题,引起临床上对 PCR 应用价值的困惑,为此不少学者作了多方面的探索,包括引物设计、扩增仪的选择等,以期提高其诊断价值。

(四)结核菌素试验

对儿童结核病有一定的诊断意义,但对成人结核病则意义不大,因我国是结核病高疫情国家,城市成人结核病感染率可达 80%,而且我国又是新生儿 BCG 普种的国家。PPD5u 皮内注射后 48～72h局部出现红润、硬结,硬结直径≥5mm 者为阳性(+)(在美国等一些国家,非结核分枝杆菌感染率较高的地区硬结直径≥10mm 者为阳性)、硬结直径≥20mm 者或局部有水疱、坏死或淋巴管炎者则为强阳性(+++,++++),提示机体对结核菌抗原处于超敏状态,如同时伴有低热、消瘦、关节痛、红细胞沉降率增快等表现者对诊断有一定的提示作用,应进一步全面检查。此外,结核菌素试验阴性除了表明未曾感染过结核菌外,还可能处于结核感染早期(4～8 周内)或血行播散性肺结核等重症结核病患者或 HIV(+)/AIDS 患者或恶性肿瘤患者或免疫抑制剂使用者以及老年人、营养不良者。有报告:0.4%～20% 活动性结核病患者可呈假阴性反应,推崇二步法,即皮试阴性者可于初次注射 1 周后进行复试,如感染过结核菌则由于复强现象(booster phenomenon)可呈阳性反应,但 PPD 所含多种抗原

成分多数与其他分枝杆菌有交叉，因此特异性较差，难以与其他分枝杆菌感染鉴别，难以区别自然感染与 BCG 接种后反应。近来有学者制备了基因重组结核杆菌蛋白皮肤抗原（D-PPD），据报告是一种结核分枝杆菌复合群特异性抗原，感染结核杆菌的豚鼠对 D-PPD 可产生 100% 迟发超敏反应，而其他 9 种分枝杆菌感染的豚鼠均为阴性。也有学者曾报告分枝杆菌抗原 MPB-64 的皮肤斑片试验显示对肺结核诊断的高敏感性和高特异性（98.1% 及 100%）。

（五）纤维支气管镜检查

纤维支气管镜检查对支气管结核、淋巴结支气管瘘的诊断也是不可缺少的，对肺不张的病因、咯血的来源也具有重要意义，也是肺结核与中心型肺癌、支气管腺瘤鉴别的必须检查，还可通过纤维支气管镜吸取分泌物、支气管肺泡灌洗、刷检、活检进行细菌学、细胞学、病理组织学、免疫学及生化学检查。"菌阴"肺结核常可通过上述所获材料提高结核菌的检出率。

（六）血清学检查及免疫学诊断

研究较多的是检测各种抗体，尤其是 IgG 抗体。常用的抗原有 PPD、38kD 蛋白、脂阿拉伯甘露聚糖（lipoarabinomannan，LAM）和 A60 抗原。为提高其诊断价值，目前不少学者主张采用鸡尾酒抗原（cocktail antigens），即联合采用数种特异性包被抗原，以期提高敏感性和特异性。研究的重点是对"菌阴"肺结核、肺外结核等的辅助诊断价值。近年来，不少学者对结核病患者进行细胞免疫方面的观察及相关细胞因子的测定以期为诊断提供有参考意义的信息，但细胞因子的多源性、多功能性及交叉性难以对细胞因子的变化提供有诊断意义的指标。近年来不少学者在培养患者外周血单个核细胞（peripheral blood mononuclear cell，PBMC）过程中加入 PPD 或早期分泌抗原 6（early secretory antigen-6，ESAT-6）或培养滤液蛋白 10（culture filtrate protein 10，CFP-10）共同孵育，然后检测培养上清液中 IFN-γ 水平乃至 IFN-γ 分泌细胞计数，发现活动性结核病患者 IFN-γ 及 IFN-γ 分泌细胞数明显高于对照组，结果提示对诊断有一定意义。

（七）活体组织检查

对诊断不明的患者，必要时可采用活体组织检查，可进行浅表淋巴结、经皮、经纤维支气管镜的肺活检，乃至开胸肺活检。除了病理组织学检查外，组织切片的抗酸杆菌检查也十分重要，但欠敏感，免疫组化法以及核酸探针原位杂交技术可能有其发展的前景。

第四节　实验室检查指标的临床应用（案例分析）

【病史摘要】　患者，男，57 岁，汉族。

主诉：鼻塞、流涕 20d，伴发热 10d 收住院。

现病史：患者于 20d 前受凉后出现鼻塞、流涕，为黄脓涕，无发热、咳嗽、咳痰。胸部 X 射线检查示右肺中外野片状高密度影，诊断为"肺炎"，给予左氧氟沙星（400mg/d）静脉滴注 5d，症状无明显好转。10d 前患者出现午后及夜间发热，体温波动于 37.3～37.8℃。血常规正常，胸部 CT 示双肺多发大小不等高密度影，考虑"双肺炎性病变可能"入院。

既往史：2011 年 3 月低热、盗汗，发现双肺结节，在 ×× 肿瘤医院行 CT 引导下经皮肺穿刺活检，病理报告：坏死性肉芽肿性炎伴部分干酪性坏死，诊断"肺结核"，规律抗结核治疗 1 年，痊愈。2013 年 8 月复查胸部 X 射线检查发现病变进展，再次规律抗结核治疗 1 年后痊愈。

体格检查：T 37.5℃，R 23 次 /min，BP 120/75mmHg。发育正常，营养中等，神志清楚，消瘦，自动体位，体格检查合作。全身皮肤正常，未见出血点。腹部略膨隆，未见腹壁静脉曲张，无胃肠型、蠕动波，全腹软，无压痛、反跳痛及肌紧张，无包块，肝脏肋下、剑下未触及，脾肋下约 1cm，质中，缘钝，无触痛，墨菲征（-），肺肝浊音界于右锁骨中线第 5 肋间，肝区、双肾区无叩击痛，移动性浊音（-），肠鸣音 4 次 /min，无其他异常发现。

实验室检查：血常规正常，ESR 为 45mm/h，C 反应蛋白为 24.75mg/L。痰涂片：G^+(++)，痰抗酸染色涂片阴性，结核抗体阴性，TB-SPOT 阴性，感染相关检查均为阴性，血清肿瘤标志物检测正常，免疫相关检查阴性。经皮肺穿刺病理报告为纤维结缔组织呈坏死性肉芽肿性炎，未见肿瘤性病变，抗酸染色找到 1 个可疑抗酸杆菌，PCR 检测结果阴性，转当地胸科医院确诊肺结核。

【问题 1】 患者病史特点是什么？体格检查的主要发现是什么？根据患者情况，临床初步诊断是什么？

思路 1：病史特点：患者共有 3 次出现肺内病变，每次肺内病变团块均为多发，前 2 次均经过规律抗结核治疗，病变完全吸收。

思路 2：实验室检查主要发现：T 37.5℃，ESR 为 45mm/h，C 反应蛋白为 24.75mg/L。痰涂片：G^+(++)，痰抗酸染色涂片阴性，结核抗体阴性，TB-SPOT 阴性，感染相关检查均为阴性。经皮肺穿刺病理报告为纤维结缔组织呈坏死性肉芽肿性炎，抗酸染色找到 1 个可疑抗酸杆菌，PCR 检测结果阴性。

思路 3：根据患者的病史和经皮肺穿刺病理结果，可以初步怀疑患者为肺结核。

【问题 2】 病理检查抗酸染色仅找到 1 个抗酸杆菌，能否诊断结核？

思路 1：该病例诊断相对困难，影像表现为双肺多发团块，空洞等结核征象不典型，建议行增强 CT 检查，如果病变不强化，再结合临床表现，可以诊断肺结核。如果病变强化，肺结核需要进一步除外，单从影像表现该患者诊断困难。

思路 2：病变反复出现与前一次类似，考虑是一种疾病的可能性极大，该患者胸部 CT 表现为多叶、多段多形态改变，符合肺结核影像特征，结合病理表现为肉芽肿伴坏死，组织中抗酸染色阳性的意义很大，需要除外污染可能，认为可以诊断结核。

思路 3：首先，该患者影像学表现有一些肺结核的特征，应行胸部增强 CT 检查，如果病变无明显强化，进一步支持肺结核诊断；其次，该患者 T-SPOT 阴性不能完全除外肺结核的诊断，有报道 T-SPOT 敏感度为 62%～95%；最后，该患者组织标本中找到 1 个抗酸杆菌意义较大，肉芽肿性病变中的结核菌的数量远比痰标本中结核菌的数量少，同时获取的组织标本体积有限，抗酸染色阳性支持诊断。因此，该患者肺结核诊断可以成立。

【问题 3】 该例结核病变是否为活动性，其影像学判定标准是什么？

思路 1：临床症状的有无，如发热，尤其是午后低热、乏力、盗汗等全身症状以及咳嗽、咳痰、咯血、胸痛及呼吸困难等呼吸道症状。

思路 2：结核活动性判断有时非常困难，从胸部影像学角度，国内外文献判断结核病变活动性主要集中于 3 点：

（1）渗出性病灶。

（2）是否伴有空洞形成。

（3）播散性病变的影像存在，如"树芽征"等。该例肺部影像显示斑片结节阴影，虽无空洞形成，但仍属于活动性肺结核。

思路 3：细菌学证据：痰菌是否阳性，核酸扩增是否阳性等。该患者组织标本中找到 1 个抗酸杆菌意义很大。

本 章 小 结

结核病是一个全身性疾病，可侵犯全身各脏器，肺结核是其最主要类型，而且是最重要的传染源，经呼吸道传染是最主要的传播途径。因此痰结核菌阳性，尤其是痰涂片阳性的肺结核患者是结核病控制的主要对象。结核病的实验室检查指标主要包括涂片镜检、培养等。结核病影像学诊断主要包括 X 射线、CT、PET/CT 等。结核病免疫学诊断主要包括 γ 干扰素释放试验、早期分泌抗原 6、细胞因子、结核分枝杆菌蛋白抗原、血小板衍生生长因子（platelet-derived growth factor，PDGF）、结核分枝杆菌肝素结合血凝黏附素、血清蛋白组学等。结核病分子生物学诊断主要包括 Xpert MTB/RIF 线性探针技术、恒温扩增技术、荧光实时定量 PCR 技术、基因芯片技术、全基因组测序、高分辨率熔解曲线等。结核病的检测方法众多且各有所长，因此有效的结合各种检测手段综合分析十分重要。

（李庆昌）

第五章

气道性疾病

气道性疾病是呼吸系统疾病最常见的病种之一，主要包括支气管哮喘、支气管扩张和慢性阻塞性肺疾病，支气管淀粉样变比较少见。由于空气污染、吸烟、人群结构的老龄化等多种因素，气道性疾病的流行病学和疾病谱分布正在发生改变：支气管哮喘患病率出现明显增高的趋势；慢性阻塞性肺疾病患病率居高不下（40岁以上人群中超过8%）；近年来随着急、慢性呼吸道感染的恰当治疗，支气管扩张的发病率有减少趋势。

第一节　支气管哮喘

一、疾病概述

（一）定义

支气管哮喘（bronchial asthma）简称哮喘，是由多种细胞以及细胞组分参与的气道慢性炎症性疾病，包括炎性细胞如嗜酸性粒细胞、肥大细胞、T淋巴细胞、中性粒细胞和气道的结构细胞，如平滑肌细胞、气道上皮细胞等。这种慢性炎症可导致气道高反应性（airway hyperresponsiveness，AHR），通常表现为可逆性的气流受限，并引起反复发作性的喘息、气急、胸闷或咳嗽等症状，常在夜间和/或清晨发作、加剧，多数患者可自行缓解或经治疗缓解。若哮喘反复发作，随病程的延长可产生一系列气道结构的改变，称为气道重塑（airway remodeling）。气道重塑使患者出现不可逆或部分不可逆的气流受限，以及持续存在的气道高反应性，降低对吸入激素治疗的敏感性。

（二）病因

哮喘的病因还不十分清楚，患者个体过敏体质及外界环境的影响是发病的危险因素。哮喘与多基因遗传有关，同时受遗传因素和环境因素的双重影响。

1. 遗传因素　哮喘是一种复杂的，具有多基因遗传倾向的疾病。哮喘遗传协作研究组（CSGA）将哮喘遗传易感基因分为三类：①决定变态性疾病易感性的 HLA-II类分子基因遗传多态性（如 *6p21-23*）；②T细胞受体（TCR）高度多样性与特异性 IgE（如 *14q11.2*）；③决定 IgE 调节及哮喘特征性气道炎症发生发展的细胞因子基因及药物相关基因（如 *11q13, 5q31-33*）。

2. 环境因素　主要包括变应原性和非变应原性因素，其中吸入性变应原是哮喘最重要的激发因素，而其他一些非变应原性因素也可以促进哮喘的发生。

（1）变应原性因素：变应原性因素包括室内变应原、室外变应原、食物、药物、职业性变应原等。尘螨是最常见的室内变应原，家养宠物如猫、狗、鸟等也是室内变应原的重要来源。其他室内变应原还包括蟑螂和真菌。

花粉和草粉是最常见的引起哮喘发作的室外变应原，其对哮喘的影响随气候和地域条件变化。食物如鱼、虾、蟹、蛋类、牛奶等均是常见的变应原，食物中的添加剂如防腐剂、染色剂也可以引起哮喘急性发作。

某些药物如阿司匹林和一些非糖皮质激素类抗炎药是药物所致哮喘的主要变应原，普萘洛尔（心得安)、抗生素(青霉素、头孢霉素)、水杨酸酯等也可以引起哮喘发作。

职业性哮喘的常见的变应原有油漆、谷物粉、面粉、木材、饲料、茶、咖啡豆、家蚕、鸽子、蘑菇、异氰酸盐、邻苯二甲酸、松香、活性染料、过硫酸盐、乙二胺等。

(2)非变应原性因素:空气污染(SO_2、NOx)、煤气、油烟、杀虫喷雾剂、蚊香以及职业中接触的氨气等。香烟烟雾是一种重要的哮喘促发因子。呼吸道病毒感染与哮喘急性发作也有密切关系,呼吸道感染常见病毒有呼吸道合胞病毒(RSV)、腺病毒、鼻病毒、流感病毒、副流感病毒、冠状病毒,以及某些肠道病毒。

其他非变应原因素还包括月经、妊娠、精神和心理因素、运动、微量元素缺乏、肥胖等。

(三)发病机制

哮喘的发病机制非常复杂,主要包括气道炎症机制、免疫与变态反应机制、气道神经调节机制以及遗传机制等。T细胞介导的免疫调节的失衡与慢性气道炎症的发生是最重要的哮喘发生机制。气道重塑与慢性炎症和上皮损伤修复相关,气道慢性炎症与气道重塑共同导致气道高反应性的发生。

(四)临床症状

典型的哮喘表现为发作性的咳嗽、胸闷和呼气性呼吸困难。部分患者咳痰,多在发作趋于缓解时出现痰多,如无合并感染,常为白黏痰。轻者仅感呼吸不畅,或胸部紧迫感。重者则可感到极度呼吸困难,被迫采取坐位或呈端坐呼吸,甚至出现发绀等。哮喘症状可在数分钟内发作,经数小时至数天,用支气管舒张药后缓解或自行缓解,也有少部分不缓解而呈持续状态。在夜间及凌晨发作和加重常是哮喘的特征之一。不少患者发作有一定季节性,也有部分女性患者在月经前或其间哮喘发作或加重。

哮喘的发病特征:①发作性:当遇到诱发因素时呈发作性加重。②时间节律性:常在夜间及凌晨发作或加重。③季节性:常在春夏交接时、秋冬季节发作或加重。④可逆性:平喘药通常能够缓解症状,可有明显的缓解期。认识这些特征,有利于哮喘的诊断与鉴别。

此外,临床上还存在部分非典型表现的哮喘。如咳嗽变异性哮喘(cough variant asthma,CVA)、运动性哮喘、脆性哮喘、胸闷变异性哮喘(chest tightness variant asthma,CTVA)等。

(五)体征

发作期胸廓膨隆,叩诊呈过清音,多数有广泛的呼气相为主的哮鸣音,呼气延长。严重哮喘发作时常有端坐呼吸、呼吸费力、大汗淋漓、发绀、胸腹反常运动、心率增快、奇脉等体征。缓解期可无异常体征。

典型的体征是呼气相哮鸣音,这是判断哮喘处于发作期还是缓解期的重要指标。但不能靠哮鸣音的强弱和范围来作为估计哮喘急性发作严重度的依据。当气道极度收缩加上黏液栓阻塞时,气流反而减弱,这时哮鸣音减弱,甚至完全消失,表现为"沉默肺",这是病情危重的表现。哮喘发作时还可以有肺过度充气体征,如桶状胸,叩诊过清音,呼吸音减弱等,呼吸辅助肌和胸锁乳突肌收缩增强,严重时可有发绀、颈静脉怒张、奇脉、胸腹反常运动等。

二、诊断与鉴别诊断

(一)诊断标准

中华医学会呼吸病学分会哮喘学组于2003制订的《支气管哮喘防治指南(支气管哮喘的定义、诊断、治疗及教育和管理方案)》中,哮喘病的诊断标准:

1.反复发作喘息、气急、胸闷或咳嗽,多与接触变应原、冷空气、物理、化学性刺激、病毒性上呼吸道感染、运动等有关。

2.发作时在双肺可闻及散在或弥漫性、以呼气相为主的哮鸣音,呼气相延长。

3.上述症状可经治疗缓解或自行缓解。

4.除外其他疾病所引起的喘息、气急、胸闷和咳嗽。

5.临床表现不典型者（如无明显喘息或体征），应至少具备以下一项试验阳性：①支气管激发试验或运动试验阳性；②支气管舒张试验阳性[FEV$_1$增加≥15%，且FEV$_1$增加绝对值≥200ml；③最大呼气流量（maximal expiratory flow，MEF）昼夜（或2周）变异率≥20%]。

符合以上1～4或4、5者，可以诊断为支气管哮喘。

（二）诊断流程

支气管哮喘诊断流程见图5-1。

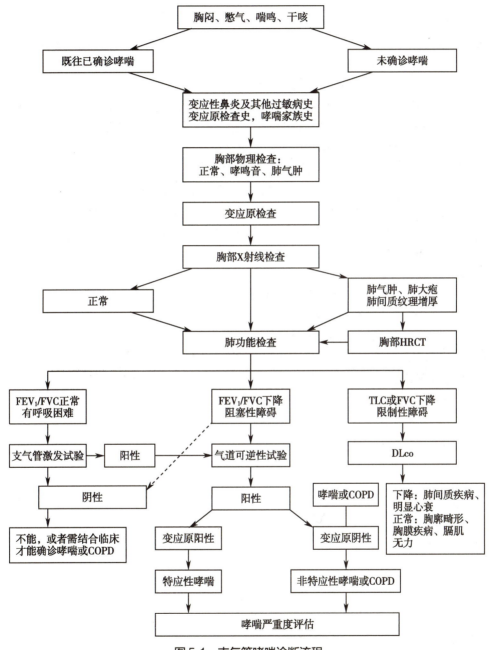

图5-1　支气管哮喘诊断流程

（三）鉴别诊断

1.左心衰竭引起的喘息样呼吸困难　曾称心源性哮喘，发作时的症状与哮喘相似，但其发病机制与病变本质与支气管哮喘截然不同，为避免混淆，目前已不再使用"心源性哮喘"一词。患者多有高血压、冠状动脉粥样硬化性心脏病、风湿性心脏病和二尖瓣狭窄等病史和体征。阵发性咳嗽，常咳出粉红色泡沫痰，两肺可闻及广泛的湿啰音和哮鸣音，左心界扩大，心率增快，心尖部可闻及奔马律。病情许可做胸部 X 射线检查时，可见心脏增大，肺淤血征，有助于鉴别，若难以鉴别，可雾化吸入 β_2 肾上腺素受体激动剂或静脉滴注氨茶碱缓解症状后，进一步检查。

2．慢性阻塞性肺疾病　多见于中老年人，有慢性咳嗽史，喘息长期存在，有加重期。患者多有长期吸烟或接触有害气体的病史，有肺气肿体征，两肺或可闻及湿啰音，但临床上严格将慢性阻塞性肺疾病（COPD）和哮喘区分有时十分困难，肺功能检查及支气管激发试验或舒张试验有助于鉴别，COPD 也可与哮喘合并同时存在。

3 上气道阻塞　可见于中央型支气管肺癌、气管 - 支气管结核、复发性多软骨炎等气道疾病或异物气管吸入，导致支气管狭窄或伴发感染时，可出现喘鸣或类似哮喘样呼吸困难，肺部可闻及哮鸣音，但根据临床病史，特别是出现吸气性呼吸困难，以及痰液细胞学或细菌学检查，胸部 X 射线摄片、CT 或 MRI 检查或支气管镜检查等，常可明确诊断。

4．变态反应性肺浸润　见于热带嗜酸性粒细胞增多症、肺嗜酸性粒细胞浸润症、多源性变态反应性肺泡炎等。致病原为寄生虫、原虫、花粉、化学药品、职业粉尘等，多有接触史。胸部 X 射线检查可见弥漫性肺间质病变呈斑片状浸润，血嗜酸性粒细胞显著增高，有助于鉴别。

5．变态反应性支气管肺曲霉病　变应性支气管肺曲霉病（allergic bronchopulmonary aspergillosis，ABPA）常以反复哮喘发作为特征，伴咳嗽、咳痰，痰多为黏液脓性，有时伴血丝，可分离出棕黄色痰栓，常有低热，肺部可闻及哮鸣音或干啰音，X 射线检查可见浸润性阴影，段性肺不张，牙膏征或指套征（支气管黏液栓塞），周围血嗜酸性粒细胞明显增高，曲霉变应原皮肤点刺可出现双向皮肤反应（即刻及迟发型），血清 IgE 水平通常比正常人高 2 倍以上。

6．胃食管反流　在食管贲门失弛缓症、贲门痉挛等疾病中，常出现胃或十二指肠内容物通过食管下端括约肌反流入食管的现象，反流物多呈酸性。只要有少量被吸入气管，即可刺激上气道感受器通过迷走神经反射性地引起支气管痉挛，而出现咳嗽和喘鸣。有报道认为在严重哮喘患者中，其胃食管反流（gastroesophageal reflux，GRE）的发生率可接近 50%，说明 GRE 至少是使哮喘患者不断发作、症状难以控制的重要诱因，对 GRE 进行针对性治疗，可明显改善哮喘症状。

7．上气道咳嗽综合征　常见于慢性鼻窦炎，其分泌物常在患者平卧时通过后鼻道进入气管，可引起类似哮喘的咳嗽和喘鸣症状，同时也是部分哮喘患者反复发作及治疗不佳的重要因素。

8．肺栓塞　肺栓塞是指各种栓子堵塞肺动脉系统而致血流不通的一组疾病，主要症状表现为胸闷、憋气、呼吸困难，有时易与哮喘混淆，但肺栓塞患者一般肺部听不到哮鸣音，平喘药治疗无效，血气分析显示明显的低氧血症。进一步的确诊需借助核素肺通气 / 灌注扫描、肺动脉造影、肺部螺旋CT 及 MRI 检查等。

9．高通气综合征　这是一组由于通气过度，超过生理代谢所需而引起的病症，通常可由焦虑和某种应激反应所引起。过度通气的结果是呼吸性碱中毒，从而表现呼吸深或快、呼吸困难、气短、胸闷、憋气、心悸、头昏、视物模糊、手指麻木等症状。严重者可出现手指，甚至上肢强直、口周麻木发紧、晕厥、精神紧张、焦虑、恐惧等症状，这组综合征不同于哮喘，它不由器质性疾病所引起。因此，各项功能检查一般都正常，无变应原诱发因素，肺部听诊无哮鸣音，支气管激发试验（醋甲胆碱或组胺吸入）阴性，过度通气激发试验有助于本病诊断。

三、实验室与其他检查指标与评估

诊断支气管哮喘主要依据临床症状、体征和肺功能检查。嗜酸性粒细胞直接计数可协助诊断，如需寻找变应原，可检测血清总免疫球蛋白 E（IgE），IgE 增高者可进一步检测特异性免疫球蛋白 E（sIgE）。血气分析是评价哮喘严重程度的指标之一，当患者出现呼吸困难明显、大汗淋漓、"静默胸"、点头样呼吸、口唇发绀、神志不清等情况时，应立即行血气分析。如怀疑合并感染，则应行血常规、白细胞分类检查。如患者咳嗽咳痰增多，痰色转为黄绿色，应尽早行痰培养和药物敏感试验。

（一）呼吸功能检查

1. 通气功能检测 在哮喘发作时呈阻塞性通气功能改变，呼气流速指标均显著下降，第1秒用力呼气容积（forced expiratory volume in one second，FEV_1）、第一秒用力呼气量占用力肺活量百分率以及最大呼气流量（maximal expiratory flow，MEF）均减少。肺容量指标可见用力肺活量减少、残气量增加、功能残气量和肺总量增加，残气占肺总量百分比增高。缓解期上述通气功能指标可逐渐恢复。病变迁延、反复发作者，其通气功能可逐渐下降。

2. 支气管激发试验（bronchial provocation test，BPT） 用以测定气道反应性。常用吸入激发剂为醋甲胆碱、组胺、甘露醇等。吸入激发剂后其通气功能下降、气道阻力增加。运动亦可诱发气道痉挛，使通气功能下降。一般适用于通气功能在正常预计值的70%以上的患者。如FEV_1下降≥20%，可判断为激发试验阳性，通过剂量反应曲线计算使FEV_1下降20%的吸入药物累积剂量或累积浓度，可对气道反应性增高的程度作出定量判断。

3. 支气管扩张试验（bronchodilator test，BDT） 用以测定气道可逆性。有效的支气管舒张药可使发作时的气道痉挛得到改善，肺功能指标好转。常用吸入型的支气管舒张剂如沙丁胺醇、特布他林及异丙托溴铵等。扩张试验阳性诊断标准：① FEV_1较用药前增加12%或以上，且其绝对值增加200ml或以上；② MEF较治疗前增加60L/min或增加≥20%。

4. MEF及其变异率测定 MEF可反映气道通气功能的变化。哮喘发作时MEF下降。此外，由于哮喘有通气功能时间节律变化的特点，常见夜间或凌晨发作或加重，使其通气功能下降。若24h内MEF或昼夜MEF波动率≥20%，也符合气道可逆性改变的特点。MEF可采用微型峰流速仪测定，操作方便，适合于患者自我病情监测与评估。

（二）痰液检查

痰液涂片在显微镜下常可见较多嗜酸性粒细胞。除合并呼吸道感染外，哮喘病患者的痰细菌培养通常无致病菌生长。

（三）血嗜酸性粒细胞计数

哮喘急性发作期，血液常规检查可见嗜酸性粒细胞增高，许多哮喘病患者的外周血嗜酸性粒细胞比例可在6%以上，在儿童哮喘增高较为明显。

（四）特异性变应原检测

哮喘患者大多数伴有过敏体质，对众多的变应原和刺激物敏感。测定过敏性指标结合病史有助于对患者的病因诊断和脱离致敏因素的接触。

1. 血清总免疫球蛋白E（immunoglobulin E，IgE）测定 约有50%成年哮喘和80%以上儿童哮喘患者增高，单纯依靠总IgE测定，其诊断价值不大，血清总IgE也可因吸烟、寄生虫感染者等明显增高，需结合皮试、特异性IgE测定等才有意义。对有症状、有过敏史患者，血清总IgE增高提示有必要进一步查找变应原或其他原因。

2. 皮肤变应原测试 用于指导避免变应原接触和脱敏治疗，临床较为常用。需根据病史和当地生活环境选择可疑的变应原进行检查，可通过皮肤点刺等方法进行，皮试阳性提示患者对该变应原过敏。

3. 特异性免疫球蛋白E（specific immunoglobulin E，sIgE） 目前可供检测的常见变应原有上百种，大致包括吸入性（如尘螨、花粉、真菌、特殊气体等）、食物（如牛奶、鸡蛋、肉类、水果、海产品等）、药物（如青霉素）、接触性（如油漆、毛发、避孕工具等）等几大类。

血清sIgE测定是目前体外检测变应原的重要手段，具有很高的灵敏度和特异性。与变应原皮试相比，血清sIgE检测具有更高的可靠性，尤其在判断及排除引起哮喘的变应原上具有较高的诊断价值。

通过检测某一种变应原特异性IgE，以判断患者对该变应原是否过敏。一般而言，Ⅰ级sIgE水平较低，为可疑或轻度过敏。Ⅱ级sIgE中等水平，为轻度过敏。Ⅲ级sIgE水平较高，为中度过敏。Ⅳ级以上sIgE水平特高，为中度到重度或严重过敏。需注意临床症状有时并不与sIgE水平相一致。

应注意变应原具有明显的地域性（不同生产国的变应原可能有差异）及存在同属不同种现象，因此抗原性可能有所不同。

（五）动脉血气分析

哮喘发作时由于气道阻塞且通气分布不均，通气／血流比值失衡，可致肺泡－动脉血氧分压差（$P_{A\text{-}a}DO_2$）增大；严重发作时可有缺氧，PaO_2 降低。由于过度通气可使 $PaCO_2$ 下降，pH 上升，表现呼吸性碱中毒。若重症哮喘，病情进一步发展，气道阻塞严重，可有缺氧及 CO_2 潴留，$PaCO_2$ 上升，表现呼吸性酸中毒。若缺氧明显，可合并代谢性酸中毒。

哮喘急性发作时，PaO_2 下降可达 60mmHg 以下，同时由于肺泡通气增大，$PaCO_2$ 可降至 35mmHg 以下，甚至可至 25mmHg，导致呼吸性碱中毒，如失代偿，则 pH＞7.45。在危重度哮喘的晚期，因气道闭塞加重，加之体力消耗致呼吸运动减低，通气减少可引起酸中毒，$PaCO_2$ 上升，出现呼吸性酸中毒。从碱中毒到酸中毒有短时间 $PaCO_2$、pH 正常，此时称为交叉点，这并不意味呼吸状态改善，而表明呼吸困难加重，发作危重的过程。如 $PaCO_2$ 继续上升，pH 下降，为"失代偿性呼吸性酸中毒"。如果此状态持续 3～5d，则肾脏发挥代偿作用致[HCO_3^-]排泄减少，回吸收增加，pH 可能接近正常，为"代偿性呼吸性酸中毒"。在治疗过程中，可能因为过多使用利尿剂或类固醇皮质激素而致钾排出过多，导致低钾性代谢性碱中毒，则呼吸性酸中毒并代谢性碱中毒，为混合性酸碱平衡失调。

（六）胸部 X 射线检查

早期在哮喘发作时，可见两肺透亮度增加，呈过度通气状态；在缓解期多无明显异常。如并发呼吸道感染，可见肺纹理增加及炎性浸润阴影。同时要注意肺不张、气胸或纵隔气肿等并发症的存在。

（七）病理学检查

显微镜下，其基本特征为气道慢性炎症。表现为支气管管壁增厚，黏膜水肿，微血管通透性增加，气道上皮下可见大量嗜酸性粒细胞、巨噬细胞、淋巴细胞、中性粒细胞、肥大细胞、单核细胞及浆细胞浸润。支气管黏膜上皮杯状细胞增多，黏液腺增生，支气管腔内可见黏液栓、坏死脱落的纤毛上皮细胞等，黏液栓中间可见尖棱状夏科雷登（Charcot-Leyden）结晶（嗜酸性粒细胞的崩解产物）。若患者长期慢性发作，则可发生气道重塑，表现为平滑肌增生、肥大、基底膜增厚并发生玻璃样变，气道增厚变狭窄。

第二节　慢性阻塞性肺疾病

一、疾病概述

（一）定义

慢性阻塞性肺疾病（chronic obstructive pulmonary diseases，COPD）是一种具有气流受限特征的可以预防和治疗的疾病，气流受限不完全可逆，呈进行性发展，与气道和肺部对有害颗粒或有害气体的慢性炎症反应增强有关。急性加重和合并症对个体患者的整体疾病严重程度产生影响。COPD 的一些危险因素可以作为 COPD 一级预防，如吸烟、室内空气污染及控制不佳的哮喘。戒烟对于吸烟的 COPD 患者是最重要的干预措施。由于 COPD 是有害物质累积暴露的结果，其他暴露包括粉尘、烟雾和烟草等应尽可能避免。

（二）病因

病因至今不十分清楚。吸烟是 COPD 发病的主要危险因素，目前认识到遗传基因、长期哮喘、空气污染、被动吸烟、生物燃料、职业和营养等因素与 COPD 的发病有关。

（三）发病机制

发病机制尚未完全明了。目前普遍认为 COPD 以气道、肺实质和肺血管的慢性炎症为特征。激活的炎症细胞释放多种介质，包括白三烯 B4（leukotriene B4，LTB4）、IL-8、TNF-α 和其他介质。这些介质能破坏肺的结构和 / 或促进中性粒细胞炎症反应。除炎症外,肺部的蛋白酶和抗蛋白酶失衡、氧化与抗氧化失衡以及自主神经系统功能紊乱(如胆碱能神经受体分布异常)等也在 COPD 发病中起重要作用。

(四)临床症状

1. 慢性咳嗽　通常为首发症状。初起咳嗽呈间歇性,早晨较重,以后早晚或整日均有咳嗽。部分病例虽有明显气流受限但无咳嗽症状。

2. 咳痰　通常咳少量黏液性痰,在清晨较多;合并感染时痰量增多,常有脓性痰。

3. 气短或呼吸困难　这是 COPD 的标志性症状,早期仅于劳力时出现,后逐渐加重,以致日常活动甚至休息时也感气短。

4. 喘息和胸闷　不是 COPD 的特异性症状。部分患者特别是重度患者有喘息;胸部紧闷感通常于劳力后发生。

5. 全身性症状　较重患者可能会发生全身性症状,如体重下降、食欲缺乏、外周肌肉萎缩和功能障碍、精神抑郁和 / 或焦虑等。

(五)体征

COPD 早期体征可不明显,随疾病进展,常有以下体征:①视诊及触诊:胸廓形态异常,包括胸部过度膨胀、前后径增大、剑突下胸骨下角(腹上角)增宽及腹部膨隆等;常见呼吸变浅,频率增快,辅助呼吸肌如斜角肌及胸锁乳突肌参加呼吸运动,重症可见胸腹矛盾呼吸;患者不时采用缩唇呼吸以增加呼出气量;呼吸困难加重时,常采取前倾坐位;低氧血症者可出现黏膜及皮肤发绀,伴右心衰竭者可见下肢水肿、肝大。②叩诊:由于肺过度充气使心浊音界缩小,肺肝界降低,肺叩诊可呈过清音。③听诊:两肺呼吸音可减低,呼气延长,平静呼吸时可闻干性啰音,两肺底或其他肺野可闻湿啰音;心音遥远,剑突部心音较清晰响亮。

二、诊断与鉴别诊断

(一)诊断标准

COPD 的诊断应根据临床表现、危险因素接触史、体征及实验室检查等资料,综合分析确定。

1. 病史　既往史和系统回顾:童年时期有无哮喘、变态反应性疾病、感染及其他呼吸道疾病史,如结核病史;COPD 和呼吸系统疾病家族史;吸烟史(以包 / 年计算)及职业、环境有害物质接触史等。

2. 症状　主要为慢性咳嗽,咳痰和 / 或呼吸困难,多于冬季发作或加重。

3. 肺功能检查　存在不完全可逆性气流受限是诊断 COPD 的必备条件,使用支气管舒张剂后,$FEV_1/FVC < 70\%$ 可确定为不完全可逆性气流受限,是诊断 COPD 的"金标准"。凡具有吸烟史、职业污染接触史、咳嗽、咳痰或呼吸困难史者,均应进行肺功能检查。COPD 早期轻度气流受限时,可有或无临床症状,当吸入支气管扩张剂后,$FEV_1/FVC < 70\%$,除外其他疾病后也可诊断为 COPD。

在不具备肺功能检查的情况下,可采用简单的呼气峰流速仪对 COPD 进行筛查,其敏感性和特异性可达到 80%,亦可根据病史、症状和体征,排除其他疾病后,作出临床诊断,并进行病情评估。

(二)鉴别诊断

一些已知病因或具有特征病理表现的气流受限疾病,如支气管扩张症、肺结核纤维化病变、肺囊性纤维化、弥漫性泛细支气管炎以及闭塞性细支气管炎等,均不属于 COPD。COPD 应与支气管哮喘、支气管扩张症、充血性心力衰竭、肺结核等鉴别。

COPD 与支气管哮喘的鉴别有时存在一定困难。COPD 多于中年后起病,哮喘则多在儿童或青少年期起病;COPD 症状缓慢进展,逐渐加重,哮喘则症状起伏大;COPD 多有长期吸烟史和 / 或有害气体、颗粒接触史,哮喘则常伴过敏体质,如过敏性鼻炎和 / 或湿疹等,部分患者有哮喘家族史;COPD 时气流受限基本为不可逆性,哮喘时则多为可逆性。然而,部分病程长的哮喘患者已发生气道重塑,气流受限不能完全逆转;而少数 COPD 患者伴有气道高反应性,气流受限部分可逆。此时应根据临床及实验室所见全面分析，必要时做支气管扩张试验和 / 或 MEF 昼夜变异率来进行鉴别。在一部分患者中，这两种疾病可重叠存在。

支气管哮喘主要症状为喘息、两肺广泛呼气相哮鸣音，多与接触变应原有关，对糖皮质激素治疗反应良好。虽然哮喘与 COPD 都是慢性气道炎症性疾病，但二者的发病机制不同。大多数哮喘患者的气流受限具有显著的可逆性，是其不同于 COPD 的一个关键特征；但是，部分哮喘患者随着病程延长，可出现较明显的气道重塑，导致气流受限的可逆性明显减小，临床很难与 COPD 相鉴别。COPD 和哮喘可以发生于同一位患者，由于二者都是呼吸系统最常见的疾病，因此，这种概率并不低。

三、实验室与其他检查指标与评估

（一）肺功能检查

肺功能检查是判断气流受限的客观指标，对 COPD 的诊断、严重程度评价、疾病进展、预后及治疗反应等均有重要意义。吸入支气管舒张剂后 $FEV_1/FVC < 70\%$ 者，可确定为不能完全可逆的气流受限。气流受限可导致肺过度充气，使肺总量（total lung capacity，TLC）、功能残气量（functional residual capacity，FRC）和残气量（residual volume，RV）增高，肺活量（vital capacity，VC）减低，RV/TLC 增高。肺泡隔破坏及肺毛细血管床丧失可使弥散功能受损，肺一氧化碳弥散量（diffusion capacity for carbon monoxide of lung，DL_{CO}）降低，DL_{CO} 与肺泡通气量（AV）之比（DL_{CO}/AV）比单纯 DL_{CO} 更敏感。

（二）胸部 X 射线检查

X 射线检查对确定肺部并发症及与其他疾病（如肺间质纤维化、肺结核等）鉴别有重要意义。COPD 可出现肺纹理增多、紊乱等非特征性改变；X 射线主要特征为肺过度充气：肺容积增大，胸腔前后径增长，肋骨走向变平，肺野透亮度增高，横膈位置低平，心脏悬垂狭长，肺门血管纹理呈"残根"状，肺野外周血管纹理纤细稀少等，有时可见肺大疱形成。并发肺动脉高压和肺源性心脏病时，除右心增大的 X 线征外，还可有肺动脉圆锥膨隆，肺门血管影扩大及右下肺动脉增宽等。

（三）胸部 CT 检查

CT 在鉴别诊断时有益，高分辨率 CT 对辨别小叶中心型或全小叶型肺气肿及确定肺大疱的大小和数量，有很高的敏感性和特异性，对预估肺大疱切除或外科减容手术等的效果有一定价值。

（四）血气分析

血气分析异常首先表现为轻、中度低氧血症。随疾病地进展，低氧血症逐渐加重，并出现高碳酸血症。可有呼吸性酸中毒，重者出现 I 型或 II 型呼吸衰竭。COPD 稳定期血气改变不明显，呼吸增快、气道阻塞较轻时，动脉血 PaO_2 轻度降低，$PaCO_2$ 正常或降低。如气道阻塞明显和换气功能障碍，缺氧及二氧化碳潴留时动脉血 PaO_2 降低，$PaCO_2$ 升高，严重的可出现代偿性呼吸性酸中毒；如 COPD 慢性代偿性呼吸性酸中毒在使用碱性药物或排钾、排氯利尿剂，可导致呼吸性酸中毒合并代谢性碱中毒；如 COPD 使用氯化铵或合并心力衰竭、休克、肾衰竭则可出现呼吸性酸中毒合并代谢性酸中毒；如 COPD 辅助呼吸不当，通气量过大则导致呼吸性碱中毒合并代谢性碱中毒。

（五）血常规

长期低氧血症（即 $PaO_2 < 55mmHg$）时，血红蛋白及红细胞可增高，血细胞比容 > 55% 可诊断为红细胞增多症。

（六）病原学检查

并发感染时，痰涂片可见大量中性粒细胞，痰培养可检出各种病原菌，常见者为肺炎链球菌、流感嗜血杆菌、卡他莫拉菌、肺炎克雷伯菌等。

（七）痰液检查

COPD 伴有呼吸道细菌感染时，应及时进行痰液检查，了解病情轻重，明确病原菌，调整临床用药并控制病情。对 COPD 稳定期患者痰液的检查一般改变不大。在疾病的加重期，继发感染时，痰液通常变成脓性，痰量增加，镜下白细胞增多，以中性粒细胞增高为主，也可出现少量的红细胞以及来自气管、支气管脱落的上皮细胞。涂片革兰氏染色常显示混合细菌，常见革兰氏阳性双球菌（肺炎链球菌的特征）和多形细小的革兰氏阴性杆菌（流感嗜血杆菌的特征），需通过痰培养来鉴定，但可先根据涂片革兰氏染色结果并结合临床初步诊断，采取相应的抗生素治疗。在 COPD 感染加重期，痰中可培养到细菌，常见的为肺炎链球菌、流感嗜血杆菌、卡他莫拉菌、肺炎克雷伯菌等，并且可以进行药敏试验。如连续两次或两次以上痰培养出同一种细菌，则病原学诊断就更明确。

（八）前清蛋白

前清蛋白（prealbumin，PA）是由肝细胞合成，因电泳分离位置在清蛋白之前，故称前清蛋白。由于 PA 半衰期短，仅 1.9d，所以它是体内蛋白质更新转换的敏感指标，在营养状态监测方面是一项更灵敏的指标，为目前国际上评价营养状况和监测营养支持效果的重要指标之一。

COPD 血清中前清蛋白明显减少，低蛋白血症使蛋白代谢障碍，导致机体合成各种酶减少，酶活性降低，使机体免疫力下降。由于免疫力下降，极易发生各种感染，影响呼吸、通气及弥散功能，从而更易导致呼衰发作。因此，COPD 患者检测血清 PA，可了解其营养状况，指导临床合理补充蛋白，加强营养支持疗法，对改善呼吸功能，防止呼吸衰竭有很大价值。

（九）α_1 胰蛋白酶抑制剂

α_1 胰蛋白酶抑制剂（α_1-antitrypsin，α_1-AT）能防止中性粒细胞弹性蛋白酶破坏肺泡，防止肺泡的炎症。少数遗传性疾病患者，其体内仅有少量或没有 α_1 胰蛋白酶抑制剂，使蛋白水解酶过度作用于肺泡壁的弹性纤维而导致肺气肿的发生，所以，如果年轻人发生慢性阻塞性肺疾病，应检测其血清 α_1-AT，一旦明确存在 α_1-AT 缺乏，对先天性 α_1-AT 缺乏所致肺气肿引起的 COPD 有一定的诊断价值。

（十）凝血功能

肺部感染性疾患不仅是单纯的局部炎症反应，由于缺血、缺氧导致血管内皮受损和组织因子释放，形成高凝血症和纤溶亢进，易形成微血栓及并发弥散性血管内凝血（DIC）或 DIC 前期，因此有必要进行凝血功能的检测，以监测和控制病情发展。血凝项目主要有凝血酶原时间（prothrombin time，PT）、活化部分凝血活酶时间（activated partial thromboplastin time，APTT）、纤维蛋白原（fibrinogen，FIB）、D- 二聚体（D-dimer，D-D）、抗凝血酶 -Ⅲ（antithrombin-Ⅲ，AT-Ⅲ）活性、纤溶酶原（plasminogen，PLG）活性等。

纤维蛋白原主要由肝脏合成，对凝血、血流变、血小板聚集性及血管内皮细胞和平滑肌细胞都有较大的影响。D- 二聚体是交联纤维蛋白的降解产物，它是纤维蛋白原和纤维蛋白降解产物（fibrin degradation product，FDP）中特异性较高的一部分，是反映体内继发性纤溶亢进的标志物之一。抗凝血酶 -Ⅲ 是一种由肝脏、血管内皮细胞合成的单链糖蛋白，为依赖肝素的丝氨酸蛋白酶抑制物，是机体最重要的生理性抗凝物质，完成血浆中 70% 的抗凝功能。纤溶酶原为单链糖蛋白，主要由肝脏合成，当血液凝固时，PLG 大量吸附于纤维蛋白网上，在各种纤溶酶原激活剂的作用下，激活形成纤溶酶，促使纤维蛋白溶解。血浆中 FIB 增高、D-D 增高、AT-Ⅲ 减低、PLG 减低是血栓形成的重要危险因素。

COPD 的凝血活性明显增强并呈高凝状态，常伴有继发性纤溶亢进，其可能机制为：① COPD 急性发作期的缺氧、高碳酸血症及感染，直接或间接经多种炎症介质的作用导致血管内皮、肺泡上皮受损，凝血途径被激活，同时组织型纤溶酶原激活物（tissue-type plasminogen activator，tPA）释放增加，大量消耗 PLG；②缺氧、高碳酸血症影响肝肾功能，从而对血浆凝血因子的清除减少；③ COPD 患者长期慢性缺氧、高碳酸血症使体内凝血因子含量增加或活化，而抗凝蛋白含量降低或结构异常；④ COPD 患者长期缺氧致使红细胞代偿性增多，使血液的黏稠度增加；⑤ COPD 患者经较长时间凝血激活，造成凝血因子慢性消耗和继发纤维蛋白溶解亢进。

COPD 存在凝血功能的异常，可造成血液的高凝状态和肺小动脉血栓的形成，进而加重病情发展，故临床上对 COPD 患者可考虑应用抗凝药物作为辅助治疗，促使 COPD 病情延缓发展或停止发展，缓解患者的临床症状。在治疗中加强对凝血各项指标的动态观察，使用中、大剂量普通分子量肝素抗凝治疗时，必须做 APTT 测定，一般以 INR 在 1.5~2.5 为佳，口服抗凝剂（华法林）治疗时，必须做 PT 监测，最佳剂量以 INR 为 2.0~3.0 为好。

（十一）病理学检查

1. 慢性阻塞性肺疾病　主要表现为慢性支气管炎及肺气肿的病理变化。

2. 慢性支气管炎（chronic bronchitis）　显微镜下表现为支气管壁的慢性非特异性炎症，主要病变为黏膜上皮的损伤及修复：

（1）支气管上皮纤毛粘连、倒伏甚至脱落；上皮细胞变性、坏死，可形成溃疡；病程较长的患者，支气管上皮增生、鳞状上皮化生及肉芽肿形成。

（2）杯状细胞和黏液腺增生、肥大，黏液腺化生，分泌旺盛，黏液潴留。

（3）各级支气管黏膜及黏膜下毛细血管增生、充血、水肿。另可见淋巴细胞、浆细胞等多种慢性炎症细胞浸润，急性发作期可见到大量中性粒细胞。

（4）黏膜下层支气管壁平滑肌束可断裂萎缩，也可局灶性增生、肥大，致使支气管管腔变窄，另支气管管壁软骨可发生纤维化、钙化、骨化等。

3. 肺气肿（emphysema）　肺气肿按累及肺小叶的部位不同可分为腺泡中央型肺气肿、全腺泡型肺气肿、腺泡周围型肺气肿、瘢痕旁型肺气肿、肺大疱及间质性肺气肿，其中以腺泡中央型肺气肿和全腺泡型肺气肿最多见。镜下，肺泡扩张，变大，肺泡壁变薄，间隔变窄并可发生断裂，相邻肺泡可融合形成大的囊腔。肺泡壁受压，肺血供减少，弹力纤维网被破坏，小支气管、细支气管可见慢性炎症。腺泡中央型肺气肿的特点为一级呼吸性细支气管发生慢性炎症，管腔狭窄，导致位于二级小叶的中央区呼吸性细支气管呈囊性扩张；全腺泡型肺气肿的特点为发生于终末肺组织，即呼吸性细支气管、肺泡管、肺泡囊和肺泡的扩张，扩张形成的囊腔较小且遍布整个肺小叶；腺泡周围型肺气肿则表现为肺小叶远端的肺泡囊扩张，但呼吸性细支气管和肺泡管基本正常；瘢痕旁型肺气肿的特点为瘢痕旁肺组织的代偿性扩张；肺大疱的特点为脏胸膜下肺组织局部形成直径超过 2cm 的大囊泡，是一种局限性的肺泡破坏；间质性肺气肿则是由于呼吸性细支气管的破坏，导致肺泡间隔受累，囊泡形成。如文末彩图 5-2 中可见肺泡扩张，变大，肺泡壁变薄，间隔变窄、断裂，相邻数个肺泡融合成大的囊腔。

第三节　支气管扩张

一、疾病概述

（一）定义

支气管扩张（bronchiectasis）多继发于急、慢性呼吸道感染和支气管阻塞后，反复发生支气管炎症，致使支气管壁结构破坏，引起一支或多支支气管异常和持久性的扩张。临床表现主要为慢性咳嗽、咳大量脓性痰和 / 或反复咯血。

（二）病因

支气管扩张的发病因素较多，其病因可为一种或多种病因同时存在。主要病因是支气管、肺组织感染和支气管阻塞，两者相互影响，促使支气管壁结构破坏而发生支气管扩张；少见病因可能是先天发育障碍及遗传因素引起；另有约 30% 支气管扩张患者病因未明。通常弥漫性支气管扩张发生于存在遗传、免疫或解剖缺陷的患者，局限性支气管扩张可源自未进行治疗的肺炎或阻塞。

（三）发病机制

吸入异物，感染或支气管黏液 - 纤毛清除功能异常均可造成支气管阻塞，阻塞又可诱发感染或引起感染持续存在，二者相互作用均可导致支气管局部发生炎症反应，出现白细胞，特别是中性粒细胞浸润、聚集，并释放髓过氧化物酶（myeloperoxidase，MPO）、弹性蛋白酶、胶原酶等各种蛋白溶解酶和毒性氧自由基及其他炎症介质。上述蛋白酶、氧自由基及介质可导致支气管黏膜上皮细胞损害，出现肿胀、脱落和坏死，黏液腺增生和黏液分泌增多，支气管壁组织破坏，最终形成支气管扩张。对支气管扩张、肺炎、特发性肺间质纤维化（idiopathic pulmonary fibrosis，IPF）患者及正常人的 BALF 进行对比研究，发现支气管扩张患者的 MPO 含量最高达 7 951ng/ml，弹性蛋白酶抑制力（elastase inhibition capacity，EIC）较低肺炎患者 MPO 为 692ng/ml，IPF 患者 MPO 为 332ng/ml，而正常人 MPO 仅为 0.12ng/ml，提示 MPO 在支气管受损过程中起重要作用；此外，存在铜绿假单胞菌感染的支气管扩张患者，其 BALF 中的中性粒细胞计数最高，弹性蛋白酶活性最强，说明支气管分泌物中中性粒细胞的活化与保护性分子之间的不平衡，可能在支气管扩张的发生和发展中起着非常重要的作用，慢性铜绿假单胞菌感染可能为触发中性粒细胞活化的重要刺激因素。

（四）临床症状

1. 慢性咳嗽、咳大量脓性痰　与体位改变有关，这是由于支气管扩张部位分泌物积储，改变体位时分泌物刺激支气管黏膜引起咳嗽和排痰。其严重度可用痰量估计：①轻度：<10ml/d；②中度：10～150ml/d；③重度：>150ml/d。急性感染发作时，黄绿色脓性痰量每日可达数百毫升，伴有厌氧菌感染者，常有臭味和呼出气恶臭。痰液收集于玻璃瓶中静置后，出现分层的特征：上层为泡沫，下悬脓性成分；中层为混浊黏液；下层为坏死组织沉淀物。引起感染的常见病原体为铜绿假单胞菌、金黄色葡萄球菌、流感嗜血杆菌、肺炎链球菌和卡他莫拉菌。

2. 反复咯血　50%～70% 的患者有程度不等的咯血，从痰中带血至大量咯血，咯血量与病情严重程度、病变范围有时不一致。部分患者以反复咯血为唯一症状，临床上称"干性支气管扩张"，其病变多位于引流良好的上叶支气管。

3. 反复肺部感染　其特点是同一肺段反复发生肺炎并迁延不愈。这是由于扩张的支气管清除分泌物的功能丧失，引流差，易于反复发生感染。

4. 慢性感染中毒症状　如反复感染，可出现发热、乏力、食欲缺乏、消瘦、贫血等，儿童可影响发育。

（五）体征

支气管扩张症患者体格检查时常有异常发现，局限性支气管扩张在受累区域可闻及持续性、湿性啰音常在吸气早期出现，持续至吸气中期，吸气末减弱或消失。一些患者存在呼气期弥漫性干性啰音。当病情发展至肺纤维化和阻塞性肺气肿时，则可出现相应的体征，慢性反复发作者可有杵状指（趾）。

二、诊断与鉴别诊断

（一）诊断标准

1. 病史和既往史　反复咳嗽、咳脓性痰、咯血的病史和既往有诱发支气管扩张的呼吸道感染病史。

2. 体格检查　在胸部同一部位闻及持续性中湿啰音、粗湿啰音、水泡音，可伴有杵状指（趾）。

3. 影像学检查　胸部 X 射线敏感性只有 50%，典型者显示"环状阴影""双轨征"和"手套征"。高分辨率 CT 敏感性 97%。典型者显示外周肺野出现气道扩张、支气管壁增厚以及伴行血管增粗（印戒征）。

（二）鉴别诊断

1. 慢性支气管炎　多发生于 40 岁以上的患者，以冬、春季节为主，伴咳嗽、咳痰症状，痰为白色泡沫样黏痰，感染急性发作时可呈脓性，痰量较少，且无反复咯血史。CT 无支气管扩张的特征性改变。

2. 肺脓肿　有大量咳脓性痰史，但起病急骤，有寒战、高热等中毒症状，X 射线检查可发现脓肿阴影或脓腔。需要注意的是，慢性肺脓肿常并发支气管扩张，支气管扩张患者亦容易发生肺脓肿，应行 CT 以明确诊断。

3. 肺结核　可有慢性咳嗽、咳痰，但常有午后低热、盗汗、消瘦等全身结核中毒症状，且痰量少。病变多位于上叶。X 射线检查可发现病灶，可有钙化。痰内可检出抗酸杆菌。

4. 支气管肺癌   多发生于 40 岁以上的男性吸烟患者,可有咳嗽、咳痰、咯血等表现。行胸部 X 射线检查、纤维支气管镜检查、痰细胞学检查等可作出鉴别。

5. 先天性支气管囊肿与支气管扩张   先天性支气管囊肿与支气管相通且合并感染时可有发热、咳嗽、咳痰及反复咯血。X 射线检查和胸部 CT 检查可助诊断,可见边缘整齐光滑、圆形或卵圆形的阴影,多位于上肺野或两肺弥漫性分布,有时可有气液平面,受累肺叶一般无明显的容积缩小或肺不张。先天性支气管囊肿与支气管扩张在治疗上没有原则性差异。

三、实验室与其他检查指标与评估

(一)胸部 X 射线检查

普通胸部 X 射线检查对支气管扩张症的敏感性较差。胸部前后位 X 射线片在疾病早期常无特殊发现,仅表现为受累区域出现非特异性肺纹理增多。在疾病后期,胸部 X 射线呈现典型的"卷发样"或"蜂窝状"改变,有时可见肺段不张或肺叶不张,囊状支气管扩张可表现为多数小气液平面形成。

(二)支气管造影术

支气管造影可明确支气管扩张的部位、性质和范围,为外科手术提供重要的资料。但这一检查对一般情况较差、造影剂过敏、伴有气流阻塞或气道高反应性的支气管扩张症患者则不适宜,且可引起明显咳嗽等副作用。因此,目前该项检查已很少应用。

(三)胸部 CT 检查

胸部 CT 检查,特别是胸部超薄层 CT(0.5mm)检查,是诊断支气管扩张症的一项非常敏感的检查方法,能清晰地显示扩张的支气管肺段及其病变范围,且无支气管造影术检查的副作用。目前,CT 检查几乎在所有方面取代了支气管造影术。研究证实,CT 检查亦可粗略评价患者的通气功能,对超薄层 CT 进行半定量图形分析,发现支气管扩张症患者的气流阻塞与中小气道管壁阴影的多少呈正相关。薄层 CT 扫描对大多数患者可确定有无柱状支气管扩张,支气管失去逐渐变细征以及支气管 / 肺动脉管径比大于 1,见于 95% 的患者,纵隔胸膜下 1cm 范围内见到支气管存在于 80% 的患者,但这两类改变亦可见于 10%~20% 的正常人;最可靠的 CT 征象为肋胸膜或椎旁胸膜下 1cm 内见到支气管,以及支气管紧贴胸膜,这类改变仅见于支气管扩张患者。

(四)纤维支气管镜检查

纤维支气管镜检查对支气管扩张症的诊断价值不大,但可明确支气管扩张症患者的支气管阻塞或出血部位以及一些特殊的诱发因素。此外,经支气管刷检和冲洗检查对确定支气管扩张症感染的病原学有重要价值,且经支气管冲洗可清除气道内分泌物,对支气管扩张的病情控制有一定帮助,并可确定是否存在异物吸入或肿瘤病灶。

(五)其他检查

周围血白细胞计数和分类升高提示支气管扩张症患者存在急性细菌感染。痰培养及药敏试验可准确判断致病微生物,并对抗生素的选择具有重要的指导意义。血气分析可有助于评价支气管扩张症患者肺功能的受损程度。鼻旁窦影像学检查有助于明确支气管扩张症患者是否合并鼻窦炎。汗液氯离子的测定对囊性纤维化患者具有诊断价值。疑有免疫缺陷者应进行免疫球蛋白定量测定。若怀疑原发性纤毛运动不良症,须进行鼻和支气管黏膜活检术,以及精液检查。

(六)血常规

支气管扩张症早期血液常规变化不大,当合并感染时可有白细胞总数增多,分类以中性粒细胞增高为主,淋巴细胞减少,严重的出现中性粒细胞核左移和中毒性改变,而当机体抵抗力下降时,外周血中的白细胞总数可不增高,甚至反而下降。支气管扩张症反复感染和反复咯血可引起全身中毒症状,营养不良和贫血导致红细胞下降,血红蛋白减低。临床应根据血常规结果及时调整治疗,控制疾病的发展。随着疾病的好转,血常规结果可恢复正常。由于血常规项目受生理性变化因素及药物的影响,在分析检测结果时,要首先排除生理性变化,再结合临床及病理性改变,以明确诊断。

（七）痰液常规检验

痰液是气管、支气管和肺泡所产生的分泌物。正常情况下，痰液较少。痰液检查是临床常用的检验手段，其检验的主要目的是诊断及辅助诊断某些呼吸系统疾病，可以了解疾病过程中病情的轻重，并且为疾病观察疗效和预后提供可靠的依据。

支气管扩张早期的痰液变化不大，可见少量的白细胞和红细胞；长期发作患者的痰液收集于玻璃瓶中观察，可发现有4层的特征。当反复感染时，见大量黄色或黄绿色脓性痰，镜下白细胞增多，以中性粒细胞增高为主；反复咯血者痰内带血丝或大量鲜红色带泡沫样血痰，有血腥味，镜下可见少量或大量的红细胞，并伴有来自气管、支气管脱落的上皮细胞。有时可见支气管管型，它是纤维蛋白、黏液和白细胞等在支气管内凝集而成的树枝状物，呈灰白色或棕红色，含血红蛋白。支气管管型在正常人痰中极少见，在气管和支气管黏膜发炎或癌变时，脱落较多。

支气管扩张痰液涂片革兰氏染色常显示混合细菌，如每一油镜视野下有10个以上的革兰氏阳性双球菌提示肺炎链球菌的可能，如革兰氏阳性球菌呈堆提示可能为葡萄球菌，如有较多的革兰氏阴性杆菌则提示流感嗜血杆菌的可能，须进一步行细菌培养鉴定。痰液检查应连续多次，以提高阳性率。

（八）痰液细菌培养

痰液细菌培养是一项常用的检验手段，尤其对有细菌感染者，临床上应及早做痰细菌培养，此法除了可了解有无细菌生长外，还可做药物敏感试验以及菌型鉴定，提供临床明确的病原菌及药敏结果，采取有效的治疗措施，控制病情进展。如有必要，可进行特殊培养。

支气管扩张早期痰液细菌培养可阴性，在感染加重期，痰中可培养到病原菌，常见的为肺炎链球菌、流感嗜血杆菌、卡他莫拉菌、肺炎克雷伯菌等，并且可以进行药敏试验，筛选敏感药物。由于目前细菌的耐药菌株增多，应尽早进行多次痰液培养，如连续两次或两次以上痰培养出同一种细菌，则病原学诊断就更明确。

（九）病理学检查

支气管扩张（bronchiectasis）显微镜下可见支气管壁呈慢性炎症，可见淋巴细胞、浆细胞、中性粒细胞浸润，偶可见淋巴滤泡形成。支气管黏膜萎缩、脱落、可有糜烂溃疡及肉芽组织形成、黏液腺增生，假复层纤毛柱状上皮可发生鳞状上皮化生。管壁的弹力纤维、平滑肌纤维、软骨均可发生变性、萎缩或破坏，管腔扩张。在炎症的刺激下，支气管壁血管增多，动脉壁增厚。扩张支气管周围肺实质可发生纤维组织增生、纤维化、肺气肿、支气管肺炎及肺萎陷（见文末彩图5-3）。

第四节　支气管、肺淀粉样变

一、疾病概述

（一）定义

淀粉样变（amyloidosis）是细胞外不溶性纤维丝蛋白沉积的均匀无定形物质为特征的一组病变的统称。发病年龄一般在40岁以上，男性多于女性。可侵犯全身多种器官，如心血管、肺、肾、肝、脾、肠、肌肉、骨髓、肾上腺、皮肤、神经系统等。临床上分为原发性和继发性淀粉样变。原发性淀粉样变是指无基础病因的淀粉样变；继发性淀粉样变常见于慢性炎症及感染性疾病（如类风湿关节炎、强直性脊柱炎、炎症性肠病、结核、麻风、慢性肺化脓性感染、骨髓炎等）、截瘫、肿瘤（如多发性骨髓瘤、霍奇金病、甲状腺髓样癌等），其他还见于遗传性家族性疾病（如家族性地中海热）、内分泌相关性疾病等。

（二）病因及发病机制

淀粉样蛋白沉积于各脏器的机制尚未阐明，仅了解淀粉样变是一种蛋白质折叠异常，它违反了"氨基酸顺序是决定蛋白质四级结构"这一传统认知，淀粉样纤维蛋白可以以两种完全不同的稳态结构存在，即一种正常的可溶形式和另一种高度异常的纤维构型，后者可自行聚集形成淀粉样沉积，各类淀粉样纤维有一个重要的、相似的中心结构，这可以解释为什么它有独特的生化性质，如刚果红染色阳性，不易溶解以及能与淀粉样蛋白 P（serum amyloid P，SAP）结合。纤维前蛋白可直接或经部分分裂形成淀粉样纤维，蛋白质的氨基酸顺序提示这种蛋白质有可能形成淀粉样变，其发展尚须有相应的纤维前体蛋白持续性提供。可能的发病机制如下：

1. "溶蛋白裂解"和"致淀粉样变蛋白"假说　细胞外沉积的淀粉样物为一种 β- 反褶性层片状多肽纤维丝结构。虽然只有少数氨基酸序列可形成这种结构，但多种蛋白质可含此结构，因而可被刚果红染色。淀粉样原纤维在钙离子存在的条件下与肝细胞合成的循环血清蛋白结合，因而可被 PAS 染色。在可形成 β- 反褶性层片状多肽纤维丝结构的蛋白质中，免疫球蛋白轻链型（AL）是最主要的一种。一些轻链的可变区（variable region）尤其是 λ 区，具有潜在的淀粉样变原性，经蛋白酶水解后，轻链中的可变区与恒定区（constant region）分离，继而形成纤维丝并沉积于组织中。淀粉样物可能来自局部呈单克隆增殖的免疫细胞，主要是浆细胞。这些免疫细胞产生结构异常的或超出机体清除能力的过量正常免疫球蛋白，其降解产物形成相应的轻链片段并沉积为淀粉样物。巨噬细胞是免疫球蛋白多肽前体转化为淀粉样结构的重要场所，故淀粉样变周边区往往有浆细胞和巨噬细胞浸润。伴随浆细胞瘤、淋巴瘤的淀粉样变支持这一理论，临床尚可见浆细胞瘤或淋巴瘤转变为淀粉样瘤（amyloidoma）的病例。呼吸系统局灶淀粉样变的发病机制多属此类。另一种理论认为循环血中有关蛋白前体从血管漏出并沉淀于肺是淀粉样变的来源，这种渗漏与局部炎症引起的血管通透性增加有关，漏出的淀粉样蛋白片段降解后与细胞外基质结合，形成纤维丝状淀粉样物。一些患者血中查到单克隆蛋白前体支持这一理论。现认为原发性或骨髓瘤相关性肺间质广泛淀粉样变的发病机制多属此类，病变区可不伴浆细胞浸润。

2. 免疫功能异常　一些组织、器官的抗原性改变，成为自身抗原，一些异常的蛋白质作为自身抗体碎片，而与这些组织、器官发生特异性免疫反应。

3. 蛋白质代谢异常　酪蛋白大量注入动物或大鼠服用酪蛋白后，动物体内发现淀粉样物沉积。欧洲淀粉样变性的发生率高于亚洲，这与饮食成分不同有关，欧洲地区食物中酪蛋白含量高。

4. 结缔组织的变性分解　结缔组织的变性分解与淀粉样蛋白的形成有关，继发性淀粉样变性病，多见于各种慢性细菌感染，患者血中含较多的氨基葡萄糖（glucosamine），易发生淀粉样变性病。

5. 遗传或环境因素　关于遗传或环境因素如何决定个体对淀粉样变的敏感性，以及如何决定解剖分布和不同的临床表现，目前知之甚少，比如慢性炎症性疾病可导致 AA 型淀粉样变，但仅少部分患者罹患 AA 型淀粉样变，多发性骨髓瘤患者中也仅部分合并 AA 型淀粉样变。AA 型淀粉样变的病理损害机制为细胞外间质淀粉样沉积，进行性破坏正常组织的构造，损害器官功能，以及产生占位效应，此外尚可能促进凋亡产生细胞毒作用。

（三）临床症状和体征

多数缓慢起病，可累及喉、支气管和肺实质，可表现为结节性或弥漫性病变，可单独或以 2～3 种形式共同存在。

1. 喉淀粉样变　喉是局限性淀粉样变中最常见的部位。常表现为声嘶、喉鸣、咽部异物感、呼吸困难，常伴发出血，甚至引起致死性出血。喉镜可见弥漫性黏膜肥厚、凹凸不平或伴有光滑、质硬的息肉样肿物。

2. 气管、支气管淀粉样变　多为 AL 型，北京协和医院报道以弥漫浸润型（多灶性黏膜下斑块）最常见，其次为结节或瘤样肿物。病变一般不扩展至支气管壁外。典型症状有呼吸困难、顽固性咳嗽、喘鸣、咯血等，气道狭窄可导致肺不张、反复发作的肺炎。约 70% 的患者 X 射线检查所见正常，部分可见肺不张和阻塞性肺炎征象。高分辨率 CT 可显示气管、支气管壁狭窄、增厚和腔内结节影及钙化影。有时被误诊为支气管肿瘤。支气管镜检可见管腔狭窄、多灶或单灶隆起或普遍肥厚。

3. 肺实质淀粉样变　经 X 射线检查发现，结节型通常无症状。多表现为咳嗽、咯血和活动后气促。结节多发生在下肺及肺组织边缘（胸膜下），呈圆形，边缘清晰，最大可达 15cm。结节生长缓慢，可演变呈空洞或钙化，亦可呈网状结节影。个案报道正电子发射计算机断层扫描呈现糖代谢增高，被误诊为肺部恶性肿瘤或肺转移癌。弥漫型肺淀粉样变常与全身淀粉样变并存，主要侵及肺血管壁及肺间质，咳嗽、咯血常见，以进行性呼吸困难为显著表现，约 55% 的患者死于呼吸困难。胸部 X 射线检查呈粟粒结节型、网状影，有时与肺水肿或肺纤维化相似，常伴肺门纵隔淋巴结肿大和少量胸腔积液。肺功能检查提示限制性通气障碍和肺弥散功能下降。

4. 纵隔、肺门淀粉样变　肺门及纵隔淋巴结肿大可单侧或双侧，可钙化。常与局限性肺淀粉样变相关，多是由干燥综合征或淋巴瘤继发。

二、诊断与鉴别诊断

（一）诊断标准

淀粉样变的诊断需要得到组织学证实。呼吸道标本可通过纤维支气管镜活检、经皮肺活检、外科手术切除、开胸或经胸腔镜肺活检获取。诊断可分 4 步：

1. 确诊淀粉样变　组织样本刚果红染色后，在偏光显微镜下呈黄、绿两色性双折光体是诊断淀粉样变的"金标准"。但须注意：在常规实践中，可有假阳性结果出现，通常是刚果红染色方法不佳所致。

2. 判断原纤维类型

（1）高锰酸钾法：组织样本经高锰酸钾处理后，刚果红染色失去双折光性见于 AA 和 $A\beta_2M$ 淀粉样变。AL 和 ATTR 淀粉样变对高锰酸钾具有抵抗性。

（2）免疫组化法：应用针对 λ 或 κ 轻链、血清淀粉样蛋白 A（SAA）、甲状腺素视黄质运载蛋白（TTR）的抗体进行免疫组化染色，但免疫组化法常不能使 AL 淀粉样物着色，可能是原纤维来自单克隆轻链的可变区，个体之间存在差异所致。免疫组化法如能除外 AA 及 ATTR 型淀粉样变，则 AL 型淀粉样变的诊断极为可能。

（3）原纤维的直接测序。

（4）免疫电子显微镜检查。

3. 明确肺部受累程度

（1）胸部 X 射线及胸部 CT 检查：可显示气管、支气管狭窄和阻塞的部位，气管、支气管管壁的结节，肺内的单个、多个结节，肺不张或阻塞性肺炎。

（2）肺功能检查：尤其是流速 - 容量曲线，对估计患者的气道阻塞程度较有用，可显示气管淀粉样变的典型上气道阻塞图形。

（3）支气管镜检查：不仅可发现气管、支气管管壁的结节、管腔狭窄，而且可显示阻塞的部位、程度、范围和形态，更为重要的是，可通过纤维支气管镜活检取得标本，做病理检查。

4. 判断是局限性还是系统性

（1）彩超或 MRI：了解有无心脏受累，24h 尿蛋白了解有无肾脏受累，碱性磷酸酶及腹部 CT 了解有无肝脏受累。

（2）活检：可进行腹壁脂肪活检、直肠活检、唇腺活检以及骨髓活检。

（3）免疫学检查：判断是否存在浆细胞恶变或变体 ATTR，可采用免疫固定电泳检测血清、尿中有无 κ 或 λ 轻链的过度产生，免疫比浊法测定血清游离轻链含量，免疫荧光或免疫球蛋白基因重排法识别骨髓内微少的克隆、氨基酸测序或基因型分析检测变体 TTR。

（4）123I-SAP 闪烁扫描术：放射性标记的 SAP 可与体内淀粉样沉积物特异结合，并与淀粉样沉积物的数量呈正比，因此，123I-SAP 闪烁扫描术可用于诊断、定量和监测。此项检查对实质脏器，如肝、肾和脾最敏感，虽然对心、肺、脑的敏感性差，但可帮助判断是否有其他脏器受累。

（二）鉴别诊断

呼吸道淀粉样变须与下列疾病鉴别：

1. 患者胸部 X 射线或 CT 检查。显示有气管或支气管狭窄或结节状改变，临床上有声嘶、咳嗽、气道阻塞，肺功能表现为阻塞性通气障碍，应与复发性多软骨炎、气管内肿瘤、支气管内膜结核、韦格纳肉芽肿病等疾病鉴别。

2. 患者伴有咯血时，应与支气管扩张相鉴别。

3. 胸部 X 射线检查显示弥漫性肺部病变时，应与肺间质纤维化鉴别。

4. 胸部 X 射线检查显示单个团块阴影时，临床上要和原发性支气管肺癌相鉴别。

5. 胸部 X 射线检查显示多发性结节影时，注意与来自全身各器官的恶性肿瘤所致的肺内多发性转移瘤相鉴别。

三、实验室与其他检查指标与评估

（一）血清和尿检

运用免疫电泳和免疫固定法对患者血清及尿进行检测，血清和浓缩尿可检出单株峰球蛋白，通常位于 α_2 和 λ 之间。66%～76% 患者尿中可查出单克隆蛋白。69% 的患者有血清单克隆蛋白，若同时检测尿中的单克隆蛋白则阳性率可高达 89%。有近半数患者的血清肌酐水平升高，有学者报道血清肌酐水平与淀粉样变的病理沉积物之间有明显关系。血生化检查可见纤维蛋白原减少、纤溶亢进及凝血因子缺乏现象。血清肌酐、尿蛋白测定以及尿和血清的免疫电泳都是十分简便并广泛使用的诊断技术，目前评估该病仍然是基本方法。

（二）受累脏器的组织活检

本病全身各小血管均可累及，且组织学变化相似，在显微镜下用苏木精 - 伊红染色淀粉样变物质呈粉红色，甲紫染色显示异染性，切片在旋光显微镜下刚果红染色可见一独特的绿色双折光，即可确诊。1993 年，Hachula 推荐唇腺活检更为安全简便，可重复性好，并指出在诊断时，将标本的刚果红染色与免疫组化染色结果结合起来，将减少因单独使用刚果红染色而出现的假阳性及假阴性结果的可能。活检的诊断要建立在独特的临床特征及一些实验数据基础上。

（三）影像学检查

1. 多普勒超声检查　对机体深部组织、器官的淀粉样变可借助于影像学的方法作诊断。当怀疑患者有腹部淀粉样变时，多普勒超声检查是可行的诊断技术。可显示整个腹膜后血管及脏器为一层中度回声均质浸润所包裹的声像学特点，这种淀粉样沉积物造成的腹膜后组织及肠系膜的弥散性累及使腹部血管的清晰度明显提高。心脏多普勒超声检查可见心脏室壁增厚，左心室，甚至整个心脏肥大，有的还可显示心肌的小斑点状改变。

2. 胸部 X 射线及 CT 检查　可显示气管、支气管狭窄和阻塞的部位，以及气管、支气管壁的结节和肺内的单个、多发结节，提示肺不张或阻塞性肺炎。胸膜受累的胸部 X 射线检查和 CT 表现为胸膜增厚或胸膜结节，常伴胸腔积液，也有患者仅表现为胸腔积液。

3. 磁共振　随着磁共振技术在淀粉样变诊断中的广泛应用，尤其对脊柱、大脑的病变能够很好地显示其病变部位和所波及的范围。但影像学所建立的诊断是比较晚期的，只有辅助诊断的意义。

（四）肺功能检查

尤其是流量 - 容积曲线，对估计患者的气道阻塞程度较为有用，可显示气管淀粉样变的典型上气道阻塞图形。

（五）其他检查

刚果红为一偶氮染料，淀粉样蛋白对刚果红有亲和力，故可用刚果红吸附试验辅助诊断。但应注意刚果红试验对早期原发性淀粉样变的诊断意义不大，因早期受累脏器的淀粉样物质沉积少，对刚果红的吸收少，故常为阴性结果。该方法可靠性较差，现已很少应用。

测定血中 SAA 水平，淀粉样 A 蛋白（AA）由其前身 SAA 演变而来，血中 SAA 浓度升高提示为 AA 蛋白所致，继发性淀粉样变性。用免疫组化染色反复单克隆 SAA 抗体可检测到淀粉样变 A 蛋白，有利于 AA 型淀粉样变的诊断。在类风湿关节炎、溃疡性结肠炎、结核、肿瘤及慢性感染急性期时，SAA 均升高且同时伴 C 反应蛋白升高，故 SAA 的高低可用以区别感染活动期及非炎性感染情况。放射性核素标记的 SAA 可快速、特异地定位于淀粉样沉积的部位，在 AA 型淀粉样变敏感性为 100%，在 AL 型淀粉样变则为 90%，且可用于定量评估。

（六）病理学检查

病理学检查是确诊的最可靠方法。呼吸道淀粉样变性病理学检查主要靠经支气管肺活检、开胸肺活检、经胸腔镜肺活检及经皮针刺胸膜活检。

1. 气管 - 支气管淀粉样变性（tracheo bronchial amyloidosis） 光学显微镜下病变局限于气管、支气管束，气管、支气管黏膜上皮可见云絮状、致密无定形的嗜酸性物质呈片状分布，其周围可见异物多核巨细胞包绕，常可见钙化、骨化及软骨化。电子显微镜下淀粉样物为中空纤维缠结成的团块状物。中空纤维为长管状，无分支，直径 7.5～10nm，长约 800nm。

2. 肺结节性淀粉样变（pulmonary nodular amyloidosis） 亦称淀粉样瘤，因结节性淀粉样变在肺内呈瘤样肿块而得名。光学显微镜下肺间质内可见结节病变，主要由致密、无定形片状分布嗜酸性淀粉样物、淋巴细胞和浆细胞构成，其周围可见异物多核巨细胞围绕，与周围正常肺组织分界清楚，偶见坏死区，亦可见钙化、软骨化及骨化。

3. 弥漫性肺泡间隔（肺间质）淀粉样变［diffuse alveolar-septal（interstitial）amyloidosis］ 病变弥漫分布于肺间质及肺泡间隔毛细血管基底膜，可见致密、无定形的嗜酸性淀粉样物质沉积于血管壁及血管周。肺泡间隔及血管壁增厚，易被误诊为肺间质纤维化，必要时可做刚果红染色进行鉴别，弥漫性肺泡间隔（肺间质）淀粉样变在明视野下，淀粉样物质刚果红染色为橘红色，在偏光暗视野下，呈"苹果绿色"，淀粉样物周围浆细胞和异物多核巨细胞与气管 - 支气管淀粉样变和结节性淀粉样变相比，明显稀少，钙化、软骨化及骨化少见。

第五节 实验室检查指标的临床应用（案例分析）

案例一

【病史摘要】 患者，男，30 岁。

主诉：咳嗽、咳痰、胸闷 2 月余，加重伴发热 1d。

现病史：患者 2 个月前因受凉出现咳嗽、咳痰、胸闷，咳白痰，伴喘憋，并感呼气性呼吸困难，常于后半夜或凌晨加重，吸入汽车尾气后亦有咽痒及憋闷感。无发热，无鼻塞、流涕，无咯血，无胸痛、心悸。于某诊所给予"地塞米松、二羟丙茶碱、阿奇霉素及口服中草药"治疗，效果尚可，症状缓解。1d 前受凉后咳嗽、咳痰、胸闷再次出现，并出现咽痛、打喷嚏、流涕，发热，体温最高 38.4℃，伴寒战，夜间胸闷、喘憋明显，为进一步治疗，前来医院就诊。患者自发病以来，进食尚可，大小便未见异常。

既往史：有过敏性鼻炎病史。无肝炎、肺结核病史及其密切接触史。无外伤、手术史，无输血史。

家族史：否认家族遗传病病史。

个人史：生于原籍，无外地疫区久居史，无吸烟、饮酒不良嗜好，未婚。

既往用药史：2 个月前曾使用"地塞米松、二羟丙茶碱、阿奇霉素"，服用中草药，具体不详。

过敏史：有"青霉素"过敏史，无食物及其他药物过敏史。

体格检查：此处略。

实验室检查：

1. 血常规 WBC 14.79×10^9/L，NEU% 76.6%，LYM% 14.5%。

2. 血气分析 pH 7.361，$PaCO_2$ 34.2mmHg，PaO_2 83mmHg。

3. 胸部 X 射线片 未见明显实质性改变，双肺透光度增高。

4. 肺通气功能检查及支气管扩张试验 量比值（FEV_1/FVC%）、最大呼气中段流量（MMEF）及最大呼气流量（MEF）均明显下降。支气管扩张试验阳性（吸入沙丁胺醇后 FEV_1 较用药前增加 23%，绝对值增加 200ml），重度阻塞性通气功能障碍，呼气流速指标显著下降。

【问题1】 患者病史特点是什么？

患者病史特点：

1. 血常规　WBC 14.79×10^9/L，NEU% 76.6%，LYM% 14.5%，白细胞升高提示急性感染。

2. 胸部 X 射检查　未见明显实质性改变，双肺透光度增高，提示肺气肿体征。

3. 肺功能　肺功能（forced vital capacity，FVC）检查包括：①用力肺活量，指尽力最大吸气后，尽力尽快呼气所能呼出的最大气量。FEV_1/FVC% 是指将测定肺活量的气体用最快速呼出的能力。②最大呼气流量（maximal expiratory flow，MEF）：指用力肺活量测定过程中，呼气流量最快时的瞬间流速。主要反映呼吸肌的力量及气道有无阻塞。③最大呼气中期流量（maximal mid-expiratory flow，MMEF）：指在最大呼气流速 - 容量曲线上 75% 至 25% 之间的呼气量。该患者上述指标降低提示存在阻塞性通气功能障碍，另外行支气管扩张试验阳性，则可确诊支气管哮喘。

【问题2】 根据患者情况，临床初步诊断是什么？

初步诊断：

1. 支气管哮喘急性发作。

2. 急性上呼吸道感染。

案例二

【病史摘要】 患者，男，62 岁。

主诉：反复咳嗽、咳痰、喘息 60 余年，加重 2d。

现病史：患者 60 余年来反复出现咳嗽、咳痰、喘息，多于冬季及受凉后发作。活动时喘息明显，休息可缓解。缓解期无明显不适，日常活动不受限制。上述咳嗽、咳痰、喘息症状逐年加重，近 2 年来咳嗽、咳痰、喘息发作次数增多。缓解期仍有活动后喘息，并有间歇性下肢水肿。患者 2d 前受凉后，上述症状加重，咳黄色黏痰，每日约 20ml，不易咳出，喘息加重，不能平卧，伴发热，自测最高体温 39.1℃，伴畏寒，有双下肢水肿，有夜间发作性呼吸困难。无心悸、胸痛，无咯血，无盗汗，无食欲缺乏。在家未用药，为行系统治疗收治入院。患者自发病以来，神志清，精神差，饮食、睡眠尚可，大小便如常，体重无明显下降。

既往史：9 年前行"阑尾切除术"，无肝炎、结核等传染病及接触史，无重大外伤及输血史。否认肿瘤、传染病及遗传病病史。预防接种史按当地规范进行。

个人史：生于原籍，无外地久居史，无疫区接触史。吸烟史 20 余年，约 10 支 /d，已戒烟 1 年。

婚育史：22 岁结婚，育有 2 子 2 女，配偶及子女均身体健康。

过敏史：有"青霉素、链霉素"过敏史，无食物过敏史。

实验室检查：

1. 血常规　WBC 11.26×10^9/L，NEU% 79.7%，RBC 4.51×10^{12}/L。

2. 动脉血气分析（未吸氧）　pH 7.37，$PaCO_2$ 43mmHg，PaO_2 54mmHg。

3. 胸部 X 射线检查　胸廓对称，肋间隙增宽，气管、纵隔居中；双肺纹理增加；心膈正常。

4. 心电图　心电图示窦性心动过速。

5. 肺功能及支气管扩张试验　FEV_1/FVC 29.5%；FEV_1 32.1%。结论：阻塞性通气功能障碍（重度）。

【问题1】 患者实验室检查诊断要点是什么？

1. 血常规　WBC 11.26×10^9/L，NEU% 79.7%，RBC 4.51×10^{12}/L。白细胞升高提示急性感染。

2. 血气分析（未吸氧）　pH 7.37，$PaCO_2$ 43mmHg，PaO_2 54mmHg。血气分析提示Ⅰ型呼吸衰竭。

3. 胸部 X 射线检查　胸廓对称，肋间隙增宽，气管、纵隔居中。双肺纹理增加。心膈正常。胸片提示肺气肿和慢性支气管炎体征。

4. 心电图示　窦性心动过速。

5. 肺功能检查及支气管扩张试验　FEV_1/FVC 29.5%，FEV_1 32.1%。结论提示阻塞性通气功能障碍（重度）。

6. 心脏 B 超　左室收缩、舒张功能减退；射血分数下降；肺动脉压升高。提示为肺源性心脏病改变。

【问题2】　根据患者情况，临床初步诊断是什么？

1. 阻塞性通气功能障碍（急性加重期）

2. 慢性肺源性心脏病（失代偿期），Ⅰ型呼吸衰竭

案例三

【病史摘要】　患者，男，75 岁。

主诉：反复咳嗽、咳脓性痰 20 余年，间断咯血 3 年，加重 2d。

现病史：患者 20 余年前无明显诱因出现咳嗽、咳黄脓性痰，受凉后症状加重，抗感染治疗后症状缓解。3 年前开始无明显诱因出现间断咯血，血鲜红色，可自行停止或应用止血药物控制。1 个月前患者咳嗽、咳痰症状加重，并出现喘憋，先后给予"美罗培南、哌拉西林 / 他唑巴坦"等抗感染及对症支持治疗，症状得到控制。患者 2d 前受凉后，咳嗽、咳痰、胸闷、憋喘再次加重，收入急诊科，给予亚胺培南 / 西司他丁抗感染治疗，1d 前突然出现咯血，为鲜红色血痰，量约 50ml，为进一步治疗入院治疗。

既往史：既往"糖尿病"10 余年，无冠心病，高血压病史，否认"结核、乙肝"等传染病史，无重大手术史、外伤史、输血史，预防接种史不详。

个人史：吸烟 40 余年，约 40 支 /d，已戒烟 3 年；饮酒 40 年，（0.75～1）L/d；目前饮酒已减量，约 0.1L/3d。

既往用药史：既往自服"二甲双胍"控制血糖。

过敏史：青霉素过敏史。

实验室检查：

1. 血常规　WBC 7.78×10^9/L；NEU% 77.70%。

2. 胸部 CT　双肺纹理增多，双肺呈玻璃样改变，双肺弥漫分布泡状透光影，双肺见囊状、柱状支气管扩张影，以双肺下叶为主。双肺见索条影，纵隔见肿大淋巴结。

【问题1】　患者实验室检查诊断要点是什么？

1. 血常规　WBC 7.78×10^9/L；NEU% 77.70%，提示轻度感染。

2. 高分辨率 CT（HRCT）　HRCT 示双肺纹理增多，双肺呈玻璃样改变，双肺弥漫分布泡状透光影，双肺见囊状、肌柱状扩张气管影，以双肺下叶为主。双肺见索条影，纵隔见肿大淋巴结，依据 CT 影像学结果，可确诊支气管扩张。

【问题2】　根据患者情况，临床初步诊断是什么？

1. 支气管扩张症。

2. 2 型糖尿病。

案例四

【病史摘要】　患者，男，18 岁。

主诉：咳嗽半年，加重 1 个月，发热 20 余天。

现病史：患者于入院半年前因受凉开始出现咳嗽，为干咳，自服感冒药后好转，未再予治疗。1 个月前咳嗽加重，偶咳少许黄痰，于当地县医院就诊，怀疑结核合并细菌感染，给予"利福平 + 异烟肼 + 吡嗪酰胺 + 乙胺丁醇"四联抗结核及抗感染治疗，症状无缓解，于 20d 前开始出现发热，以下午和晚上加重，当地医院继续抗感染、抗结核治疗，无好转，遂转入我院。

体格检查：T 38.2℃，P 96 次 /min，R 22 次 /min，BP 110/70mmHg。浅表淋巴结不大，左下肺语颤稍增强，叩诊呈浊音，呼吸音低，未闻及啰音，右肺呼吸音粗，少许湿啰音。心脏、腹部无异常。

实验室检查：

1. 血常规　WBC $9.5 \times 10^9/L$，NEU% 82.3%，PLT $545 \times 10^9/L$，Hb 106g/L。

2. 红细胞沉降率　54mm/h；C 反应蛋白 87.2mg/L。

3. 腺苷脱氨酶 23.5U/L；半乳甘露聚糖抗原试验（GM 试验）16.0ng/ml。

4. 尿常规、便常规、肝肾功能、结核抗体、结明试验、支原体抗体、衣原体抗体、军团菌抗体、HIV 抗体、免疫球蛋白、补体、类风湿因子、可提取性核抗原（ENA）14 项、抗核抗体（ANA）、抗中性粒细胞胞质抗体（ANCA）、抗 ds-DNA、β-D 葡聚糖试验（G 试验）均阴性。

5. 吸虫、钩虫等寄生虫抗体（-）；"病毒全套"：巨细胞病毒、风疹病毒、单纯疱疹病毒等抗体均阴性。

6. 结核菌素纯蛋白衍生物（PPD）皮试：用 PPD 以生理盐水稀释成 1∶2 000 稀释液皮试结果（+++），稀释成 1∶10 000 稀释液皮试结果（++）；痰涂片革兰氏染色、痰涂片真菌、痰涂片抗酸染色、痰培养 + 药敏试验均阴性。

7. 肺部 CT：双肺散在斑片状、结节状增高密度灶，右上肺、中叶、左下肺见片状增高密度影，考虑感染可能性大，双侧胸腔少量积液。

8. 纤维支气管镜：镜下未见异常，在左下肺行肺活检。病理诊断：镜下病变符合肺淀粉样变（结合临床应为结节型），特殊染色：刚果红（+），VG 及 Masson（-），CK 及过碘酸希夫（PAS）（+）。

【问题 1】　患者实验室检查诊断要点是什么？

1. 粟粒型或融合结节型肺淀粉样变患者肺功能检查可显示限制性通气障碍。

2. 胸部 X 射线检查示两肺呈弥漫性粟粒状或小结节状影，亦可呈网状结节影，可伴肺门淋巴结肿大（淋巴结淀粉样变）。

3. 确诊依靠经支气管镜肺活检术或开胸肺活检术。

【问题 2】　根据患者情况，临床初步诊断是什么？

原发性肺淀粉样变合并感染。

本 章 小 结

气道性疾病是呼吸系统疾病最常见的病种之一，主要包括支气管哮喘、支气管扩张和慢性阻塞性肺疾病，支气管淀粉样变比较少见。

支气管哮喘是由多种细胞以及细胞组分参与的气道慢性炎症性疾病，包括炎性细胞，如嗜酸性粒细胞、肥大细胞、T 淋巴细胞、中性粒细胞和气道的结构细胞，如平滑肌细胞、气道上皮细胞等。诊断支气管哮喘主要依据：临床症状、体征和肺功能检查。嗜酸性粒细胞直接计数可协助诊断。如需寻找变应原，可检测血清总 IgE，IgE 增高者可进一步检测 sIgE。血气分析是评价哮喘严重程度的指标之一，如患者咳嗽、咳痰增多，痰色转为黄绿色，应尽早行痰培养和药物敏感试验。

慢性阻塞性肺疾病是一种具有气流受限特征的、可以预防和治疗的疾病，气流受限不完全可逆、呈进行性发展，与气道和肺部对有害颗粒或有害气体的慢性炎症反应增强有关。肺功能检查是判断气流受限的客观指标。血气分析异常首先表现为轻、中度低氧血症。如患者出现感染，病原学检查也十分重要。

支气管扩张多继发于急、慢性呼吸道感染和支气管阻塞后，反复发生支气管炎症，致使支气管壁结构破坏，引起一支或多支支气管异常和持久性的扩张。临床表现主要为慢性咳嗽、咳大量脓性痰和 / 或反复咯血。实验室检查主要包括血常规、痰液检查及细菌培养，其他检查包括影像学检查和病理学检查。

（金　阳　袁静萍　沈财成）

第六章

呼 吸 衰 竭

呼吸衰竭是指各种原因引起的肺通气和／或换气功能严重障碍,使静息状态下亦不能维持足够的气体交换,导致低氧血症伴(或不伴)高碳酸血症,进而引起一系列病理生理改变和相应临床表现的综合征。根据动脉血气分析可分为急性和慢性呼吸衰竭。

第一节　急性呼吸衰竭

一、疾病概述

(一)定义

急性呼吸衰竭是指因呼吸系统的功能异常,导致二氧化碳潴留或输送到组织的氧的缺乏。

(二)病因及发病机制

呼吸系统疾病如严重呼吸系统感染、急性呼吸道阻塞性病变、重度或危重度哮喘、各种原因引起的急性肺水肿、肺血管疾病、胸廓外伤或手术损伤、自发性气胸和急剧增加的胸腔积液等,导致肺通气或／和换气障碍;急性颅内感染、脑外伤、脑血管病变(脑出血、脑梗死)等可直接或间接抑制呼吸中枢;脊髓灰质炎、重症肌无力、有机磷中毒及颈椎外伤等可损伤神经-肌肉传导系统,引起肺通气不足。上述各种原因均可造成急性呼吸衰竭。总之,虽然呼吸衰竭常由肺胸部疾病引起,但其他器官也涉及呼吸过程,因此其他器官,如肌肉、骨骼系统,循环系统或中枢神经系统严重受损,也可导致急性呼吸衰竭。

(三)临床症状和体征

急性呼吸衰竭的临床表现主要是低氧血症所导致的呼吸困难和多脏器功能衰竭。

1. 呼吸困难　呼吸困难是呼吸衰竭最早出现的临床症状。多数患者有明显的呼吸困难,可表现为呼吸频率、节律和幅度的改变。较早表现为呼吸频率增快,病情加重时,出现呼吸困难,辅助呼吸肌活动加强,如三凹征。中枢性疾病或中枢神经抑制性药物所致的呼吸衰竭,表现为呼吸节律改变,如潮式呼吸、比奥呼吸等。

2. 发绀　发绀是缺氧的典型表现,当动脉血氧饱和度低于90%时,可在口唇、指甲等处出现发绀。另外,因发绀的程度与还原型血红蛋白含量相关,所以红细胞增多者发绀更明显,贫血者则不明显或不出现发绀。因严重休克等引起末梢循环障碍的患者,即使动脉血氧分压尚正常,也可出现发绀,称作周围性发绀;而真正由于动脉血氧饱和度降低引起的发绀,称作中心性发绀。发绀还受皮肤色素及心脏功能的影响。

3. 精神神经症状　急性缺氧可出现精神错乱、躁狂、昏迷、抽搐等症状。如合并急性 CO_2 潴留,可出现嗜睡、淡漠、扑翼样震颤,甚至呼吸骤停。

4. 循环系统　多数患者有心动过速,严重低氧血症和酸中毒可导致心肌损害,亦可引起周围循环衰竭、血压下降、心律失常、心搏骤停。

5. 消化系统和泌尿系统　严重呼吸衰竭对肝、肾功能都有影响,部分病例可出现谷丙转氨酶与血浆尿素氮升高,个别病例尿中可出现蛋白、红细胞和管型。因胃肠道黏膜屏障功能受损,导致胃肠道黏膜充血水肿、糜烂渗血或发生应激性溃疡,引起上消化道出血。

二、诊断与鉴别诊断

(一)诊断标准

临床常用的急性呼吸衰竭诊断标准包括以下 4 条中的任何 2 条:①急性呼吸困难的临床表现;② $PaO_2 < 60mmHg$;③ $PaCO_2 > 50mmHg$;④动脉血 pH 降低,有明显的呼吸性酸中毒。另有提出第 5 条标准,即意识状态的改变。

(二)鉴别诊断

主要与慢性呼吸衰竭相鉴别,慢性呼吸衰竭多见于慢性呼吸系统疾病,如慢性阻塞性肺疾病、支气管哮喘、支气管扩张等,其在反复急性加重过程中呼吸功能损害逐渐加重,虽有缺氧伴或不伴二氧化碳潴留,但通过机体代偿适应,仍能从事个人生活活动,称代偿性慢性呼吸衰竭。一旦并发呼吸道感染,或因其他原因增加呼吸生理负担所致代偿失调,出现严重缺氧、二氧化碳潴留和酸中毒的临床表现,亦可在慢性呼吸衰竭基础上并发急性呼吸衰竭。

三、实验室与其他检查指标与评估

急性呼吸衰竭的诊断主要依靠临床诊断,并有实验室检查结果的支持,而不应仅仅依据动脉血气分析结果。例如,慢性阻塞性肺疾病,患者可能存在 PaO_2 低于 60mmHg 和 $PaCO_2$ 高于 50mmHg,但没有或很少的临床症状来提示急性呼吸衰竭,当这些呼吸改变经历数月缓慢发生时,尽管 PaO_2 降低,但红细胞数和红细胞内 2,3- 二磷酸甘油酸水平的增高,增加了组织的氧输送,因此组织并没有明显缺氧。同样,如果 CO_2 潴留在长时间内缓慢发生,那么 CO_2 诱发的中枢神经系统麻醉也减轻,肾脏增加对碳酸氢盐的吸收来代偿,致使动脉血 pH 接近正常,说明患者并没有严重呼吸性酸中毒。在这种情况下,也许只能诊断慢性呼吸衰竭而不是急性呼吸衰竭,为纠正低氧血症常适当补充氧,但并不需要气管插管和机械通气。根据临床征象则可诊断为急性呼吸衰竭的一种情况是:患者到急诊室时,呼吸十分窘迫,显著费力或呼吸节律不规则、呼吸暂停并伴意识障碍,需要紧急救治,包括气管插管和机械通气。此时若一定要等待动脉血气分析结果,则可能导致心搏骤停或缺氧性脑损害。临床上常见的错误是,一旦建立机械通气,就以为呼吸衰竭的问题已经解决。实际上,建立机械通气后,一定要密切观察临床状况是否改善,并复查血气分析等实验室指标,随时调整呼吸机参数。

急性呼吸衰竭实际上是一种综合征,可以由多种基础疾病引起,大多数需采取特殊治疗,如应用利尿剂、抗凝药物、抗生素或支气管舒张剂等。作为 ICU 的医师或呼吸治疗师,须具备对基础疾病诊断和治疗的知识储备,为患者制订一个综合性治疗、护理计划,并对治疗的实施和疗效作出及时、客观的评价。同时,结合肺功能、胸部影像学和纤维支气管镜等检查明确呼吸衰竭的原因。

(一)动脉血气分析

对判断呼吸衰竭和酸碱失衡的严重程度及指导治疗均具有重要意义。pH 可反映机体的代偿状况,有助于鉴别急性或慢性呼吸衰竭。当 $PaCO_2$ 升高、pH 正常时,称代偿性呼吸性酸中毒;若 $PaCO_2$ 升高、pH < 7.35,则称失代偿性呼吸性酸中毒。需要指出,由于血气分析受年龄、海拔高度、氧疗等多种因素影响,具体分析时一定要结合临床情况。

(二)肺功能

尽管在某些重症患者,肺功能检查受到限制,但我们能通过肺功能判断通气功能障碍的性质(阻塞性、限制性或混合性)及是否合并换气功能障碍,并对通气和换气功能障碍的严重程度进行判断。呼吸肌功能测定能够提示呼吸肌无力的原因和严重程度。

（三）影像学检查

包括胸部 X 射线、胸部 CT 和放射性核素肺通气 / 灌注扫描、肺血管造影及超声检查等，有助于明确急性呼吸衰竭病因及了解病情严重程度。

（四）病原学检查

血培养、痰培养、尿培养、支气管灌洗液及胸、腹腔积液等各种体液培养及药敏结果有助于指导诊断及治疗。

（五）支气管镜

气管内镜从硬质支气管镜发展到纤维支气管镜（以下简称纤支镜）约有 100 多年的历史，纤支镜应用是对肺部疾病研究的二次革命。纤支镜应用于临床 30 多年以来，适应证越来越广泛，对肺部疾病的诊断和治疗起到了举足轻重的作用，使很多疾病明确了病因，也使很多肺部疾病得到了治疗。

纤支镜检查前常规进行局部麻醉，在充分局部麻醉的情况下，加之纤支镜可弯曲性大、管径细，对患者呼吸道检查不再像硬支气管镜那样困难，患者易接受。纤支镜与硬支气管镜相比，具有较大的视野和进入段支气管的能力，所以观察范围广，很多病变在纤支镜下就可得到诊断。利用纤支镜还可进行活检、刷检、灌洗、针吸术等。纤支镜从常规检查发展到急救，从肺内发展到肺外，是目前临床工作中不可缺少的检查工具之一。现在电视支气管镜已逐渐取代传统的纤支镜，电视支气管镜能获得优秀的支气管内图像，并可用作教学活动。电视支气管镜图像能以多种数字化形式储存，并能通过网络传输，具有纤支镜不可比拟的优点，正在日益普及。

（六）痰培养和痰涂片

痰液收集的重要性经常被医师忽视。在门诊和病房里，经常可以看到医师开出医嘱，患者未经任何指导自己留痰，痰标本是否合适，临床医师很少关心。这种所谓的"痰标本"往往主要由唾液组成，污染率很高，因此根据这样的"痰标本"培养出的结果很难对临床有所帮助。所以，宁可不留痰做检查，也不能让这种受到口咽菌群污染的标本给临床判断产生误导。已经证实，在医师和有经验护士地指导下，患者往往能留出高质量的痰标本。

留取痰标本之前先用清水漱口，深咳嗽以排出下呼吸道的分泌物，收集在无菌容器中。痰量也有要求，怀疑普通细菌感染，痰量 >1ml，怀疑真菌和寄生虫感染，痰量：3～5ml，怀疑结核分枝杆菌感染，痰量：5～10ml。但怀疑肺部厌氧菌感染，痰并不是适合的标本。无痰患者，可用高渗盐水（3%～10%）超声雾化吸入诱导痰，或通过胸部物理治疗、体位引流来帮助留痰。真菌和结核分枝杆菌检查应收集 3 次清晨痰，标本相对于普通细菌操作，要增加首先将标本进行细胞学筛选的步骤，1 次即可。痰收集后，在 1～2h 送检，此时痰培养的阳性率最高。如果不能及时送检，应置于 4℃保存（疑为肺炎链球菌感染不在此列），保存标本应在 24h 内处理。延迟送检将降低葡萄球菌、肺炎链球菌以及革兰氏阴性菌的检出率。

每份痰标本在送去做痰培养前，先在低倍镜下进行细胞学筛查，可以大大提高痰培养的敏感性和特异性。通常做法是挑取脓性部分涂片做革兰氏染色，10 倍镜下观察。痰脓性程度可以通过计数白细胞来判断，而受唾液污染的程度则可以通过计数鳞状上皮细胞来判断。如果痰标本中混有大量唾液或显微镜下缺少脓性成分，这样的痰标本就很有可能有口咽部群污染，细胞学培痰养的结果也是不可信的。根据 10 倍镜下鳞状上皮细胞数量、白细胞数量，以及两者的比例判断痰标本质量的好坏，筛选标准有多种，但至今还没有一种最理想的标准，最简单的合格痰标准是镜检鳞状上皮细胞 <10 个 / 低倍视野。最早提出痰标本筛选方法的 Mayo Clinic 使用下列标准：鳞状上皮细胞 <10 个 / 低倍视野，中性粒细胞 >25 个 / 低倍视野，结果临床痰标本约 74% 不合格。后来，对上一标准作了修改，即中性粒细胞 >25 个 / 低倍视野，结果只有 25% 的痰标本不合格。

临床医师指导患者留痰，同时送两张申请单到细菌室（一张痰涂片、一张痰培养申请单）。细菌室接到痰标本后，应该先做痰涂片，如果是合格痰，接着做痰培养，如果是不合格痰，立即通知临床医师，临床医师须指导患者重新留痰，直到痰标本合格。

第二节　慢性呼吸衰竭

一、疾病概述

（一）定义

由于胸或肺部慢性疾病使呼吸功能损害逐渐加重，引起肺通气和/或换气功能严重障碍，使静息状态下也不能维持足够的气体交换，导致缓慢进展的低氧血症伴或不伴高碳酸血症，进而引起一系列病理生理改变和相应临床表现的综合征。是许多疾病慢性进展终末期的表现。

（二）病因

慢性呼吸衰竭多由支气管-肺疾病，胸廓与胸膜病变，神经、肌肉病变等引起，其病因如下：

1. 气道阻塞性病变　气管、支气管的炎症，痉挛，肿瘤，异物，纤维化瘢痕等，其中以 COPD 最常见，其他慢性支气管炎、肺气肿、睡眠呼吸暂停低通气综合征、支气管扩张等也不少见。

2. 肺组织病变　各种累及肺泡和/或肺间质的病变，如肺炎、肺气肿、肺水肿、严重肺结核、硅肺、特发性肺间质纤维化及各种类型的间质性肺炎等。

3. 肺血管病变　肺栓塞、肺血管炎、肺毛细血管瘤等可引起肺通气血流比例失调，导致换气功能不良，引起呼吸衰竭。

4. 胸廓与胸膜病变　胸部外伤造成连枷胸，严重的自发性或外伤性气胸，脊柱后凸、侧凸畸形，大量胸腔积液，强直性脊柱炎等。

5. 神经、肌肉病变　脑血管病变、脑外伤、脑炎、镇静催眠剂中毒等可抑制呼吸中枢。

（三）发病机制

慢性呼吸衰竭的病因繁多、类型不同，其发病机制亦不完全相同。慢性呼吸衰竭的主要发病环节为通气功能障碍、换气功能障碍和通气血流比例失调，不能维持适当的气体交换以满足正常的细胞代谢。低氧血症和高碳酸血症的发生机制如下：

1. 肺通气不足　肺泡通气减少，会导致肺泡动脉血氧分压（arterial partial pressure of oxygen，PaO_2）降低和二氧化碳分压（partial pressure of carbon dioxide，$PaCO_2$）升高，从而引起缺氧和 CO_2 潴留，此为 II 型慢性呼吸衰竭的主要发病机制。

2. 弥散障碍　O_2、CO_2 等气体通过肺泡膜进行交换的物理弥散过程发生障碍，由于 CO_2 的弥散系数是 O_2 的 20 倍，故在弥散障碍时，通常以低氧血症为主，此为 I 型呼吸衰竭的主要发病机制，若病程变长，也会引起 CO_2 潴留。

3. 通气/血流比（V/Q）失调　正常成人肺泡 V/Q 比值约为 0.8，V/Q 比值无论增大还是减小，都会影响肺换气功能。V/Q 比值增大常见于肺血管病变，如肺栓塞。V/Q 比值减小常见于肺部病变，如肺泡萎陷、肺炎、肺不张、肺水肿等。V/Q 比例失调通常仅致低氧血症，而无 CO_2 潴留，此为 I 型呼吸衰竭的发病机制之一。

4. 肺内动静脉解剖分流增加　肺动脉内的静脉血未经氧合直接流入肺静脉，导致 PaO_2 降低，是通气血流比例失调的特例。在这种情况下，提高吸氧浓度不能提高分流静脉血的氧分压，即吸氧不能缓解症状，常见于肺动静脉畸形，此为 I 型呼吸衰竭的发病机制之一。

5. 氧耗量增加　发热寒战、严重哮喘、呼吸困难、抽搐均可增加氧耗量，氧耗量增加的患者，若同时伴有通气功能障碍，则会出现严重的低氧血症。

二、临床症状和体征

慢性呼吸衰竭的临床表现与急性呼吸衰竭大致相似，但以下几个方面有所不同，慢性呼吸衰竭的临床表现主要是低氧血症所致的呼吸困难和多脏器功能障碍。

（一）呼吸困难

呼吸困难（dyspnea）是慢性呼吸衰竭最早出现也是最常出现的症状。多数患者有明显的呼吸困难，可表现为呼吸的频率、节律和幅度改变。较早表现为呼吸频率增快，病情加重时，出现呼吸困难，辅助呼吸肌活动加强，如三凹征。慢性阻塞性肺疾病所致的呼吸困难，病情较轻时，表现为呼吸费力伴呼气延长，严重时发展成浅快呼吸。若并发 CO_2 潴留，$PaCO_2$ 升高过快或显著升高以致发生 CO_2 麻醉时，患者可由呼吸过速转为浅慢呼吸或潮式呼吸。中枢性疾病或中枢神经抑制性药物所致的呼吸衰竭，表现为呼吸节律改变，如潮式呼吸、比奥呼吸等。

（二）发绀

见本章第一节急性呼吸衰竭中临床表现发绀部分。

（三）精神神经症状

慢性呼吸衰竭伴 CO_2 潴留时，随 $PaCO_2$ 升高可表现为先兴奋后抑制现象。兴奋症状包括失眠、烦躁、躁动、夜间失眠而白天嗜睡（昼夜颠倒现象）等，但此时切忌应用镇静或催眠药，以免加重 CO_2 潴留，诱发肺性脑病。肺性脑病主要表现为神志淡漠、肌肉震颤或扑翼样震颤、间歇抽搐昏睡甚至昏迷等，亦可出现腱反射减弱或消失，锥体束征阳性等，此时应与合并脑部病变作鉴别。

（四）循环系统表现

多数患者有心动过速，严重低氧血症和酸中毒可导致心肌损害，亦可引起周围循环衰竭、血压下降、心律失常、心脏停搏。CO_2 潴留使外周体表静脉充盈、皮肤充血、温暖多汗、血压升高、心排血量增多而致脉搏洪大，多数患者心率增快，因脑血管扩张产生搏动性头痛。

（五）消化系统和泌尿系统表现

见本章第一节急性呼吸衰竭中消化系统和泌尿系统表现。

三、诊断与鉴别诊断

（一）诊断标准

1. 病史　是否有慢性呼吸衰竭的相关病史：慢性支气管、肺疾病，胸廓与胸膜病变，神经肌肉系统病变等。

2. 临床表现　是否有慢性呼吸衰竭临床表现，如低氧及 CO_2 潴留引起的呼吸系统、循环系统、神经系统、泌尿系统及消化系统相关症状。

3. 满足呼吸衰竭诊断标准　在海平面、静息状态、呼吸空气条件下，$PaO_2 < 60mmHg$，伴或不伴 $PaCO_2 > 50mmHg$，并排除心内解剖分流和原发于心排血量降低等因素，动脉血气分析能客观反映呼吸衰竭的性质和程度。

4. 排除其他病因　如循环系统、脑血管病、感染中毒性脑病、严重电解质紊乱、全身疾病等，可诊断。

通常呼吸衰竭诊断不难作出，血气分析是客观指标。但由于临床上呼吸衰竭情形复杂，处理方法差异很大。在救治的同时，应当尽快作出其病因、分型、病情，甚至预后评估等诸多方面的界定。病因诊断方法通常有下列几种：①肺功能检查能判断通气障碍的性质（阻塞性、限制性或混合性）及是否合并有换气功能障碍，并对通气和换气功能障碍的严重程度进行判断，是目前肺气肿分级的主要判定标准，良好的气道阻力分析甚至能提供气道阻塞位置。②呼吸肌功能测试能够提示呼吸肌无力的原因和严重程度，如中枢驱动减弱、外周呼吸肌本身功能障碍。但临床上用来评估呼吸肌功能的方法尚未标准化，膈肌诱发电位分析、跨膈压测定为基本方法，但使用未普及。③胸部影像学检查包括：胸部X射线、胸部CT和放射性核素肺通气/灌注扫描、肺血管造影等对肺炎、肺不张、肺水肿、胸腔积液、气胸、COPD、急性肺栓塞等有价值，应根据病情适当、适时选用。④纤维支气管镜检查对于明确大气道肿瘤、异物阻塞及获取病理学证据具有重要意义，对复杂的肺部炎症性疾病，呼吸衰竭亦可行诊断性支气管肺泡灌洗术，寻找病原学依据。

（二）鉴别诊断

慢性呼吸衰竭主要与急性呼吸衰竭进行鉴别：

急性呼吸衰竭指呼吸功能正常，由于各种突发原因引起通气或换气功能严重损害，突然发生呼吸衰竭的临床表现，如溺水、电击、外伤、脑血管意外、药物中毒抑制呼吸中枢、呼吸肌麻痹、肺梗死、ARDS 等，因机体不能很快代偿，如不及时抢救，会危及患者生命。完全窒息或呼吸停止时，患者主要死于急性缺氧，若呼吸并未停止，只是通气不足，则主要危险并不在缺氧，而是二氧化碳潴留及因此产生的严重酸中毒。急性呼吸衰竭病程的长短，视原发病而定，若原发病能治愈，则应用现代的呼吸衰竭抢救技术能使大多数患者获救，关键在于防止抢救过程中的一系列并发症，尤其是呼吸道感染。病程超过一周的急性呼吸衰竭，在没有其他系统并发症时，机体可发挥最大代偿作用，但不一定是完全代偿，逐渐向慢性过渡，但临床上二者并无明显的时间界限。

慢性呼吸衰竭多见于慢性呼吸系统疾病，如慢性阻塞性肺疾病、支气管哮喘、支气管扩张等，其在反复急性加重过程中，呼吸功能损害逐渐加重，虽有缺氧伴或不伴二氧化碳潴留，但通过机体代偿适应，仍能从事个人生活活动，称代偿性慢性呼吸衰竭。一旦并发呼吸道感染，或因其他原因增加呼吸生理负担所致代偿失调，出现严重缺氧、二氧化碳潴留和酸中毒的临床表现，称失代偿性慢性呼吸衰竭。从病理生理角度，上述慢性呼吸系疾病急性加重期呈现慢性呼吸衰竭基础上缺氧与二氧化碳潴留的进一步加重，由于肾脏尚未完全代偿，表现为严重高碳酸血症与呼吸性酸中毒（pH 明显下降），称慢性呼吸衰竭急性加重。其临床意义在于认识其与代谢性酸中毒的差异，治疗上重点是改善通气，而不只是补碱以纠正酸中毒。

四、实验室与其他检查指标与评估

（一）动脉血气分析

血气分析异常首先表现为轻、中度低氧血症。随疾病进展，低氧血症逐渐加重，并出现高碳酸血症。可有呼吸性酸中毒，最后出现呼吸衰竭。即在海平面、静息状态、呼吸空气条件下，$PaO_2 < 60mmHg$，伴或不伴 $PaCO_2 > 50mmHg$。

（二）呼吸功能监测

通气功能，呼吸力学及呼吸机，$PaO_2/PaCO_2$ 等。如 Vt、VC、FVC、TLC、FRC 和 RV、最大呼气流量［又称呼气流量峰值（peak expiratory flow，PEF）］、最大吸气压（maximal inspiratory pressure，MIP）、最大呼气压（maximal expiratory pressure，MEP）、吸气末正压（positive end-inspiratory pressure，PEIP）、呼气末正压（positive end-expiratory pressure，PEEP）、呼吸机监护指数等。

（三）影像学检查

影像学检查主要用于病因学诊断及治疗过程中疾病的转归。由于慢性呼吸衰竭的病因不同，影像学表现也因病因不同而各异。

1. 胸部 X 射线检查　X 射线检查对确定肺部并发症及与其他疾病（如肺间质纤维化、肺结核等）鉴别有重要意义。如 COPD 可出现肺纹理增多、紊乱等非特征性改变；肺过度充气：肺容积增大，胸腔前后径增长，肋骨走行变平，肺野透亮度增高，横膈位置低平，心脏悬垂狭长，肺门血管纹理呈"残根"状，肺野外周血管纹理纤细稀少等，有时可见肺大疱形成。并发肺动脉高压和肺源性心脏病时，除右心增大的 X 线征外，还可有肺动脉圆锥膨隆，肺门血管影扩大及右下肺动脉增宽等。

2. 肺部 CT 检查　在鉴别诊断时有益，高分辨率 CT 对辨别腺泡中央型或全腺泡型肺气肿以及确定肺大疱的大小和数量，有很高的敏感性和特异性，对预计肺大疱切除或外科减容手术等效果有一定价值。且 HRCT 是鉴别支气管扩张导致的呼吸衰竭的重要影像学检查。

3. 超声检查　肺脏超声检查具有简便易行、可重复性强、易于床边开展、无放射线污染等优势，传统的 X 射线和 CT 检查不能实时监控疾病的发展和转归，因此床旁肺脏超声对于危重症患者心肺状态的实时评估显得特别有价值，这也使得肺脏超声在急危重症患者的运用将日益增多。由于肺组织中液体量增加，超声在气体和水的界面上产生强烈混响而产生征象，可以出现单条或多条 B 线，可以局限或弥散分布于整个前胸壁。B 线呈 7 个特征：彗尾征；起自胸膜线；高回声；镭射样；不衰减、直达屏幕边缘；擦掉 A 线；随肺滑动一起运动。运用此方案可快速判断呼吸衰竭的原因（肺水肿、肺炎、气胸、胸腔积液以及 COPD 等），准确率高达 90.5%。

4. 纤维支气管镜检查　该检查技术的应用，使肺部疾病在诊断和治疗方面取得了巨大的进展。临床应用范围很广，创伤小，意义大。诊断不明的慢性支气管、肺部疾病或弥漫性肺部疾病诊断困难，须经纤维支气管内镜检查、做支气管肺活检、刷检或支气管肺泡灌洗等、进行细胞学及细菌学检查者。

5. 血常规　长期低氧血症（即 $PaO_2 < 55mmHg$）时，血红蛋白及红细胞可增高，血细胞比容 > 55% 可诊断为红细胞增多症。继发感染时，白细胞计数增多，以中性粒细胞增高为主，淋巴细胞减少，严重者出现中性粒细胞核左移和中毒性改变。在治疗过程中，白细胞检查还可以用以了解抗感染治疗的效果及病情的轻重。随着病情的好转，血常规可恢复正常。

6. 病原学检查　各种体液培养，血痰及支气管肺泡灌洗液体培养。并发感染时痰涂片可见大量中性粒细胞，痰培养可检出各种病原菌，常见者为肺炎链球菌、流感嗜血杆菌、卡他莫拉菌、肺炎克雷伯菌等。

第三节　实验室检查指标的临床应用（案例分析）

案例一

【病史摘要】　男，62 岁，农民。

主诉：突发呼吸困难、意识不清半小时余。

现病史：患者半小时前，饭后饮水时发生呛咳，随即出现呼吸困难，意识不清，牙关紧咬，无呕吐，无肢体抽搐，小便失禁，家人急呼 120 送入院。

体格检查：P 116 次 /min，R 32 次 /min，BP 170/100mmHg，意识不清，憋喘貌，呼气无异味，面色青紫，双侧瞳孔等大等圆，针尖样大小，对光反射迟钝，口唇发绀，牙关紧咬，颈软，无抵抗，三凹征（±），双肺呼吸音粗，可闻及广泛干、湿性啰音。心音有力，律齐，各瓣膜听诊区未闻及病理性杂音。四肢肌张力稍高，左侧肢体皮温较右侧低，肌力无法配合测出，双侧 Babinski 征（±）。

既往史：高血压病史 5 年，常年口服降压药物（具体不详），未定期监测血压；脑梗死病史 7 月余，左侧肢体遗留活动障碍，近 2 个月频繁出现饮水呛咳。否认肝炎、结核等传染病及接触史，否认重大外伤及输血史。否认矿工等职业病史，否认肿瘤、传染病及遗传病病史。

个人史：生于原籍，无外地久居史，无疫区接触史。吸烟史 40 年，约 5～10 支 /d，已戒烟 7 年。

婚育史：22 岁结婚，育有 1 子 1 女，配偶及子女均身体健康。

过敏史：有"青霉素"过敏史，否认食物过敏史。

辅助检查：

1. 心电图　未见明显异常。
2. 血常规　WBC 16.79×10^9/L；NEU 14.64×10^9/L；NEU% 87.3%；LYM% 10.7%。
3. 血生化　CK 458U/L；CK-MB 39U/L；LDH 228U/L；UREA 11.63mmol/L；Glu 9.28mmol/L。
4. 动脉血气分析　pH 7.24，$PaCO_2$ 39.7mmHg；PaO_2 58mmHg；HCO_3^- 26mmol/L；BE −1mmol/L；SO_2 76%（吸氧状态下氧流量为 10L/min）。
5. 脑 CT　未见明显异常。
6. 双肺 CT　双肺吸入性肺炎，右肺为主。

【问题 1】　患者实验室检查要点是什么？

1. 血常规　WBC 16.79×10^9/L；NEU 14.64×10^9/L；NEU% 87.3%；LYM% 10.7%，白细胞升高提示急性感染。

2．动脉血气分析（吸氧状态下氧流量为 10L/min）　pH 7.24、$PaCO_2$ 39.7mmHg、PaO_2 58mmHg；血气分析提示 I 型呼吸衰竭。

3．肺部 CT　双肺吸入性肺炎，右肺为主。

4．颅脑 CT　未见明显异常。

5．心电图　正常。

【问题 2】　根据患者情况，临床初步诊断是什么？

1．吸入性肺炎急性呼吸衰竭。

2．意识障碍原因待查。

3．高血压 3 级，很高危。

4．脑梗死后遗症期。

案例二

【病史摘要】　患者，女，73 岁。

主诉：反复咳嗽、咳痰、喘息 30 余年，加重伴呼吸困难 2d。

现病史：患者近 30 余年来出现反复咳嗽、咳痰、喘息，多于冬季、受凉后发作。活动时喘息明显，休息可缓解。缓解期无明显不适，日常活动不受限制。近 2 年来上述咳嗽、咳痰、喘息症状逐年加重，且发作次数增多。缓解期仍有活动后喘息，并有间歇性下肢水肿。患者 2d 前受凉后上述症状加重，咳黄色黏痰，每日约 30ml，不易咳出，喘息加重，不能平卧，伴发热，最高体温达 38.1℃，伴畏寒，有双下肢水肿，伴发作性呼吸困难。无心悸、胸痛，无咯血，无盗汗、食欲缺乏。未特殊处理，为进一步诊治，收入院。患者自发病以来，神志清，精神差，饮食、睡眠可，大小便如平常，体重无明显下降。

既往史：否认肝炎、结核等传染病及接触史，否认重大外伤及输血史。否认矿工等职业病史，否认肿瘤、传染病及遗传病病史。

个人史：生于原籍，无外地久居史，无疫区接触史。吸烟史 40 年，约 20 支 /d，已戒烟 1 年。

婚育史：22 岁结婚，育有 1 子 1 女，配偶及子女均身体健康。

过敏史：有"青霉素"过敏史，否认食物过敏史。

体格检查：胸部为桶状胸，叩诊呈过清音，双肺底可闻及干湿性啰音。心脏：心浊音界缩小，心率：109 次 /min，心律齐，心音低钝，$A_2 < P_2$，剑突下心脏搏动增强，各瓣膜听诊区未闻及病理性杂音。腹部：腹部平坦，无腹壁静脉曲张。腹软，无压痛及反跳痛。肝脾肋下未触及，无异常包块。移动性浊音阴性。肠鸣音正常。四肢：脊柱及四肢无畸形，关节无红肿及活动障碍。双下肢轻度凹陷性水肿。

实验室检查：

1．血常规　WBC 13.26×10^9/L，NEU% 81.7%，RBC 4.51×10^{12}/L。

2．动脉血气分析（未吸氧）　pH 7.21，$PaCO_2$ 65mmHg，PaO_2 52mmHg。

3．胸部 X 射线检查　胸廓对称，肋间隙增宽，气管、纵隔居中。双肺纹理增加。心胸比略增大。

4．心电图　窦性心动过速。

5．肺通气功能及支气管扩张试验　FEV_1/FVC 29.5%；FEV_1 32.1%，示重度阻塞性通气功能障碍。

【问题 1】　患者实验室检查要点是什么？

1．血常规　WBC 13.26×10^9/L，NEU% 81.7%，RBC 4.51×10^{12}/L，白细胞升高提示急性感染。

2．血气分析　pH 7.21，$PaCO_2$ 65mmHg，PaO_2 52mmHg（未吸氧），血气分析提示 II 型呼吸衰竭。

3．胸部 X 射线检查　胸廓对称，肋间隙增宽，气管、纵隔居中，双肺纹理增加，心膈正常，胸片提示肺气肿和慢性支气管炎体征。

4．心电图　心电图示窦性心动过速。

5．肺功能检查　FEV_1/FVC 29.5%，FEV_1 32.1%。结论提示阻塞性通气功能障碍。

6．心脏 B 超　左室收缩、舒张功能减退；射血分数 55%；肺动脉压升高，提示为肺源性心脏病改变。

【问题2】 根据患者情况，临床初步诊断是什么？

1. 慢性阻塞性肺疾病（急性加重期）。

2. 慢性肺源性心脏病（失代偿期）Ⅱ型呼吸衰竭。

本 章 小 结

　　呼吸衰竭是指各种原因引起的肺通气和／或换气功能严重障碍，使静息状态下亦不能维持足够的气体交换，导致低氧血症伴或不伴高碳酸血症，进而引起一系列病理生理改变和相应临床表现的综合征。根据动脉血气分析可分为急性和慢性呼吸衰竭。急性呼吸衰竭是指因呼吸系统的功能异常，导致二氧化碳潴留或输送到组织的氧缺乏。慢性呼吸衰竭由于胸或肺部等慢性疾病使呼吸功能损害逐渐加重，引起肺通气和／或换气功能严重障碍，是许多疾病慢性进展终末期的表现。通常呼吸衰竭诊断不难作出，血气分析是客观指标。但由于临床上呼吸衰竭情形复杂，处理方法差异很大。

（沈财成　金　阳　袁静萍）

第七章

急性呼吸窘迫综合征

急性呼吸窘迫综合征（acute respiratory distress syndrome，ARDS）是指心源性以外的各种肺内和肺外致病因素所导致的急性、进行性呼吸衰竭。主要病理特征是炎症导致的肺微血管通透性增高，肺泡腔渗出富含蛋白质的液体，进而导致肺水肿和透明膜形成，可伴肺间质纤维化。病理生理改变以肺容积减少、肺顺应性降低和严重通气血流比例失调。临床表现为呼吸窘迫、顽固性低氧血症和呼吸衰竭，肺部影像学表现为双肺非均一性渗出性病变。

第一节 疾病概述

一、分级

为了强调 ARDS 为一动态发病过程，以便早期干预、提高临床疗效，以及对不同发展阶段的患者按严重程度进行分级，1994 年的美欧 ARDS 共识会议（American and European ARDS consensus conference，AECC）同时提出了急性肺损伤（acute lung injury，ALI）/ARDS 的概念。ALI 和 ARDS 为同一疾病过程的两个阶段，ALI 代表早期和病情相对较轻的阶段，而 ARDS 代表后期病情较严重的阶段，55% 的 ALI 会在 3d 内进展为 ARDS。鉴于用不同名称区分严重程度可能给临床和研究带来困惑，2012 年发表在 JAMA 上的 ARDS 柏林定义取消了 ALI 命名，将本病统一称为 ARDS，原 ALI 基本相当于现在的轻症 ARDS。

二、病因

引起 ARDS 的原因或危险因素很多，可以分为肺内因素（直接因素）和肺外因素（间接因素），但是这些直接和间接因素及其引起的炎性反应、影像改变及病理生理反应常常相互重叠。ARDS 的常见危险因素见表 7-1。

表 7-1 ARDS 的常见危险因素

肺内因素	肺外因素
吸入性肺损伤	败血症、脓毒血症
重症肺炎	休克
溺水	严重非胸部创伤
肺挫伤	大面积烧伤
放射性肺损伤	药物或化学品中毒
肺移植再灌注损伤	重症胰腺炎
高原性肺水肿	大量输血

三、发病机制

ARDS 的发病机制尚未完全阐明。尽管有些致病因素可以对肺泡造成直接损伤，但是 ARDS 的本质是多种炎症细胞（巨噬细胞、中性粒细胞、血管内皮细胞、血小板）及其释放的炎性介质和细胞因子间接介导的肺炎症反应。ARDS 是系统性炎症反应综合征（systemic inflammatory response syndrome，SIRS）的肺部表现。SIRS 即指机体失控的自我持续放大和自我破坏的炎症瀑布反应；机体与 SIRS 同时启动的一系列内源性抗炎介质和抗炎性内分泌激素引起的抗炎反应成为代偿性抗炎反应综合征（compensatory anti-inflammatory response syndrome，CARS）。如果 SIRS 和 CARS 在疾病发展过程中出现平衡失调，则会导致多器官功能障碍综合征（multiple organ dysfunction syndrome，MODS）。ARDS 是 MODS 发生时最早受累或最常出现的脏器功能障碍表现。

炎症细胞和炎症介质是启动早期炎症反应与维持炎症反应的两个主要因素，在 ARDS 的发生、发展中起关键作用。炎症细胞产生多种炎症介质和细胞因子，最重要的是肿瘤坏死因子 -α（tumor necrosis factor-α，TNF-α）和白细胞介素 -1（interleukin-1，IL-1），导致大量中性粒细胞在肺内聚集、激活，并通过"呼吸爆发"释放氧自由基、蛋白酶和炎症介质，引起靶细胞损害，表现为肺毛细血管内皮细胞和肺上皮细胞损伤，肺微血管通透性增高和微血栓形成，大量富含蛋白质和纤维蛋白的液体渗出至肺间质和肺泡，形成非心源性肺水肿，透明膜形成，进一步导致肺间质纤维化。

四、临床症状和体征

急性呼吸窘迫综合征起病较急，可为 24~48h 发病，也可长至 5~7d。除原发病的相应症状和体征外，最早出现的症状是呼吸增快，并呈进行性加重的呼吸困难、发绀，常伴有烦躁、焦虑、出汗等。其呼吸困难的特点是呼吸深快、费力，患者常感到胸廓紧束、严重憋气，即呼吸窘迫，不能用常规吸氧疗法改善，亦不能用其他原发性心肺疾病（如气胸、肺气肿、肺不张、肺炎、心力衰竭）解释，可伴有胸闷、咳嗽、血痰等症状。病情危重者可出现意识障碍，甚至死亡等。体格检查：呼吸急促，鼻翼翕动，三凹征；听诊双肺早期可无啰音，偶闻及哮鸣音，后期可闻及细湿啰音，卧位时背部明显。叩诊可及浊音；合并肺不张叩诊可及实音，合并气胸则出现皮下气肿，叩诊呈鼓音等。

第二节　诊断与鉴别诊断

一、诊断标准

1967 年，Ashbaugh 首先提出 ARDS 的定义后，1994 年，美欧联席会议"AECC 定义"；2007 年，我国《急性肺损伤 / 急性呼吸窘迫综合征诊断与治疗指南（2006）》以及 2012 年"柏林定义"等，都是 ARDS 诊断逐渐发展的体现。目前，国际多采用"柏林定义"对 ARDS 做出诊断及严重程度分层。ARDS 的柏林定义：

1. 起病时间　已知临床病因后 1 周之内或新发 / 原有呼吸症状加重。
2. 影像学检查　胸部 X 射线检查可见不能完全用胸腔积液解释的双侧阴影、肺叶 / 肺萎陷、结节。
3. 肺水肿　其原因不能通过心力衰竭或水负荷增多来解释的呼吸衰竭，如果没有危险因素，就需要客观评估排除静脉阻塞性水肿。
4. 缺氧程度

（1）轻度：200mmHg < PaO_2/FiO_2 ≤300mmHg，PEEP 或 CPAP≥5cmH$_2$O，轻度 ARDS 组中可采用无创通气。

（2）中度：100mmHg < PaO_2/FiO_2 ≤200mmHg，PEEP≥5cmH$_2$O。

（3）重度：PaO_2/FiO_2 ≤100mmHg，PEEP≥5cmH$_2$O。

如果所在地区纬度高于 1 000m，应引入校正因子计算：PaO_2/FiO_2（气压 /760）。注：FiO_2：吸入气氧浓度；PaO_2：动脉血氧分压；PEEP：呼吸末正压通气；CPAP：持续气道正压通气。

此外，急性呼吸窘迫综合征患者诊疗过程中，常出现呼吸机相关性肺炎、机械通气相关性肺损伤、深静脉血栓形成、机械通气困难脱机、肺间质纤维化等。

二、鉴别诊断

上述 ARDS 的诊断标准并非特异性，急性呼吸窘迫综合征的病因繁多，发病机制复杂，故其鉴别诊断也比较困难。通常需要与之鉴别的疾病包括：心功能不全、肺动脉栓塞、补液过量、特发性肺纤维化急性加重等，由于这些疾病都存在呼吸窘迫与低氧血症，故其鉴别诊断尚需依靠病史、体格检查、实验室检查以及影像学检查。

（一）心源性肺水肿

心源性肺水肿与 ARDS 的鉴别要点见表 7-2。

表7-2 　心源性肺水肿与 ARDS 的鉴别要点

鉴别要点	心源性肺水肿	ARDS
病理学基础	压力性肺水肿，较少形成透明膜	渗透性肺水肿，透明膜形成
影响呼吸功能	较轻	重，极度呼吸困难
咳痰	粉红色泡沫样痰	早期无痰，晚期咳血水样痰
体征	双下肺为主，湿啰音，可伴哮鸣音	早期啰音不明显，后期广泛性湿啰音
影像学检查	肺门分布蝶形阴影	广泛分布不均一斑片影，以周边多见
血气改变	多轻度低氧	难以纠正的顽固性低氧
肺毛细血管楔压	升高	正常
治疗效果	强心利尿血管扩张剂效果好	反应差

（二）急性肺栓塞

多见于术后或长期卧床患者，血栓来自下肢深静脉或盆腔静脉。本病起病突然，有呼吸困难、胸痛、咯血、发绀、PaO_2 下降等表现，与 ARDS 不易鉴别。血乳酸脱氢酶上升，心电图异常（典型者 SQT 改变），放射性核素肺通气、灌注扫描等改变对诊断肺栓塞有较大意义。肺动脉造影对肺栓塞诊断意义更大。

（三）特发性肺间质纤维化

部分特发性肺间质纤维化患者呈亚急性发展，有Ⅱ型呼吸衰竭表现，尤其在合并肺部感染加重时，可能与 ARDS 相混淆。本病胸部听诊有 Velcro 啰音，胸部 X 射线检查呈网状、结节状阴影或伴有蜂窝状改变，病程发展较 ARDS 相对缓慢，肺功能为限制性通气障碍等可作鉴别诊断。

第三节　实验室与其他检查指标与评估

一、影像学检查

急性呼吸窘迫综合征胸部 X 射线检查与 CT 检查有如下表现。

（一）胸部 X 射线检查

早期（发病 <24h）胸部 X 射线检查可无异常表现，进而表现为双肺纹理增多并呈网格样，边缘模糊，其间有小斑片状阴影。发病 1～5d，胸部 X 射线检查表现以肺实变为主要特征，肺内的斑片状阴影常相互融合成大片状致密阴影，可见支气管充气征；病变多为两侧分布，双侧肺病变可不对称，少

数发生于单侧,上下肺野均可受累,但常以中下肺野和肺野外带较重。随着病情发展,胸部 X 射线检查表现为双肺密度呈广泛均匀增高,甚至与心影密度相当,简称"白肺"。

(二)肺部 CT 检查

在 ARDS 的早期,肺部特征改变是血管通透性均匀增高,因此水肿呈非重力性分布(均一性肺)。肺的重量由于水肿而增加,在重力的作用下,造成沿垂直轴肺区带(由腹侧到背侧)水肿程度逐渐加重或通气量进行性减少,以基底部肺区带的病变最为明显,导致水肿非均匀性分布。由于应用呼气末正压通气或患者体位改变,肺单位可重新开放并在随后的呼气过程中保持开放状态。但在 ARDS 晚期,病变又渐趋均匀,而较少有压迫性肺不张。与常规胸部 X 射线检查相比,CT 检查能够更准确地反映肺内病变区域大小,便于病情评估。CT 能较早发现间质性肺气肿和少量气胸等早期表现,这也是常规胸部 X 射线检查所无法比拟的。

(三)床旁超声

超声具有快捷无创、价格低廉、无辐射、可重复以及床旁实施等优点,在 ARDS 的诊疗中起重要作用。Lichtenstein 和 Mezière 提出肺超声能够早期辅助诊断 ARDS,下述超声征象提示 ARDS 的诊断:①非均匀的 B 线分布;②存在正常的肺实质(正常通气区);③胸膜线异常征象(不规则的胸膜线节段增厚);④前壁胸膜下实变;⑤肺滑动征减弱或消失。另外超声可评估 ARDS 肺复张效果以指导 PEEP 通气的选择,指导 ARDS 右心保护与机械通气策略,及时发现 ARDS 通气并发症,如气胸。

二、动脉血气分析

典型的改变为 PaO_2 降低,$PaCO_2$ 降低,pH 升高。根据动脉血气分析和吸入氧浓度可计算肺氧合功能指标,如肺泡 - 动脉血氧分压差[$P_{A-a}O_2$]、肺内分流量(QS/QT)、呼吸指数(RI = $P_{A-a}O_2/PaO_2$)、氧合指数(PaO_2/FiO_2)等指标,对建立诊断、严重性分级和疗效评价等均有重要意义。

目前在临床上以 PaO_2/FiO_2 最为常用。其具体计算方法为 PaO_2(mmHg)除以吸入氧比例(FiO_2,吸入氧分数值),如某位患者在吸入 40% 氧(吸入氧比例为 0.4)的条件下,PaO_2 为 80mmHg,则 PaO_2/FiO_2 为 80/0.4 = 200mmHg。PaO_2/FiO_2 降低是诊断 ARDS 的必要条件。正常值为 400～500mmHg,ARDS 时≤300。考虑到 ARDS 的病理生理特点,新的 ARDS 柏林定义对监测 PaO_2/FiO_2 时,患者的呼吸支持形式进行了限制,规定在监测动脉血气分析时,患者应用的呼气末正压通气(positive end-expiratory pressure,PEEP)/持续气道正压通气(continuous positive airway pressure,CPAP)不低于 5cmH$_2$O。

在早期,由于过度通气而出现呼吸性碱中毒,pH 可高于正常,$PaCO_2$ 低于正常。在后期,如果出现呼吸肌疲劳或合并代谢性酸中毒,则 pH 可低于正常,甚至出现 $PaCO_2$ 高于正常。

三、肺功能监测

1. 肺量计测定　肺容量和肺活量,残气量,功能残气量均减少。呼吸无效腔增加,若无效腔气量与潮气量比值(VD/VT)>0.6,提示须行机械通气。

2. 肺顺应性测定　在床旁测定的常为胸肺总顺应性,应用呼气末正压通气的患者,可按下述公式计算动态肺顺应性(dynamic lung compliance,CL_{dyn}),CL_{dyn} = 潮气量/(最大气道内压 – 呼气末正压)。肺顺应性检测可监测病情变化、观察治疗效果及指导呼吸机应用,而且对监测有无气胸或肺不张等合并症均有实用价值。

四、血流动力学监测

将 Swan-Ganz 导管经静脉插入上腔静脉或下腔静腔,通过右心房、右心室、肺动脉主干、左/右脉动脉分支,直到肺小动脉。通过此导管可以测定中心静脉压(central venous pressure,CVP)、右房舒张末压(right atrial end-diastolic pressure,RAEDP)、右心室内压(right ventricular pressures,RVP)、肺动脉收缩压(pulmonary artery systolic pressure,PASP)、肺动脉舒张压(pulmonary artery diastolic pressure,

PADP)、肺动脉平均压（mean pulmonary artery pressure，mPAP）及肺动脉楔压（pulmonary artery wedge pressure，PAWP），又称肺毛细血管楔压（pulmonary capillary wedge pressure，PCWP）。ARDS 患者 PAWP 一般 <12mmHg，若 >18mmHg 则支持左心衰竭诊断。

肺动脉漂浮导管可让临床医师获得较精确的血流动力学数据，但其为有创操作，风险较大，且参数结果解读困难。脉搏指数连续心输出量监测（pulse-induced contour cardiac output，PICCO）是一种较新的微创血流动力学监测技术，采用热稀释法可测得单次的心排血量，并通过动脉压力波型曲线分析技术测得 PICCO。临床上使用的 PICCO 监测仪只需置一根特殊的动脉导管和一根中心静脉导管，可进行心脏前后负荷参数和心肌收缩力参数测定：如心输出量、胸腔内血容量、全心舒张末期容积、全心射血分数、心功能指数等的连续测定；并能进行肺相关参数测定，如血管外肺水（extra vascular lung water，EVLW）的测定。PICCO 对心脏负荷的监测从压力监测发展为容量监测，减少了干扰容量判断的因素，还可以测定 EVLW，而对容量和肺水进行良好的管理。EVLW 是唯一可使肺毛细血管损伤程度和通透性量化的指标，正常值 3～7ml/kg，随着 EVLW 的增加，氧合指数和肺静态顺应性急剧下降，该动态变化可用于评估 ARDS 患者的治疗效果和预后。

五、肺血管通透性测定

1. 肺水肿液蛋白质测定　ARDS 患者肺毛细血管通透性增加，水分子和大分子蛋白进入间质或肺泡，使水肿液蛋白质含量与血浆蛋白含量之比增加，若比值 >0.7，考虑 ARDS，<0.5 为心源性肺水肿。

2. 肺泡 - 毛细血管膜通透性测定　应用双核素体内标记技术，以 ^{113} 铟（^{113}In）自体标记转铁蛋白，用以测定肺的蛋白质积聚量，同时以 ^{99m} 锝（^{99m}Tc）自体标记红细胞，校正胸内血流分布的影响。分别算出 ^{113} 铟、^{99m} 锝的肺 / 心放射计数比值，观察 2h 的变化，得出血浆蛋白聚集指数。健康人参考值为 0.138×10^{-3}/min。另外，PICCO 技术可测定肺血管通透性指数，正常值为 1～3，升高提示渗出性肺水肿。

六、病理学检查

急性呼吸窘迫综合征（acute respiratory distress syndrome，ARDS）显微镜下早期可见肺泡毛细血管弥漫性充血水肿、扩张，肺泡间隔增宽。肺泡腔内可见浆液、中性粒细胞、巨噬细胞及血红蛋白颗粒物质的渗出，即发生肺水肿。在呼吸性细支气管、肺泡管、肺泡表面可见一层均质红染的膜状物覆盖，即透明膜，透明膜由渗出的血浆蛋白、纤维素及崩解的肺泡上皮细胞碎屑共同构成。电子显微镜下可观察到板层小体不完整。当发生弥漫性肺泡损伤，II 型肺泡上皮细胞中的线粒体嵴被破坏或呈空泡化，内质网扩张。此外，肺内还可发生灶性出血、坏死及局限性肺萎缩。微血管内可见透明血栓及白细胞阻塞。发病第二周可见 II 型肺泡上皮及肺泡间隔纤维细胞增生，最终发生纤维化。部分患者在上诉病变的基础上可发生支气管肺炎及肺脓肿。

第四节　实验室检查指标的临床应用（案例分析）

【病史摘要】　患者，女，65 岁。

主诉：咳嗽、咳痰，发热 1 周伴气促 2d。

现病史：患者 1 周前受凉后出现咳嗽、咳痰，初咳为白色黏痰，后咳黄色脓性痰，伴发热、乏力、四肢肌肉酸痛，体温最高 39℃，伴畏寒，无明显寒战，至诊所抗感染治疗 5d（具体不详），症状无缓解，近 2d 上述症状进一步加重，咳嗽时痰中带血，伴胸闷气促，活动后明显，无恶心呕吐、胸痛、腹痛腹泻、尿频尿急、下肢水肿，门诊肺部 CT 示"双肺肺炎"，以"肺炎"收入。患者自发病以来，精神、饮食差，睡眠欠佳，大小便如常，体重无明显下降。

既往史：既往有高血压病史 10 余年，服用"硝苯地平缓释片 10mg，每日一次"，血压未监测。有糖尿病病史一年余，服用"格列齐特缓释片 30mg，每日一次"，血糖未监测。否认心脏病病史。无肝炎、结核等传染病及接触史，无重大外伤及输血史。否认肿瘤、传染病及遗传病病史。

个人史：生于原籍，无外地久居史，无疫区接触史。否认吸烟、饮酒嗜好。

婚育史：23 岁结婚，育有 2 子 1 女，配偶及子女均身体健康。

过敏史：否认药物及食物过敏史。

体格检查：①胸部：两肺可闻及湿性啰音，未闻及哮鸣音。心脏：心界不大，心率 140 次 /min，心律齐，各瓣膜听诊区未闻及病理性杂音。②四肢：脊柱及四肢无畸形，关节无红肿及活动障碍。双下肢轻度凹陷性水肿。③神经系统：双侧腹壁反射，肱二头肌、肱三头肌反射正常，跟腱反射正常。四肢肌力、肌张力正常。双侧巴宾斯基征、克尼格征、戈登征未引出。

实验室检查：

1. 血常规　WBC 12.31×10^9/L，NEU% 94.0%，RBC 3.63×10^{12}/L，Hb 119g/L，PLT 122×10^9/L。

2. 血生化　ALT 35U/L，AST 120U/L，ALB 27g/L，Cr 90μmol/L，K^+ 3.9mmol/L，Glu 18.6mmol/L。

3. 动脉血气分析　pH 7.36，$PaCO_2$ 27.7mmHg，PaO_2 48mmHg，SpO_2 84%，BE −5mmol/L，Lac 3.9mmol/L。

4. 呼吸机辅助通气下（FiO_2 80%）复查血气分析　pH 7.41、$PaCO_2$ 39mmHg、PaO_2 78mmHg、SpO_2 97%、BE 3.1mmol/L、Lac 3.8mmol/L。

5. 甲型 H1N1 流感病毒咽拭子阴性。

6. 胸部 CT　两肺多发斑片影，右侧明显，部分实变，可见支气管气象，右侧少量胸腔积液。

7. 心电图　窦性心动过速。

8. 心脏超声　升主动脉增宽，左房稍大，左室舒张功能减退，射血分数 64%。

【问题 1】　患者实验室检查要点是什么？

1. 血常规　WBC 12.31×10^9/L，NEU% 94%，RBC 3.63×10^{12}/L，提示急性感染。

2. 血生化　ALT 35U/L，AST 120U/L，ALB 27g/L，血糖 18.6mmol/L，提示肝功能不良，低蛋白血症，血糖控制差。

3. 动脉血气分析　pH 7.36，$PaCO_2$ 27.7mmHg，PaO_2 56mmHg，血气分析提示 I 型呼吸衰竭。呼吸机辅助通气下（FiO_2 80%），pH 7.41、$PaCO_2$ 39mmHg、PaO_2 72mmHg，氧合指数为 $PaO_2/FiO_2 = 97.5$，根据柏林定义，诊断重度 ARDS。

4. 肺部 CT　两肺多发斑片影，右侧明显，部分实变，内可见支气管气象，右侧少量胸腔积液，考虑重症肺炎。

5. 心电图　窦性心动过速。

6. 甲型 H1N1 流感病毒咽拭子　阴性，但不能完全排除甲型流感病毒感染。

7. 心脏超声　升主动脉增宽，左房稍大，左室舒张功能减退，射血分数 64%，不符合心源性肺水肿心脏表现。

【问题 2】　根据患者情况，临床初步诊断是什么？

1. 重症肺炎，急性呼吸窘迫综合征。

2. 2 型糖尿病。

3. 高血压病 1 级，高危。

4. 肝功能异常。

5. 低蛋白血症。

本 章 小 结

急性呼吸窘迫综合征是指心源性以外的各种肺内和肺外致病因素所导致的急性、进行性呼吸衰竭。主要病理特征是炎症导致的肺微血管通透性增高,肺泡腔渗出富含蛋白质的液体,进而导致肺水肿和透明膜形成,可伴肺间质纤维化。本章从疾病分级、病因、发病机制、临床症状和体征、诊断与鉴别诊断、实验室检查指标与评估等方面进行阐述。实验室检查中血气分析最为重要,典型的改变为 PaO_2 降低,$PaCO_2$ 降低,pH 升高,对建立诊断、严重性分级和疗效评价等均有重要意义。

（袁静萍　沈财成　金　阳）

第八章

纵 隔 肿 瘤

第一节 疾 病 概 述

纵隔是两侧纵隔胸膜之间的间隙及位于其中的气管总称，其解剖范围上界为第一胸椎、第一对胸肋和胸骨上缘构成的胸廓上口，下界是膈肌，前界为胸骨，后界为脊柱。根据目前纵隔解剖四分法可分为上纵隔、前纵隔、中纵隔和后纵隔。纵隔原发肿瘤是指纵隔内各种组织、细胞发生异型性增生而发展为良性或恶性肿瘤。各个区域都有常见的原发性纵隔肿瘤，临床上较常见的包括位于上纵隔的胸腺瘤和胸内甲状腺肿、前纵隔的畸胎瘤和后纵隔的神经源性肿瘤，以及可以发生在纵隔任何部位的淋巴瘤，以前、中纵隔更为常见。本章主要叙述在纵隔原发性肿瘤中较常见的胸腺瘤。

一、胸腺瘤

胸腺位于上纵隔内，胸腺形状差异较大，青年及成年人多呈典型的 V 型，为大小不等的左右叶，也有单叶和三叶，于胚胎 6 周时有第三咽囊上的一个皮芽逐渐发育形成，下降至上纵隔（多为上前纵隔），在青春期最大，至成人期缩小。属于淋巴器官，兼有内分泌功能，为 T 淋巴细胞成熟的场所，参与细胞免疫功能，胸腺发育障碍可导致原发性免疫缺陷病。胸腺肿瘤可分为原发性胸腺肿瘤和继发性胸腺肿瘤，后者多为淋巴瘤、肺及其他部位恶性肿瘤转移到胸腺。本节主要讨论原发性胸腺肿瘤。胸腺瘤高发年龄为 40~50 岁，女性多于男性。Muller-Hermelink 分类法将胸腺瘤分为髓质型、混合型、皮质型胸腺瘤，皮质型胸腺瘤又分为皮质为主型和"单纯"皮质型 2 个亚型。应用最为广泛的为WHO 分类法，第 8 版 WHO 胸腺上皮性肿瘤分类将胸腺瘤分为 A 型胸腺瘤、AB 型胸腺瘤、B 型胸腺瘤、胸腺癌及混合型胸腺癌五大类，其中又细分出不同亚型，包括不典型 A 型、B1 型、B2 型、B3 型胸腺瘤。

（一）病因和发病机制
胸腺瘤的病因和发病机制均尚未阐明。

（二）症状与体征
约半数患者无任何临床表现，主要症状大致可以分为因肿物增大压迫或侵犯邻近组织的局部症状和与胸腺伴发的全身性疾病。

症状：咳嗽、胸闷、气促、胸痛、呼吸困难、吞咽困难、心包和胸腔积液、因累及上腔静脉而导致的颜面部水肿及压迫喉返神经引起声嘶等症状。

与胸腺瘤伴发的有全身性、自身免疫性疾病，也常常伴有第二个原发肿瘤。包括神经肌肉相关疾病、血液系统相关疾病、皮肤病变、内分泌紊乱、腹腔疾病及自身免疫紊乱、免疫缺陷综合征及其他原发恶性肿瘤。国内相关报道多集中在神经系统中的重症肌无力及血液系统的单纯红细胞再生障碍性贫血和低蛋白血症。

1. 重症肌无力　重症肌无力（myasthenia gravis，MG）是神经 - 肌肉接头处传递障碍所致的自身免疫性疾病，病变主要累及神经肌肉接头突触后膜上乙酰胆碱受体，MG 多数起病隐袭，病程迁延，感染、情绪激动、过度劳累、妊娠、手术等可为诱因。首发症状多为眼外肌麻痹，瞳孔括约肌不受累，双眼病变常不对称。临床特征为受累骨骼肌病态疲劳,肌无力呈波动性,运动加重,休息后减轻,"晨轻暮重",全身骨骼肌均可受累,患者因延髓肌和呼吸肌受累引起呼吸功能受损称重症肌无力危象,是 MG 的常见死因。

根据 Osserman 分型可将 MG 分为以下类型:

(1) Ⅰ型:眼肌型(15%~20%),仅为眼肌受累,不向其他肌群发展,肾上腺皮质激素治疗有效,预后好。

(2) ⅡA 型:轻度全身型(30%),以四肢肌肉轻度无力为主要表现,可有眼肌受累,无明显延髓肌(咀嚼、吞咽、构音)受累,进展缓慢,对药物敏感,一般生活能自理。

(3) ⅡB 型:中度全身型(25%),四肢肌及延髓肌严重受累,对药物敏感性差。

(4) Ⅲ型:重症急进型(15%),急性起病,进展迅速,胸腺瘤高发,可发生危象,对药物敏感性差,常常需要气管切开,死亡率高。

(5) Ⅳ型:迟发重症型(10%),临床表现如Ⅲ型,但病程长,常由Ⅰ、ⅡA、ⅡB 型发展而来。

(6) 其他类型:包括新生儿重症肌无力,先天性重症肌无力、少年型重症肌无力。

诊断主要依据典型病史,症状的波动性和"晨轻暮重"特点,以及疲劳试验、药物试验、神经重复电刺激试验等诊断性试验。

2. 单纯红细胞再生障碍性贫血 单纯红细胞再生障碍性贫血(pure red-cell anemia, PRCA)是指选择性骨髓中红系细胞显著减少或缺如所致的一种贫血。它和自身免疫和胸腺肿瘤有密切的关系。分为先天性和获得性两种。获得性的又分为原发性和继发性,继发性又可分为急性与慢性,急性叫作急性造血功能停滞,多继发于某些病原感染或某些特征性疾病,如胸腺瘤、重症肌无力、恶性淋巴瘤、慢性白血病、系统性红斑狼疮(SLE)、血栓性血小板减少性紫癜等,其中以胸腺瘤最常见,据统计约 20%~50% 的病例合并胸腺瘤。

患者年龄多为 20~67 岁,多见于中年人。有的合并胸腺瘤,而胸腺瘤合并 PRCA 者约占全部胸腺瘤患者的 7%。PRCA 合并胸腺瘤患者中女性多于男性(2:1),但 PRCA 不合并胸腺瘤患者中男性多于女性。需要指出的是有些 PRCA 在病程中发生了白细胞减少、血小板减少,发展成再生障碍性贫血。

贫血是本病患者唯一的症状和体征。如合并胸腺瘤,其瘤体也较小,不易通过物理检查发现,一般不合并先天异常,血常规呈正色素性正细胞性贫血,网织红细胞绝对值减少,白细胞和血小板计数正常,骨髓中红系细胞明显减少,但粒系和巨核系细胞不减少。各种细胞形态无明显异常,偶有嗜酸性粒细胞增多者。

3. 低丙种球蛋白血症 低丙种球蛋白血症指先天性的或获得性的(白血病等)一部分或全部类型的血清免疫球蛋白浓度低于正常人的状态。在很多情况下也将无丙种球蛋白血症称为低丙种球蛋白血症。主要表现为对过敏反应延迟而出现易感染、腹泻、肺炎,等等。约 10% 的胸腺瘤患者出现低丙种球蛋白血症,多为老年人,临床上将胸腺瘤合并低丙种球蛋白血症又称伴胸腺瘤的免疫缺陷症。切除胸腺瘤对低丙球蛋白的改善帮助不大。伴发第二个原发肿瘤主要集中在肺、胃、肾脏、乳腺及妇科肿瘤。

(三)常用影像学检查

1. 超声 良性胸腺瘤超声表现多为圆形、椭圆形,有时也呈分叶状,轮廓整齐,有包膜回声,弱回声内部有密集点状强回声,均质,透声好。恶性胸腺瘤呈浸润性生长,图像呈不规则形,包膜回声消失或断续,内部回声强弱不等,后方回声可出现衰减。囊性变时可见液性暗区,回声不均,部分病例出现钙化时,可探测到点、条状强回声,后方有声影。

2. 胸部 X 射线 是目前胸腺瘤初步诊断的主要影像手段,可见肿瘤呈圆形或椭圆形,边界光滑,或有分叶,多位于心底部和升主动脉交界处,极少到达膈肌面,可向纵隔的一侧或两侧凸出,较大者可推挤心脏大血管向后移位。此外少数胸腺肿瘤因为胸膜异位而出现在颈部、甲状腺、肺内、肺门或气管后,恶性胸腺瘤胸膜转移时,可见胸膜多发性结节影。

3.胸部CT　相对于胸部X射线可更清晰地看到前述病变,能查出胸腺瘤的大小、范围及较小病变,且能判断肿瘤为实性还是囊性,并根据包膜是否完整、邻近胸膜是否不规则增厚、是否有心包积液及胸腔积液来判断手术切除的可能性。

4.MRI　对胸腺瘤压迫、侵犯血管显示较好,胸腺瘤在MRI上常显示为前纵隔圆形、卵圆形或分叶状肿块,MRI在区分肿瘤组织与血管及支气管上优于CT。

（四）诊断与鉴别诊断

1.诊断流程

（1）根据患者临床表现和体征疑诊胸腺瘤:患者出现咳嗽、胸闷、气促、胸痛、呼吸困难、吞咽困难、心包积液和/或胸腔积液,因累及上腔静脉而导致的颜面部水肿及压迫喉返神经引起声嘶等症状。与胸腺瘤伴发的有全身性、自身免疫性疾病,特别是患者出现重症肌无力症状要做胸腺相关影像学检查。

（2）对于可疑胸腺瘤患者进行初步评估:按需求完善前述影像学检查。

（3）病理学诊断:诊断胸腺瘤除了部分患者有相关临床表现及前述的各种辅助影像学检查之外,活组织检查可获得细胞学诊断和鉴别良恶性,其中主要采用经皮细针针吸活检,其他手段还有剖胸活检、纵隔镜、胸腔镜及前纵隔切开术。若CT判断肿瘤可行手术切除时,要避免针吸或剖胸活检,因为可能造成浸润性胸腺瘤种植。具体病理学,参照本章第二节中组织病理学在纵隔肿瘤诊断中的价值。

（4）临床分期:参考国际胸腺肿瘤协作组织（ITMIG）和国际癌症研究协会（IASLC）第8版胸腺瘤TNM分期（表8-1）。TNM的分期组合见表8-2。

表8-1　胸腺瘤TNM分期

原发肿瘤（T）	区域淋巴结转移（N）	远处转移（M）
Tx:原发肿瘤不能评估	Nx:区域淋巴结转移不能评估	Mx:远处转移不能评估
T0:无原发肿瘤证据	N0:无淋巴结转移证据	M0:无血行转移
T1:肉眼包膜完整,镜下无包膜浸润	N1:前纵隔淋巴结转移	M1a:转移至胸膜或心包结节
T2:肉眼见肿瘤侵犯包膜外结缔组织	N2:除前纵隔淋巴结转移外,还转移至胸内淋巴结和/或颈部淋巴结	M1b:肺内转移和远处转移
T3:肿瘤侵及周围器官,如:心包、大血管和肺	—	—
T4:胸膜及心包扩散	—	—

表8-2　TNM分期组合

分期	原发肿瘤T	区域淋巴结N	远处转移M
Ⅰ期	T1	N0	M0
Ⅱ期	T2	N0	M0
Ⅲa期	T3	N0	M0
Ⅲb期	T4	N0	M0
Ⅳa期	任何T	N1	M0
	任何T	N0, N1	M1a
Ⅳb期	任何T	N2	M0, M1a
	任何T	任何N	M1b

2. 鉴别诊断　主要与在纵隔中常见此部位的肿瘤鉴别。

（1）纵隔甲状腺肿：患者多无症状，多在胸部 X 射线检查时发现，常见症状为呼吸困难（活动颈部时加重）、咳嗽、声嘶、胸骨后疼痛，偶有上腔静脉阻塞症状。体检时可发现患者吞咽时肿物向上移动。CT 显像可示肿块与颈部甲状腺相连，局部有钙化灶，应用碘剂造影后肿块密度明显升高且持续时间较长。

（2）纵隔畸胎瘤：为临床较常见的纵隔原发肿瘤，因成熟度不同分为良恶性，良性为分化成熟的畸胎瘤，占 50%～70%，多无临床症状，常见表现为局部压迫导致胸痛、胸闷、咳嗽、吞咽困难等；未成熟畸胎瘤生长较快，呈浸润性，常见上腔静脉综合征，有声嘶、消瘦、干咳、呼吸困难、心包积液、恶性胸腔积液等。胸部 X 射线示肿块多位于前纵隔，部分患者瘤体内可见成熟骨骼和牙齿影像，较为可靠诊断成熟畸胎瘤。CT 检查诊断价值高于 X 射线检查，可以准确显示肿块部位、大小、外周轮廓、有无钙化、有无骨骼结构或牙齿等。

（3）胸腺组织增生：少见，多见于儿童、青少年。病变多为双侧性，也有单侧者，凸向纵隔一侧。X 射线、CT、MRI 提示胸腺弥漫增大，密度较高。临床有重症肌无力者占 50% 左右，对诊断有帮助。血清学检查若乙酰胆碱受体抗体升高，则为诊断本病有力的参考指标。在临床上认为胸腺增生时，可给予激素治疗性试验。

（4）纵隔内炎性假瘤：本病少见，病因不明，多为前纵隔圆形、卵圆形、边界清楚的肿物。切面黄色、灰色，实性。镜下为炎性细胞及特色泡沫细胞，动态观察变化不大，手术切除预后良好。

（5）恶性淋巴瘤：恶性淋巴瘤好发于前、中纵隔，患者临床表现为胸痛、咳嗽、咳痰、呼吸困难、声嘶和上腔静脉综合征，发热、寒战、食欲缺乏、体重下降等全身症状。胸部 CT 示前、中纵隔占位，向两侧生长，浸润到头臂血管之间。增强 CT 和 MRI 检查可以清楚地显示肿瘤的部位、范围、对邻近脏器的侵袭情况等。CT 或 B 超引导下，穿刺活检可以获得病理诊断。

二、纵隔畸胎瘤

畸胎瘤是指含有所在部位正常时所没有的多种形态组织的肿瘤，通常起源于外胚层、中胚层和内胚层中的两种，甚至三种胚层，纵隔特别是前纵隔为其常见部位。畸胎瘤产生原因目前无统一共识。畸胎瘤按其组成组织成熟度可分为成熟畸胎瘤和未成熟畸胎瘤，前者可分为囊性和实性两类，以良性囊性型为主，后者为恶性实体型。实性成熟畸胎瘤主要为实性肿块，组织的成熟程度介于良性囊性畸胎瘤和恶性未成熟畸胎瘤之间，未成熟畸胎瘤呈实体分叶状，由未分化成熟的组织组成。

（一）临床表现

畸胎瘤临床表现因成熟度不同而异。成熟畸胎瘤多为良性，常见于儿童和青年人，儿童起病的畸胎瘤多为良性。患者可无临床表现，可仅因其他原因行胸部 X 射线检查时发现，当肿块增大压迫邻近结构时，会出现胸痛、胸闷不适、咳嗽、吞咽困难等症状，少数患者可出现因肿块压迫支气管出现肺不张或肺炎。当肿瘤侵蚀到支气管时，患者可咳出毛发或皮质样物，可诊断胸内囊性畸胎瘤。若肿瘤溃破至纵隔可引起纵隔炎症，溃破入胸膜腔并继发感染时可引起脓胸，溃破入心包时可引起心包炎或心脏压塞。未成熟畸胎瘤多为恶性，肿瘤生长较快，呈浸润性生长，临床上常表现为上腔静脉综合征，患者消瘦、干咳、声嘶、呼吸困难，肿瘤侵犯胸膜和心包时，会引起胸腔积液和心包积液，少数可远处转移到肝脏、骨骼等。

（二）影像学检查

1. 胸部 X 射线　见多数畸胎瘤位于前纵隔内，邻近心脏大血管起始部，良性肿瘤呈圆形或卵圆形，轮廓光滑，恶性多呈分叶状。皮样囊肿周边可见钙化。少数患者瘤体内可见成熟骨骼和牙齿影像，据此可较为可靠诊断成熟畸胎瘤。肿块增大速度较快多为恶性畸胎瘤征象，但成熟畸胎瘤可因瘤内出血导致瘤体较快增大。当患者出现肺炎、肺不张、胸腔积液、心包积液、纵隔炎时，X 射线也会相应改变。

2. 胸部 CT　CT 检查对于诊断纵隔畸胎瘤价值要高于 X 射线检查,可清晰、准确显示肿瘤的位置、大小、形态、有无钙化、有无骨骼结构或牙齿。

三、纵隔甲状腺肿块

纵隔甲状腺肿在纵隔占位病变中占有不少比例,最多见为结节性甲状腺肿,多发于 40～50 岁女性,大部分纵隔甲状腺肿为颈部甲状腺肿在胸骨下的延伸,在胸廓开口附近,有一小的峡部将颈部和胸内两处的甲状腺肿相连,或为颈部结节性甲状腺肿的下极朝下滑入上纵隔内,极少数与颈部甲状腺无联系。

(一)临床表现

胸内甲状腺肿患者多无自觉症状,偶见于因其他原因行胸部 X 射线检查时发现,症状主要为呼吸困难(颈部活动时加重)、咳嗽、声嘶、胸骨后疼痛,部分见上腔静脉阻塞表现,另有少数患者有甲状腺功能亢进表现,甚至会出现甲状腺危象,体检时患者做吞咽运动时,肿物向上移动。

(二)影像学检查

1. 胸部 X 射线检查　行胸部 X 射线检查可见患者纵隔内边缘清楚、密度均匀的圆形或卵圆形肿块,边界光滑或分叶状,典型者位于上纵隔前部,可压迫食管使其向后移位,肿块内可有钙化。以下三点可作为 X 射线诊断纵隔甲状腺肿的依据:①肿块上端宽大与颈根部软组织影连续;②肿块上缘轮廓影消失,紧靠颈根部软组织影;③气管受压自颈部开始,向下延续至上纵隔。

2. 胸部 CT　当患者行胸部 CT 检查时,有下述表现可提示纵隔甲状腺肿:①肿块与颈部甲状腺相连;②肿块内钙化灶;③肿块的 CT 值相对较高,比邻近肌肉组织高 15HU;④应用碘造影剂注射后肿块密度明显升高,且持续时间长。

3. 放射性核素碘剂(碘-131)检查　对明确肿块性质有所帮助,但常有假阴性发生,因此当患者临床表现高度怀疑胸内甲状腺肿但碘剂造影检查结果阴性,这时建议行胸部 CT 检查协助诊断。

四、纵隔神经源性肿瘤

纵隔神经源性肿瘤约占纵隔占位性病变的 20%,其病理组织学类型较多,起源于周围神经的有神经鞘瘤(施万细胞瘤)、神经纤维瘤和神经源性肿瘤,起源于交感神经节的有神经节细胞瘤、神经节母细胞瘤和神经母细胞瘤。其中神经鞘瘤、神经纤维瘤、神经节细胞瘤等为良性肿瘤,神经源性肉瘤和神经母细胞瘤为恶性肿瘤,神经节母细胞瘤介于两者之间。良性肿瘤的发病率要高于恶性肿瘤者。

神经源性肿瘤可发生在任何年龄,以青年人发病率最高,其中神经纤维瘤、神经鞘瘤和神经源性肉瘤多见于成人,而神经节母细胞瘤和神经母细胞瘤多见于儿童。绝大多数纵隔神经源性肿瘤位于纵隔脊椎柱旁沟内,极少数发生于前纵隔内。

(一)临床表现

神经鞘瘤和神经纤维瘤患者通常无临床症状,仅因其他原因行胸部 X 射线检查时偶尔发现,少数患者出现胸痛、肩背痛或沿肋间神经走行的疼痛。患者也会有咳嗽、咯血、吞咽困难等,或出现喉返神经麻痹、霍纳综合征、Pancoast 综合征(肺尖肿瘤综合征)等。

(二)影像学检查

1. 胸部 X 射线　行胸部 X 射线检查可见患者位于纵隔脊柱旁的占位,多呈圆形、卵圆形或哑铃形,哑铃形的一部分在椎间孔内,边界清楚,密度均匀。

2. 胸部 CT　行胸部 CT 检查可清楚显示病变形状和部位,对于向椎体挤压生长者可显示椎体骨质压迫性吸收。肿块多为单个、多发者考虑神经纤维瘤病。

纵隔神经源性肿瘤单单靠临床表现和 X 射线检查结果难推断其病理学类型,也不易判断其良恶性。其余纵隔神经源性肿瘤的临床表现影像学检查与上述相似。

第二节 实验室与其他检查指标与评估

一、纵隔肿瘤实验室检查指标在纵隔肿瘤诊断中的价值

常规实验室检查对纵隔肿瘤的诊断意义不大,目前主要是对一些生化指标进行测定。对于所有纵隔肿瘤的患者,特别是年轻患者,应检测血清甲胎蛋白(alpha-fetoprotein,AFP)、β-人绒毛膜促性腺激素(β-human chorionic gonadotropin,β-HCG)、癌胚抗原(carcinoembryonic antigen,CEA)等。但这些指标在恶性生殖细胞肿瘤、畸胎瘤和其他恶性肿瘤中也升高。AFP 对于畸胎瘤,β-HCG 对于非精原细胞瘤,去甲肾上腺素和肾上腺素的代谢产物对于神经源性肿瘤的诊断意义较大。

(一)血清甲胎蛋白测定

化学发光法参考值,血清 0~9μg/L。甲胎蛋白主要在胎儿肝脏和卵黄囊合成,在胎儿 13 周时 AFP 占血浆蛋白总量的 1/3。在妊娠 30 周达最高峰,以后逐渐下降,出生时血浆中浓度约 40μg/L,在周岁时接近成人水平(低于 30μg/L)。当肝细胞或生殖腺胚胎组织发生癌变时,可产生大量甲胎蛋白。

1. 原发性肝癌血清 AFP 增高　其阳性率可达 67.8%~74.4%。在排除其他妊娠、活动性肝病、生殖腺胚胎瘤等,可以诊断肝癌。血清 AFP 检查诊断肝癌的标准为:① AFP>500μg/L 持续 4 周以上;② AFP>200μg/L 持续 8 周以上;③ AFP 由低浓度逐渐升高不降。但 20%~30% 的原发性肝癌 AFP 不升高,AFP 在肝癌出现症状之前的 8 个月就已经升高。故肝硬化、慢性肝炎患者、家族中有肝癌患者的人应半年检测 1 次 AFP。

2. AFP 动态变化与病情有一定关系　手术切除后 2 个月 AFP 应降至正常,不降低或降而复升提示手术效果欠佳或复发,同时又可做放疗、化疗效果和评价。

3. 急慢性肝炎、肝炎后肝硬化、药物诱导性肝病者　也有 10%~50% 的患者有一过性低水平升高(50~200μg/L)。AFP 含量高峰多在 ALT 的升高阶段,二者下降也一致,其 AFP 升高是由肝细胞再生引起。如果 AFP 升高而 ALT 正常或由高降低,则应多考虑原发性肝癌。

4. 生殖腺胚胎性肿瘤　患者血清中 AFP 浓度可见升高,睾丸、卵巢卵黄囊瘤、恶性畸胎瘤以及其他消化道肿瘤 AFP 可以升高。

5. AFP 可用于胎儿产前监测　妇女妊娠 3 个月后,血清 AFP 浓度开始升高,7~8 个月时达到高峰,一般在 400μg/L 以下,分娩后 3 周恢复正常。在神经管缺损、脊柱裂、无脑儿等,AFP 可由开放的神经管进入羊水而导致其在羊水中含量显著升高,AFP 可经羊水部分进入母体血液循环。85% 脊柱裂及无脑儿的母体血液 AFP 异常增高。

(二)血清人绒毛膜促性腺激素测定

血清 HCG 参考值,男性与未绝经女性<5U/L,绝经女性<10U/L。

1. 滋养细胞肿瘤诊断与治疗监测　①葡萄胎、恶性葡萄胎、子宫绒毛膜上皮癌、原发性卵巢绒毛膜上皮癌等患者 HCG 显著升高,可达每升 10 万到数百万。②滋养层细胞肿瘤患者术后 3 周 HCG 应<50U/L,8~12 周呈阴性;如 HCG 不下降,提示可能有残留病变。这类疾病易复发,故须定期检查。

2. 男性 HCG 升高　考虑睾丸肿瘤,升高 5% 为睾丸精原细胞瘤,升高 40%~60% 为睾丸胚胎性癌,升高 100% 为睾丸绒毛膜上皮癌。

3. 脑脊液中出现 HCG 增高　脑脊液/外周血 HCG 比例>60:1,提示脑转移。

4. 乳腺癌、胃肠道肿瘤、肺癌也可增高。

(三)血清癌胚抗原测定

CEA 化学发光法参考值为 0~5μg/L。

1. 癌胚抗原是一种广谱的肿瘤标志物　其血清浓度与多种肿瘤,特别是消化道肿瘤相关,CEA>20μg/L 常提示有恶性肿瘤。CEA 在恶性肿瘤中的阳性率依次为结直肠癌 70%,胃癌 60%,胰腺癌

55%，肺癌 50%，乳腺癌 40%，卵巢癌 30%，子宫内膜癌 30%。

2. 动态测定癌胚抗原可用于病情监视、疗效判断等。

3. 另外，慢性结肠炎、胰腺炎、结肠息肉、直肠息肉、萎缩性胃炎、肝硬化、溃疡性结肠炎、肠梗阻、胆道梗阻、胆囊炎、肝脓肿，以及吸烟者和老年人血清 CEA 可暂时性升高。某些良性疾病患者中，25% 的人血清 CEA 可暂时性升高。

二、组织病理学在纵隔肿瘤诊断中的价值

（一）胸腺瘤

胸腺瘤（thymoma）是胸腺上皮细胞发生的肿瘤，大多数为恶性。胸腺瘤虽少见，但却是成人纵隔（尤其是前上纵隔）最常见的肿瘤。胸腺瘤多呈器官样结构，有些患者可伴有重症肌无力。相当一部分患者可无明显症状，实验室检查无特异性的发现，除少数出现疾病相关伴发临床表现外，主要是通过体检偶然发现。

胸腺瘤无论从肿瘤大体形态方面还是从组织学形态方面都有一定的特征，注意这些特征对正确诊断有很大帮助。胸腺肿瘤的肉眼大体检查应注意其包膜的完整性和肿瘤切面的状况，A 型或 AB 型胸腺瘤常有完整的包膜，而恶性度较高的胸腺肿瘤多数包膜不完整，并常侵犯周围器官。此外肿瘤切面呈分叶状是多数类型胸腺肿瘤的特征，如 AB、B2 和 B3 等类型的胸腺瘤。但对于 B1 和 A 型胸腺瘤则这一特征通常不明显。胸腺瘤常有一些独特的组织结构特征，如血管周腔隙、胸腺小体（thymic corpuscle）及髓质岛等，掌握这一特征对胸腺瘤与其他肿瘤的鉴别诊断有重要的意义。

目前，对于胸腺上皮性肿瘤的治疗主要是以手术为主的综合治疗方案。对于首选手术的肿瘤患者，可根据临床分期以及病理类型等因素，进行适当的术后辅助放疗和 / 或化疗；对于局部晚期的手术患者，可采取诱导治疗 + 手术 + 术后辅助治疗的模式；对于广泛转移的患者，则采取化疗为主的全身治疗。

（二）A 型胸腺瘤（包括不典型 A 型胸腺瘤）

1. 定义 A 型胸腺瘤（type A thymoma）是一种通常由梭形或卵圆形上皮性肿瘤细胞构成，伴有或不伴有未成熟 T 淋巴细胞的胸腺上皮性肿瘤。

2. 临床特点 A 型胸腺瘤是胸腺肿瘤中相对少见的类型。在国际胸腺肿瘤协作组织（International Thymic Malignancy Interest Group，ITMIG）的数据库中，A 型胸腺瘤约占 11.5%，平均年龄为 64 岁。部分患者有重症肌无力或肿块压迫的症状，亦可无症状，通过体检偶尔发现。偶见单纯红细胞再生障碍性贫血仅 4 例报告，其他自身免疫性疾病罕见。实验室检查未发现异常，CT 检查一般肿瘤表面光滑、境界清楚。

A 型胸腺瘤治疗首选手术切除，绝大多数不用辅以术后辅助治疗，仅观察随访即可。

3. 病理变化 A 型胸腺瘤一般有包膜，境界清楚，切面灰白色，质硬，分叶常不明显，部分肿瘤可有局部的囊性变。肿瘤大小为 4～16cm。显微镜下见肿瘤有纤维性的包膜，内部纤维间隔不明显。肿瘤细胞的组织结构多样，肿瘤细胞可排列呈实性片状、束状、席纹状、车辐状或血管外皮瘤样结构，局部可见大小不等的微囊形成。少数可见菊形团样、腺样、肾小球样等排列。血管周围间隙不常见。通常缺少胸腺小体及髓样分化灶。肿瘤细胞呈梭形和 / 或卵圆形，染色质呈细腻粉末状，核仁不明显，核分裂少见。A 型胸腺瘤内一般淋巴细胞稀疏，可有一些成熟 T 淋巴细胞和少量不成熟 T 淋巴细胞（可通过免疫组织化学 TdT 染色证实），但不成熟 T 淋巴细胞数量在可数范围内。极少数 A 型胸腺瘤表现出肿瘤细胞密度增加并伴有细胞形态明显异型、核分裂增多和坏死，目前将这一类病变命名为不典型 A 型胸腺瘤，其临床意义尚待明确。

4. 免疫组织化学 肿瘤细胞弥漫表达 CK、CK19、P63、CK5/6 等上皮标记，但 CK20 阴性。部分肿瘤 EMA 可阳性。肿瘤细胞间可见少量 TdT 阳性的未成熟 T 淋巴细胞。

5. 鉴别诊断

（1）AB 型胸腺瘤：A 型胸腺瘤有时可出现淋巴细胞增多的区域，这时需要与 AB 型胸腺瘤鉴别，

详细的鉴别诊断见后述 AB 型胸腺瘤。

（2）B3 型胸腺瘤：如果存在大量的血管周围间隙，强烈支持梭形细胞 B3 型胸腺瘤的诊断。如果肿瘤细胞核形状大小一致，存在大量毛细血管，见有菊形团结构、微囊区和肿瘤细胞 CD20 阳性，则支持 A 型胸腺瘤。

（3）孤立性纤维性肿瘤：为间叶源性肿瘤，具有或多或少的纤维形成的区域。免疫组织化学 CK 阴性，CD34、STAT6 阳性。

（4）类癌 / 不典型类癌：少数 A 型胸腺瘤可见菊形团样、腺样结构，须与胸腺发生的类癌 / 不典型类癌鉴别，主要依靠免疫组织化学，类癌 / 不典型类癌肿瘤细胞表达神经内分泌标志如 Syn、CgA 及 CD56，而 A 型胸腺瘤不表达神经内分泌标志。

（5）胸腺肉瘤样癌（梭形细胞的胸腺癌）：不典型 A 型胸腺瘤有时需要与胸腺肉瘤样癌（梭形细胞的胸腺癌）鉴别。胸腺肉瘤样癌具有明显恶性特征，如细胞异型明显，核分裂常见，可见坏死等；如局部 CD20 阳性则支持不典型 A 型胸腺瘤，如果保留有 A 型胸腺瘤的组织结构，局部出现坏死和核分裂增多的不典型性，也倾向诊断不典型 A 型胸腺瘤。

（三）AB 型胸腺瘤

1. 定义　AB 型胸腺瘤（type AB thymoma）是一种器官样的胸腺上皮性肿瘤。它由两种成分构成，一种是淋巴细胞稀少的梭形细胞（A 型）成分；另一种是淋巴细胞丰富的（B 型）成分伴有明显的不成熟 T 细胞。这两种成分的构成比例可以有很大差异。

2. 临床特点　AB 型胸腺瘤是最常见的胸腺瘤组织学亚型。ITMIG 的数据库中 AB 型胸腺瘤约占 23%，平均年龄为 57 岁。影像学表现 AB 型胸腺瘤绝大多数境界清楚。AB 型胸腺瘤治疗以手术切除为主。绝大多数术后不用辅以放化疗，仅观察随访即可。

3. 病理学检查　AB 型胸腺瘤通常有包膜，界清。肿瘤切面灰白色，质硬韧，可见粗细不等的纤维条索将肿瘤分割，呈大小不等的结节状。肿瘤大小为 3～14cm。显微镜下 AB 型胸腺瘤由两种成分构成，一种是缺乏淋巴细胞的梭形的 A 型成分，所有的 A 型胸腺瘤的特点可以在 A 型成分中出现，并且 A 型成分中的梭形细胞束形似间质纤维细胞，故常被误诊为肿瘤的间质成分，这一点应引起高度的重视。另一种是富于淋巴细胞的 B 样成分伴有明显的不成熟 T 细胞。这两种成分的构成比例可以差异很大，镜下可见到三种情形：第一种是 A 型的成分和 B 型的成分比例相当，两种成分可以在界限分明地独立区域存在，也可相互小范围地混杂存在，以此比例构成的经典的 AB 型胸腺瘤一般诊断并不困难；第二种情形是以 A 型胸腺瘤成分为主，可见极少量的 B 型成分，即富于淋巴细胞的区域极少或淋巴细胞的数量不足时，首先需要对未成熟淋巴细胞进行计数，同时可能需要评估富于淋巴细胞的区域在整个肿瘤中的比例。如果未成熟淋巴细胞不可数，不管该区域所占的比例有多少，直接诊断 AB 型胸腺瘤；如未成熟淋巴细胞较多，但可以数得清，则需计数该区域在整个肿瘤中的比例，如大于 10%，则诊断 AB 型；如果未成熟淋巴细胞缺乏或较少（无须进行计数）或虽然较多但可数得清（但该区域所占肿瘤的比例 <10%），则诊断 A 型胸腺瘤；第三种情形是 A 型成分少，主要是 B 型成分，则需要和 B 型胸腺瘤鉴别，这时，即使出现极少量成纤维细胞样的 A 型成分，也应诊断 AB 型胸腺瘤，同时注意和真正的纤维间隔中的肌成纤维细胞进行鉴别。AB 型胸腺瘤髓质岛罕见，胸腺小体一般缺乏，一般无血管周围间隙。

4. 免疫组织化学　肿瘤细胞不同程度的表达 CK（AE1/AE3）、CK19、CK5/6、CK7 等常见的 CK 标志（除 CK20 外）。肌成纤维细胞样的梭形上皮细胞表达 EMA。肿瘤性上皮细胞 CD20 可表达不同程度的阳性。肿瘤组织中可见较多 TdT 阳性的未成熟 T 细胞。

5. 鉴别诊断

（1）A 型胸腺瘤：AB 型胸腺瘤除 A 型区域外，尚有多少不等的 B 样区（即淋巴细胞丰富区）；而 A 型胸腺瘤不含或含有很少量（容易计数）的 TdT 阳性 T 淋巴细胞，如果 >10% 的范围出现中等量 TdT 阳性 T 淋巴细胞区域（较多，但仍可以计数），或含有任意范围的大量（不可计数）TdT 阳性 T 淋巴细胞区域,则诊断为 AB 型胸腺瘤。

（2）B1/B2 型胸腺瘤：AB 型胸腺瘤当 A 型区域较少时,需与 B1/B2 型鉴别诊断,详见 B1/B2 型胸腺瘤。

（四）B1 型胸腺瘤

1. 定义　B1 型胸腺瘤（type B1 thymoma）是一种胸腺上皮性肿瘤,它的组织结构和细胞形态非常类似于正常的胸腺组织。表现为大量的不成熟 T 淋巴细胞伴有散在的肿瘤性上皮细胞,同时可见多少不等的髓质分化的区域。

2. 临床特点　ITMIG 的数据库中 B1 型胸腺瘤约占 17%,平均年龄为 53 岁,35% 患者伴有重症肌无力,女性发病占较多。约占 1/3 的 B1 型胸腺瘤没有症状,仅是体检时偶然发现；其他为自身免疫性疾病或局部症状,影像学上 B1 型胸腺瘤多数边界尚清楚,少数在发现时已有胸膜转移。B1 型胸腺瘤治疗以手术切除为主,术后根据临床分期、手术切除的完整性等因素决定是否辅以放疗。

3. 病理学检查　肉眼检查 B1 型胸腺瘤通常有包膜,切面灰白色,质嫩,多无纤维条索分隔。肿瘤大小为 3.5～12cm。显微镜下 B1 型胸腺瘤的组织结构类似正常胸腺,表现为以大量增生的未成熟的淋巴细胞中见散在分布的上皮性肿瘤细胞,上皮性肿瘤细胞边界不清,细胞质淡嗜伊红色,卵圆形或稍不规则的圆形核,核染色质淡、核膜清楚,有时可见小的中位核仁。肿瘤细胞一般不呈团。肿瘤组织中常可见淡染的髓样分化区。髓样分化区没有或仅有很少的不成熟淋巴细胞,取而代之的是成熟的 B 细胞和 T 细胞,可见胸腺小体和肌样细胞,可见血管周围间隙,但不是诊断所必须。

4. 免疫组织化学　肿瘤细胞表达 CK（AE1/AE3）、CK5/6、CK19、P63 等上皮标记,不表达 CK20,不表达 CD5 和 CD117,一般表达皮质型抗体如 Cathepsin V。肿瘤细胞间可见大量的 TdT 阳性未成熟 T 淋巴细胞,髓样分化区以 CD30 阳性的 B 淋巴细胞为主。

5. 鉴别诊断

（1）胸腺增生：B1 型胸腺瘤有时需要与胸腺增生鉴别。大体检查上 B1 型胸腺瘤可见界线清楚的肿瘤,而增生的胸腺组织质地类似致密的脂肪组织,界线通常不清楚。显微镜下胸腺增生仍保留胸腺的小叶结构,仅是小叶增大及数量增多。B1 型胸腺瘤不存在正常胸腺的小叶结构,肿瘤组织主要由大量密集的未成熟淋巴细胞及散在其间的一些肿瘤性上皮细胞所构成,局部见灶性髓样分化区,这与胸腺小叶的组织构成完全不同。

（2）B2 型胸腺瘤：B2 型胸腺瘤上皮性肿瘤细胞明显较多,细胞排列呈团（要求有≥3 个连续存在的肿瘤细胞）,且 B2 型胸腺瘤可见较多的血管周围间隙。

（3）AB 型胸腺瘤：如出现梭形的上皮细胞（EMA 表达阳性）,无论所占比例多少,均要考虑诊断 AB 型胸腺瘤的可能。

（4）T 淋巴母细胞性淋巴瘤：由大量的不成熟淋巴细胞增生构成,但无上皮性肿瘤细胞的增生,也不见有 B1 型胸腺瘤中常可见淡染的胸腺髓质分化区。此外发病年龄也有所不同,一般 T 淋巴母细胞性淋巴瘤的发病年龄多为青少年,胸腺瘤的发病年龄通常要更大一些。

（五）B2 型胸腺瘤

1. 定义　B2 型胸腺瘤（type B2 thymoma）是一种淋巴细胞丰富的胸腺上皮性肿瘤,肿瘤性上皮细胞呈多角形,有大量未成熟的 T 淋巴细胞,上皮细胞往往呈小团、小巢状分布,细胞密度高于 B 型胸腺瘤和正常胸腺组织,可有或无髓样分化区。

2. 临床特点　ITMIG 的数据库中 B2 型胸腺瘤约占 28%,平均年龄为 52 岁,54% 患者伴有重症肌无力。B2 型胸腺瘤影像学特点为部分界线清楚,部分侵犯周围正常结构。B2 型胸腺瘤治疗首先以手术切除为主,大多数患者术后需结合临床分期辅以必要的放疗和 / 或化疗。

3. 病理学检查　肉眼检查发现 B2 型胸腺瘤通常界线不清,呈浸润性生长。肿瘤切面灰白色,质硬韧,可见粗细不等的纤维条索将肿瘤分割成大小不等的结节状,常侵犯周围脂肪组织。显微镜下肿瘤细胞明显多于 B1 型胸腺瘤散在或呈小团（≥3 个连续肿瘤细胞）分布于大量未成熟的 T 淋巴细胞间。肿瘤细胞呈圆形或多角形,核染色质空泡状,可具有小而明显的核仁。少数病例可出现细胞的不典型表现(常常局灶)。肿瘤组织中可见较多的血管周围间隙,但髓质岛和胸腺小体不常见。有时可见淋巴滤泡,尤其是在重症肌无力的患者中,当使用类固醇激素治疗后,可出现明显的组织细胞浸润、淋巴细胞减少和坏死。

4. 免疫组织化学　肿瘤细胞一般表达 CK(AE1/AE3)、CK5/6、CK19、P63 等上皮标记,不表达 CK20,可不同程度表达 EMA 和 GLUT-1。不表达 CD5 和 CD117,一般表达皮质型抗体如组织蛋白酶(cathepsin)。可见较多的 TdT 阳性未成熟淋巴细胞。

5. 鉴别诊断

(1) AB 型胸腺瘤:详见 AB 型胸腺瘤。

(2) B3 型胸腺瘤:详见 B3 型胸腺瘤。

(3) 胸腺癌:个别 B2 型胸腺瘤伴间变时,需与胸腺癌鉴别。鉴别要点是 B2 型胸腺瘤伴间变时,仍保留叶状的生长方式,可见明显的血管周围间隙及 TdT 阳性的未成熟淋巴细胞,肿瘤细胞不表达 CD5/CD17。

(4) 弥漫大 B 细胞淋巴瘤:异型的细胞表达是 B 淋巴细胞的标志,肿瘤细胞不表达 CK,且缺乏 TdT 阳性的非肿瘤性成分。

(5) 精原细胞瘤:肿瘤细胞表达 PLAP、SALL4、OCT3/4 等生殖细胞的标记。

(六) B3 型胸腺瘤

1. 定义　B3 型胸腺瘤(type B3 thymoma)是一种以上皮细胞为主的胸腺上皮性肿瘤,它包括轻、中度异型的多角形细胞,呈片状或实体型生长,其间夹杂有少量非肿瘤性的未成熟 T 细胞。

2. 临床特点　ITMIG 的数据库中 B3 型胸腺瘤约占 21%,平均年龄为 52 岁,有 40% 的 B3 型胸腺瘤有重症肌无力。影像学上 B3 型胸腺瘤多数界限不清,可侵犯周围正常结构,甚至累及胸膜。B3 型胸腺瘤治疗首先以手术切除为主,绝大多数患者术后需结合手术切除的程度、临床分期等辅以必要的放疗和 / 或化疗。

3. 病理学检查　肉眼检查 B3 型胸腺瘤通常包膜不完整,常侵犯周围正常器官或组织。肿瘤切面灰白色,质硬韧,可见粗细不等的纤维条索将肿瘤分割成大小不等的结节状。肿瘤大小为 17~25cm。显微镜下 B3 型胸腺瘤细胞被粗细不等的纤维条索分隔呈多结节状。可见明显的血管周围间隙,部分肿瘤细胞可沿血管周围间隙呈栅栏状排列。偶可见胸腺小体,伴重症肌无力时可出现淋巴滤泡。肿瘤细胞呈多角形,细胞质嗜酸或透明,核圆形、卵圆形,有时有核沟或呈葡萄干样。核仁不明显或显著,少数 B3 型胸腺瘤可局部出现梭形细胞特征。少数 B3 型胸腺瘤与胸腺鳞状细胞癌(简称胸腺鳞癌)在免疫表型方面出现相互交替的现象,基于传统组织学重要性优先的原则,对这类现象 ITMIG 有如下规定:①组织学上呈现典型的 B3 型胸腺瘤病例,即使上皮细胞部分表达 CD5、CD117、GLUT1 或 MUC1,仍诊断 B3 型胸腺瘤;②组织学上呈现典型 B3 型,但 TdT 阴性的胸腺瘤病例,如果 CD5/CD117 阴性,仍诊断 B3 型胸腺瘤;③组织学呈现 B3 样的肿瘤,如果 TdT 阴性,但肿瘤细胞 CD3 和 / 或 CD117 阳性,这类肿瘤因为缺少胸腺鳞癌的两个基本特征(明确的核异型及细胞间桥)和 B3 型胸腺瘤的重要特点(TdT 阳性的 T 淋巴细胞),故将这类肿瘤被实验性地暂时归入 B3 型胸腺瘤 / 胸腺鳞癌交界性上皮性肿瘤。

4. 免疫组织化学　肿瘤细胞一般表达 CK(AE1/AE3)、CK5/6、CK19、P63 等上皮标记,不表达 CK20,可不同程度表达 EMA 和 GLUT-1。肿瘤细胞不表达 CD5 和 CD117,一般表达皮质型抗体如 Cathepsin V。95% 以上的肿瘤间质内可见 TdT 阳性表达的未成熟 T 淋巴细胞。

5. 鉴别诊断

(1) B2 型胸腺瘤:B3 型胸腺瘤以上皮增生为主,形成片巢状,肿瘤细胞数量明显超过 B2 型胸腺瘤,肿瘤性上皮细胞间夹杂有少量未成熟淋巴细胞,在 HE 染色的低倍镜下呈现粉红色的外观,而 B2 型胸腺瘤因夹杂有更多的未成熟淋巴细胞,HE 染色的低倍镜下呈现蓝色外观。血管周围间隙数量和形态特征及细胞核大小对鉴别诊断意义不大。

（2）A 型胸腺瘤：主要是和梭形细胞 B3 型胸腺瘤鉴别，详见 A 型胸腺瘤鉴别诊断。

（3）胸腺鳞状细胞癌：B3 型胸腺瘤细胞异型性轻、中度，可见明显的血管周围间隙，并伴有未成熟的 T 淋巴细胞，而胸腺鳞癌的细胞异型性更大，有时部分肿瘤细胞可见细胞间桥，一般无 TdT 阳性的未成熟淋巴细胞，且肿瘤细胞 CD5 和 / 或 CD117 阳性表达。当 B3 型胸腺瘤伴有间变时，鉴别会比较困难，主要还是根据肿瘤是否保留典型的胸腺瘤的特点（分叶状结构、血管周围间隙、无明显的促结缔组织增生反应及具有 TdT 阳性的 T 细胞和 CD5/CD117 共表达阴性）来进行鉴别诊断。当具有典型的 B3 型胸腺瘤的形态，但 CD5 和 CD117 局灶表达和 / 或缺乏 TdT 阳性的 T 细胞，仍须诊断 B3 型胸腺瘤。

（4）类癌：B3 型胸腺瘤的间质见明显的血管周围间隙。B3 型胸腺瘤细胞间见少量未成熟的 TdT 阳性的 T 淋巴细胞，而类癌通常没有；且类癌除上皮阳性外，一般 CgA、Syn 和 CD56 有明确的阳性表达。

（七）伴有淋巴样间质的微结节型胸腺瘤

1. 定义　伴有淋巴样间质的微结节型胸腺瘤（micronodular thymoma with lymphoid stroma，MNT）是一种以温和的梭形或卵圆形细胞排列成小的结节状的上皮岛，其间为无上皮分布的淋巴样间质（有时伴淋巴滤泡形成）的胸腺上皮性肿瘤。

2. 临床特点　MNT 为胸腺瘤中的少见类型。ITMIG 的数据库中 MNT 占所有胸腺瘤的 14%（平均年龄为 73 岁）。一般无明显的症状，多为偶然发现，罕见重症肌无力的报道。CT 多表现为前、上纵隔的界线较清楚的肿块。文献中有广泛浸润及胸膜种植的报道。治疗首选手术切除，按第 8 版胸腺瘤 TNM 分期中 I、II 期的患者基本上无须术后放疗。

3. 病理学检查　肉眼检查肿瘤多数有包膜，切面灰白，质硬，可隐约有结节感。显微镜下肿瘤无明显的分叶状结构，肿瘤细胞排列成小的实性巢或岛状，被大量的淋巴组织分隔，局部淋巴组织有淋巴滤泡形成，伴或不伴生发中心，可见多少不等的浆细胞。结节内也见少量淋巴细胞，有时可见囊形成。不见胸腺小体和血管周围间隙。肿瘤细胞温和，短梭形或卵圆形，细胞质少，核卵圆形或长圆形，染色质颗粒状，核仁不明显，核分裂缺乏。

4. 免疫组织化学　肿瘤性上皮细胞 CK（AE1/AE3）、CK5/6、CK19 阳性，CK20 阴性。淋巴样间质中大部分是 CD20 阳性 /CD79α 阳性的 B 细胞和 CD5 阳性 /TdT 阴性的 T 细胞，仅在上皮结节周围可见一些 TdT 阳性的未成熟 T 淋巴细胞，但在上皮细胞间 TdT 阳性的未成熟 T 淋巴细胞很少。

5. 鉴别诊断

（1）胸腺滤泡性增生：在几乎正常结构的胸腺髓质中见淋巴滤泡形成，上皮细胞呈网状分布，一般呈萎缩状态，无典型的上皮细胞岛形成，仍可见胸腺组织的分叶状生长方式并可见胸腺小体。

（2）AB 型胸腺瘤：AB 型胸腺瘤的淋巴细胞和上皮细胞是混合存在的，而 MNT 的淋巴组织中无上皮细胞网存在。

（3）微结节型胸腺癌：两种肿瘤的组织结构类似，但微结节胸腺癌的细胞异型更大，表现为细胞核大，核空泡状，核仁明显，可见较多的核分裂，有时可见坏死。通常无 TdT 阳性的未成熟淋巴细胞。

（4）胸腺淋巴上皮瘤样癌：两者都有淋巴样的间质，但肿瘤细胞的异型性不同。MNT 细胞温和，而胸腺淋巴上皮瘤样癌的肿瘤细胞具有明显的异型性（包括细胞核空泡状、核染色质深，核仁明显等），胸腺淋巴上皮瘤样癌的肿瘤细胞有明显的合体型生长方式，且肿瘤性上皮和淋巴细胞是混合存在的。近半数的胸腺淋巴上皮瘤样癌 EBER 原位杂交核阳性。

（八）化生性胸腺瘤

1. 定义　化生型胸腺瘤（metaplastic type thymoma）是由温和的梭形细胞和散落其中的实性上皮样细胞所构成，两种成分之间可呈现陡然转换或渐变存在的。

2. 临床特点　化生型胸腺瘤罕见，仅个案报道。一项回顾性研究 186 例胸腺瘤中仅有 2 例化生型胸腺瘤。一般无明显的症状，多为偶然发现，或为一些咳嗽、呼吸困难、胸痛等非特异性症状，偶有伴发重症肌无力的报道。CT 示前纵隔肿块，一般界线清，治疗首选手术治疗，绝大多数术后不须辅以放疗。

3. 病理学检查　大体上化生型胸腺瘤切面灰白色，质硬韧。化生型胸腺瘤显微镜下见肿瘤细胞具双向分化，上皮样成分和梭形细胞成分可为陡然分界，也可为渐变过渡，两种成分比例不一，淋巴细胞很少或缺乏，肿瘤细胞形成吻合的岛或宽阔的梁状结构，可呈鳞样或旋涡状，有时可见肿瘤细胞岛被嗜伊红的明变性的物质分隔。在上皮岛之间可见温和的成纤维细胞样的梭形细胞呈束状或席纹状排列。无典型胸腺瘤具有的分叶状生长方式和血管周围间隙。肿瘤细胞呈圆形、多角形或肥胖的梭形，核卵圆或有核沟，核染色颗粒状，小核仁，中等量嗜酸性粒细胞胞质。一些细胞核可大、多形性，但一般无核分裂象，坏死罕见。

4. 免疫组织化学　上皮样细胞 CK 阳性、P63 阳性、EMA 不定，但通常在梭形细胞成分中表达。Vim 阴性，梭形细胞 CK 阴性或有时阳性、P63 阴性、EMA 和 Actin 局灶阳性、Vim 阳性。两种成分CD5、CD20、CD34 和 CD117 均阴性。绝大多数肿瘤内无 TdT 阳性的未成熟 T 淋巴细胞。

5. 鉴别诊断

（1）肉瘤样癌：肿瘤细胞异型明显，核分裂象常见，见明显凝固性坏死。

（2）滑膜肉瘤：间叶源性肿瘤伴不同程度的上皮分化，尤其是双向型滑膜肉瘤。肿瘤细胞一般异型明显，可 CD99 和 Bcl-2 阳性，可有 *SS8-SSX* 融合基因的表达。

（3）恶性间皮瘤：尤其是双向型的恶性间皮瘤，往往和胸膜有关，肿瘤细胞异型明显，一般间皮瘤相关检查指标阳性。

（4）孤立性纤维性肿瘤：呈单向性分化的梭形细胞肿瘤，肿瘤细胞 CK⁻、CD34⁺、Bcl-2⁺、STAT6⁺。

6. 预后　大多数预后良好，有个别术后复发、死亡的报道。有个案进展为肉瘤样胸腺癌。

（九）其他罕见胸腺瘤

1. 显微镜下胸腺瘤

（1）定义：显微镜下胸腺瘤（microscopic thymoma）是指多灶性的胸腺上皮样细胞的增生，增生的上皮样细胞灶最大直径小于 1mm。有学者认为该病是胸腺上皮的结节状增生。

（2）临床特点及病理变化：显微镜下胸腺瘤极其罕见，组织学改变是在胸腺皮质、髓质或周围脂肪组织中见温和的胖梭形或多角形的上皮细胞形成边界清楚的结节，病变没有明显包膜，通常不见血管周围间隙，上皮细胞周也缺乏未成熟 T 淋巴细胞等胸腺肿瘤常见的组织学特征。周围胸腺组织呈萎缩状态或有淋巴滤泡增生。

2. 硬化型胸腺瘤

（1）定义：硬化型胸腺瘤（sclerosing thymoma）是一种罕见的伴有大量胶原化间质的胸腺瘤。

（2）临床特点及病理学检查：十分罕见，预后良好。显微镜下见肿瘤性上皮细胞被有明显透明变性的纤维性间质包绕，通常缺乏 TdT 阳性的 T 淋巴细胞，有时可见典型的胸腺瘤区域，但多数情况下胸腺瘤亚型分类比较困难，有些病例可见营养不良型的钙化、胆固醇性肉芽肿和小的囊形成。

（3）鉴别诊断：①硬化性纵隔炎：大量纤维硬化的组织中夹杂有各类炎症细胞浸润和少许残留的胸腺上皮细胞。硬化型胸腺瘤通常不见有各类型炎症细胞浸润，而且有明显的胸腺瘤成分或胸腺瘤性上皮细胞增生。②孤立性纤维性肿瘤：其表现为梭形细胞肿瘤，有时可伴有胶原性间质，但肿瘤细胞表达 CD5 和 STAT6。

3. 脂肪纤维腺瘤

（1）定义：胸腺脂肪纤维腺瘤（thymic lipofibroadenoma）为一种似乳腺纤维腺瘤样的胸腺良性肿瘤。

（2）临床特点及病理学检查：罕见，仅有个案报道，预后良好。显微镜下见大量的纤维性或透明变性的间质中见狭长的上皮细胞条索，其间夹杂有多少不一成熟脂肪细胞和少许淋巴细胞。可见胸腺小体和钙化。上皮细胞表达 AEl/AE3 和 CK19 等，淋巴细胞 TdT 表达阴性。

（3）鉴别诊断：①胸腺脂肪瘤：以脂肪细胞为主，缺乏脂肪纤维腺瘤中的大量纤维性成分。②胸腺瘤伴硬化：极少数胸腺瘤具有典型的胸腺组织形态学和免疫标记特点，在肿瘤部分区域可伴有纤维化，但肿瘤内无混杂成熟的脂肪细胞。

（十）胸腺癌

1. 胸腺鳞状细胞癌

（1）定义：胸腺鳞状细胞癌（thymic squamous cell carcinoma，TSCC）是一类起源于胸腺上皮的具有鳞状上皮分化的恶性上皮性肿瘤，鳞样分化包括形态学表型显示角化和 / 或细胞间桥以及免疫组化表达高分子量角蛋白、P63，同时不具有胸腺瘤的组织结构特征，如分叶状结构、血管周围间隙等。

（2）临床特征：胸腺癌的发生率占所有胸腺上皮性肿瘤的 17%～22%，而 TSCC 是胸腺癌中最常见的类型，约达 70% 的胸腺癌均为鳞状细胞癌。影像学表现为前纵隔的形态不规则的肿块，通常边界不清，侵犯邻近组织及器官如肺、胸膜及心包等。还可以伴发纵隔淋巴结肿大。TSCC 首选手术治疗，但因肿瘤侵犯心脏、大血管广泛转移而失去手术机会时，则选择放化疗治疗；对于能手术治疗的患者，术后也常常加做放化疗，以期减少肿瘤复发和转移。

（3）病理学检查：胸腺鳞状细胞癌大体表现呈浸润性，缺乏包膜，界线不清，侵犯邻近肺、胸膜、血管及心包组织。肿瘤质地硬，灰白色，常伴灶性坏死和出血。镜下见肿瘤细胞呈巢片状、岛状或条索状排列，由多角形细胞组成，异型性明显，核呈空泡状或深染，明显，细胞质嗜酸性，核分裂象数目不等，分化较好时见明显角化和细胞间桥，分化差时细胞边界不清，无角细胞间桥，可见"合体细胞"。肿瘤中可见淋巴细胞，为成熟 T 淋巴细胞，并常混有浆细胞。肿瘤具有明显细胞异型性，呈巢或条索状排列的大上皮细胞大小不等，肿瘤细胞巢之间的纤维间隔宽阔，广泛透明变性是鳞状细胞癌的特征之一，通常缺乏胸腺瘤的组织结构特征，如血管周围间隙、分叶状结构、灶状髓质分化区等。

（4）免疫组织化学：肿瘤表达 CK、高分子量 CK、P63、CD5、CD117、CD70、GLUTI、PAX8，部分胸腺鳞状细胞癌可单个或混合表达神经内分泌标记物（CD56、Syn、CgA），呈局灶性阳性。大约 80% 的胸腺来源的鳞状细胞表达 CD5、CD17，而在人体其他部位的鳞状细胞癌中不表达，这一特征在鉴别诊断中有要意义。胸腺鳞状细胞癌还可表达 GLUT1、MUC1，胸腺瘤中这些指标很少阳性，因此在与胸腺瘤的鉴别诊断中有帮助，另外胸腺癌中伴随的是成熟的 T 或 B 淋巴细胞，而胸腺瘤中常常是 TdT 阳性的未成熟的 T 淋巴细胞。

（5）鉴别诊断：

1）B3 型胸腺瘤：TSCC 的肿瘤细胞异型性更大，纤维间隔大小不规则，更为宽阔，多见锐角分隔并伴透明变性。B3 型胸腺瘤有明显的分叶状结构、血管周围间隙，伴随有未成熟的 TdT 阳性的 T 淋巴细胞，此外，B3 型胸腺瘤中上皮细胞不表达 CD5、CD117、GLUT1、MUC1，而表达胸腺皮质上皮标记 Beta5t、PRSS16、Cathepsin V 等。

2）肺鳞状细胞癌：肺鳞状细胞癌侵犯纵隔与 TSCC 侵犯肺的鉴别有一定困难，需要结合影像学、手术所见及形态学综合分析，免疫组化指标 CD5、CD117、FOXN1、CD205 阳性有助于 TSCC 的诊断，而非胸腺来源的鳞状细胞癌包括肺鳞状细胞癌，则不表达上述指标。

3）胸腺神经内分泌癌：包括大细胞神经内分泌癌和不典型类癌，胸腺神经内分泌癌血窦丰富，神经内分泌标记（CD56、Syn、CgA 和 NSE）弥漫强阳性，通常不表达 P63、P40，而 TSCC 仅局灶表达神经内分泌标记。

4）胸腺基底细胞样癌：大于 40% 的胸腺基底细胞样癌有鳞样分化，与 TSCC 鉴别困难，主要在形态学上鉴别，胸腺基底细胞样癌细胞相对较小，核质比例更大，癌巢外围细胞呈特征性的栅栏状排列，癌巢中央常见点灶状粉刺样坏死，免疫组化表达 P63/P40、CD117，<50% 的病例表达 CD5，不表达或仅局灶表达神经内分泌标记。

5）胸腺淋巴上皮瘤样癌：也会出现局灶的鳞样分化，但在肿瘤细胞间和纤维间质中有大量的淋巴细胞、浆细胞浸润,缺乏肿瘤细胞巢之间宽阔的纤维间隔和广泛透明变性的特征,EBV原位杂交检测阳性有助于淋巴上皮瘤样癌的诊断。

6) 混合性胸腺癌:是指至少包含一种胸腺癌成分和其他胸腺上皮性肿瘤成分的混合性肿瘤(不包括小细胞癌和神经内分泌癌成分)。最常见的混合性胸腺癌是胸腺鳞状细胞癌伴B3型胸腺瘤,但不管胸腺瘤成分的类型和比例,都归入胸腺癌的诊断中,在诊断报告需要标明伴随胸腺瘤成分的组织学类型和所占比例,例如胸腺鳞状细胞癌伴B3型胸腺瘤,这类肿瘤其所含不同肿瘤成分的形态学和免疫组化表型与单一的相应肿瘤类似。

2. 胸腺基底细胞样癌

(1) 定义:胸腺基底细胞样癌(thymic basaloid carcinoma)是一种具有基底细胞形态学特征的胸腺癌,肿瘤细胞小到中等大小,核质比高,癌巢外周的肿瘤细胞呈栅栏状排列。

(2) 临床特征:胸腺基底细胞样癌罕见,占胸腺肿瘤比例<5%,中位发病年龄60岁,男性略多于女性。多数患者无明显症状,体检时偶然发现;部分患者可出现因纵隔受压引起的相关症状,如呼吸困难、胸痛等。影像表现为前纵隔的大小不等的肿块,肿块内同时含有多囊性和实性成分。治疗首选手术切除。

(3) 病理学检查:肿瘤直径为2.8~20cm,多数界线清楚,切面灰白、灰褐色,多呈囊实性。接近50%的胸腺基底细胞样癌伴有多房性胸腺囊肿,因此有学者认为多房性胸腺囊肿可能是该肿瘤的一种前驱病变。显微镜下肿瘤多呈实巢状结构,亦可见囊性乳头状结构。实巢区的肿瘤细胞与其他器官发生的基底细胞样癌形态相似,癌细胞形态单一,小到中等大小,细胞边界不清,细胞核深染,核质比例高,核分裂象多见,癌巢外周的肿瘤细胞呈特征性的栅栏样排列,常见灶状粉刺样坏死,肿瘤部分区域有时出现菊形团状结构,亦可见嗜酸性的基底膜样物质沉积。癌巢之间的纤维间质呈硬化性,数量不等。40%的病例会伴有局灶鳞状细胞癌分化。

(4) 免疫组织化学:肿瘤表达CK、P63/P40、CD117,<50%的病例表达CD5,通常不表达神经内分泌标记。

(5) 鉴别诊断:

1) 胸腺大细胞神经内分泌癌:胸腺大细胞神经内分泌癌会出现菊形团状结构,肿瘤细胞也会出现栅栏状排列,故在形态学上与基底细胞样癌有些相似之处,但免疫组化有助于鉴别,大细胞神经内分泌癌弥漫表达神经内分泌标记CD56、Syn和CgA,很少表达P40,而基底细胞样癌则相反。

2) 胸腺小细胞癌:基底细胞样癌的肿瘤细胞不仅偏小,且易受人为的挤压和牵拉使其严重变形,造成与小细胞癌鉴别诊断上困难,尤其在术中冰冻病理诊断时难度更大,在常规石蜡切片诊断时,借助免疫组织化学的神经内分泌指标的表达可以区别两者。

3) 胸腺低分化鳞状细胞癌:与基底细胞样癌鉴别困难,两者都可以出现灶状鳞样分化,免疫组织化学表达也相似,只能在形态学上仔细加以鉴别。基底细胞样癌多为囊实性结构,癌巢周边的肿瘤细胞呈栅栏状排列,而非角化的低分化鳞状细胞癌通常没有上述特点。

4) 胸腺NUT(睾丸核蛋白)中线癌:NUT癌的肿瘤细胞较小且一致,与基底细胞样癌类似也会出现灶性鳞样分化,但NUT癌有"突然鳞化的现象"并缺少栅栏状排列与基底细胞样鳞癌不同。免疫组织化学肿瘤细胞核弥漫NUT蛋白阳性或存在NUT基因重排可以明确诊断。

3. 胸腺淋巴上皮瘤样癌

(1) 定义:胸腺淋巴上皮瘤样癌(thymic lymphoepithelioma-like carcinoma, LELC)是一类原发于胸腺的未分化癌或低分化鳞状细胞癌,伴有显著的淋巴细胞浸润,形态学类似鼻咽癌,常与EB病毒(Epstein-Barr virus, EBV)感染相关。

(2) 临床特征:LELC罕见,大多数患者有胸痛、咳嗽、气短症状重者会出现上腔静脉综合征。常不伴重症肌无力、红细胞再生障碍性贫血和低丙种球蛋白血症,罕见伴副肿瘤综合征,如肥大性骨关节病、多发性肌炎、系统性红斑狼疮或肾病综合征等。影像学表现为密度不均的前纵隔肿块,低密度区为肿瘤坏死区,肿瘤一般较大,局部侵犯周边组织。首选手术治疗,无法手术时,采用放化疗。

(3)病理学检查:大体检查肿瘤包膜不完整,边界不清,侵犯周围组织,切面实性,灰白、灰黄色,常见坏死或出血区域。显微镜下肿瘤细胞排列呈片状、索状及巢团状,相互吻合,肿瘤细胞间及间质内伴有丰富的淋巴细胞、浆细胞浸润。肿瘤细胞呈多边形或梭形,体积较大,细胞质边界不清,常呈空泡状核,核拥挤、重叠,可见一个或多个核仁,核分裂象易见,可见凝固性坏死。肿瘤间质常见淋巴滤泡形成、嗜酸性粒细胞浸润及肉芽肿改变。有的病例可出局灶性的鳞样分化。少数病例呈类似鼻咽部未分化癌形态,但没有明显的淋巴细胞浸润,如果 EBV 阳性也归入 LELC。

(4)免疫组织化学:肿瘤细胞表达 CK（AE1/AE3）、P63、EMA、CD117,而 CD5 表达不定。淋巴细胞不表达 TdT,但表达 CD3 或 CD20,浆细胞表达 CD138,为多克隆性。

(5)鉴别诊断:

1)其他类型的胸腺癌:包括胸腺未分化癌、低分化鳞状细胞癌、大细胞神经内分泌癌、微结节性胸腺癌等。胸腺未分化癌不伴有明显的淋巴细胞浸润,且 EBV 检测阴性。胸腺低分化鳞状细胞癌与 LELC 的鉴别同样依据有无明显的淋巴细胞浸润,同时 EBV 检测阳性有助于 LELC 的诊断。大细胞神经内分泌癌可通过神经内分泌标记的表达与 LELC 鉴别。另有学者报道一类少见的伴有淋巴细胞增生的微结节性胸腺癌,因其淋巴间质丰富也须与 LELC 相鉴别,前者肿瘤细胞呈结节状散布于淋巴细胞间质中,并不像 LELC 肿瘤细胞弥漫成片、相互吻合存在,肿瘤细胞巢内也未见明显的淋巴细胞、浆细胞浸润,且 EBV 检测为阴性。

2)手术前经新辅助放化疗后的胸腺癌:非 LELC 的其他胸腺癌在放化疗后可引起多量单核炎症细胞浸润,与 LELC 难以鉴别,需结合治疗病史、治疗前病理图像及 EBV 检测结果,综合分析、鉴别。

4.胸腺黏液表皮样癌

(1)定义:胸腺黏液表皮样癌（thymic mucoepidermoid carcinoma）是原发性胸腺癌中一种罕见类型的癌,肿瘤由鳞状细胞、黏液细胞和中间型细胞构成,与其他器官的黏液表皮样癌非常相似。

(2)临床特征:胸腺黏液表皮样癌罕见,约占胸腺癌 2%。多发生在老年患者,ITMIG 的数据库中平均发病年龄为 64 岁,男女无明显差别,患者可出现胸闷、气短症状或无明显自觉症状。影像学表现为前纵隔肿块,局部侵犯邻近组织,治疗首选手术切除。

(3)病理学检查:大体检查肿瘤大小不等,直径约为 4cm,切面实性,呈带有光泽的黏液样外观,肿瘤常侵犯周围脂肪组织。显微镜下肿瘤由鳞状细胞、黏液细胞和中间型细胞按不同比例组成。黏液细胞形态温和,呈多角形、柱状或杯状,细胞形成实团状结构或内衬囊肿,也有单个细胞散在生长,PAS 染色强阳性,核分裂象见:鳞状细胞通常与之混合生长,可以为实性呈片状或团状;中间型细胞呈椭圆形或梭形,含有中等量的嗜酸细胞胞质,或与前两种细胞相互呈混合性生长。低级别的黏液表皮样癌肿瘤细胞轻度异型,核分裂象少;高级别的黏液表皮样癌的肿瘤细胞为中 - 重度异型,核分裂象多见,一般 >7 个 /2mm^2。

(4)免疫组织化学:肿瘤细胞表达 CK（AE1/AE3）、P63、EMA、CK5/6,不表达 CD5 和 CD117,CK7 和 CK20 表达不定,黏液细胞和中间型细胞局灶表达 MUC2。

(5)鉴别诊断:转移性黏液表皮样癌在形态学上与胸腺原发的黏液表皮样癌相似,不易区分,需结合病史及全身检查,以除外转移性的可能。

5.胸腺肉瘤样癌

(1)定义:胸腺肉瘤样癌（thymic sarcoid carcinoma）是一种少见的胸腺癌,部分或完全由肉瘤样的梭形细胞、瘤巨细胞构成。

(2)临床特征:胸腺肉瘤样癌罕见,多发生在中老年人,年龄分布为 40～90 岁,男女无明显差异,患者常见的临床症状有咳嗽、胸痛、气短、体重减轻和上腔静脉综合征。影像学表现为前纵隔肿块,通常体积、边界不清。治疗首选手术治疗,失去手术机会时,可选放化疗治疗。

(3)病理学检查:大体检查肿瘤呈浸润性生长,通常无包膜,切面灰白色,常伴出血、坏死及囊性变。显微镜下肿瘤双向分化，包含上皮样成分和肉瘤样的梭形细胞、瘤巨细胞成分。上皮样成分可以是鳞状细胞癌、腺癌、未分化癌，肉瘤样的成分多数呈束状或席纹状排列的肿瘤性梭形细胞，常伴多少不一的多形性瘤巨细胞，细胞染色质粗大、核仁明显、核分裂象易见。有时肉瘤样癌中可包含异质性成分，如横纹肌肉瘤、软骨肉瘤或骨瘤，其中以横纹肌肉瘤最常见。

（4）免疫组织化学：胸腺肉瘤样癌中，上皮样成分不同程度地表达上皮标记 CK、EMA，但 CD5 表达不定；肉瘤样成分会不同程度地表达或不表达上皮标记，表达 Vim，在有异质性肉瘤样成分时，表达相应免疫化标记，如 Myogenin、MyoD1、S-100 等。

（5）鉴别诊断：

1）化生型胸腺瘤：肿瘤边界清楚，也呈双向性生长，但梭形细胞形态温和，上皮岛内的细胞可见多形性核，但核分裂象罕见。而肉瘤样癌呈浸润性生长，常伴大片凝固性坏死，肿瘤细胞无论上皮性成分还是梭形细胞成分都有明显的异型性，核分裂象易见。

2）梭形细胞类癌：肿瘤细胞呈巢团样排列，有纤细的纤维血管间隔，细胞较温和，核多形性不明显，同时免疫组织化学表达神经内分泌标记。

3）胸腺未分化癌：肿瘤主要由大的、多边形的肿瘤细胞构成，细胞异型性大，不出现典型的梭形细胞区域。

4）滑膜肉瘤：呈双向分化的软组织肿瘤，也可出现梭形细胞成分和腺样分化的上皮样成分，形态学及免疫组化均与肉瘤样癌难以鉴别，但发生于胸腺的滑膜肉瘤极罕见，须分子生物学检测到 *SYT-SSX1* 或 *SYT-SSX2* 融基因证实。

6. 胸腺腺癌

（1）定义：胸腺腺癌（thymic adenocarcinoma）是一类具有腺样分化和 / 或黏液分泌的胸腺恶性上皮性肿瘤，包括乳头状腺癌、腺样囊性癌、黏液腺癌、非特殊型腺癌。

（2）临床特征：原发性胸腺腺癌十分少见，男女发病比例为 2∶1，中位发病年龄为 53 岁，常见症状有胸痛、咳嗽、气短，有的患者可无明显症状。未见报道有副肿瘤综合征伴发。影像学表现类似胸腺鳞状细胞癌，经常侵犯周边组织，但淋巴结及远处器官转移较少见，治疗首选手术切除。

（3）病理学检查：大体检查肿瘤呈实性、灰白色，有时会有囊性区域。显微镜下特征：

1）非特殊型腺癌：此类型最为多见，肿瘤中常见腺泡样、小管状、管状及实性腺癌的混合成分，肿瘤细胞呈立方或柱状，癌细胞异型性明显，可见坏死。肿瘤间质类似胸腺鳞癌，通常具有宽阔的纤维间隔，伴广泛透明变性。

2）黏液腺癌：该类型与消化道、乳腺、肺及卵巢的黏液腺癌的组织学形态类似。肿瘤细胞含有丰富的细胞内黏液及细胞外黏液，后者可以形成黏液湖，肿瘤细胞可呈印戒细胞样，亦可呈单个或呈团漂浮其中。黏液腺癌可伴发胸腺囊肿，有时可见囊肿的良性内衬上皮向腺癌的转化。

3）腺样囊性癌：肿瘤细胞由基底样细胞构成，形成多少不等的假囊样结构，囊内充满均质性或颗粒样嗜碱性基底膜样物，有时形成筛状结构，肿瘤细胞轻到中度异型，坏死和神经侵犯不明显。

4）乳头状腺癌：肿瘤呈乳头状、管状排列结构，有纤维血管轴心，肿瘤细胞呈立方状或多边形，轻、中度异型，细胞质嗜酸性或透明，细胞核圆形或卵圆形，有小的核仁。可有砂粒体和坏死。

（4）免疫组织化学：四种类型的腺癌均表达 CK、EMA，部分病例局灶表达 CD5。腺样囊性癌表达高分子 CK（34BE12）、P63，但不表达肌上皮标记，如 S-100、SMA、Calponin。高级别的腺癌（黏液腺癌和非特殊型腺癌）还常表达 CEA、CA19-9，还有一部分向肠型分化的腺癌可以表达 CK20、CDX2、Villin 及 MUC2；而无肠型分化的腺癌则表达 CK7。

（5）鉴别诊断：

1）转移性腺癌：诊断胸腺原发性腺癌时首先需要除外其他器官的腺癌转移到胸腺的可能，如肺、甲状腺、乳腺、消化道等。免疫组化 CD5 及 CD117 阳性并结合形态学表现有助于胸腺原发性腺癌的诊断，但由于胸腺腺癌中 CD5 及 CD117 表达率低，阴性时并不能排除胸腺原发的可能。鉴别诊断最重要的是详细询问病史，并结合临床相关检查排除其他肿瘤转移后才能诊断胸腺原发性腺癌。

2）恶性生殖细胞肿瘤：纵隔的卵黄囊瘤、纵隔胚胎性癌有时局部区域与腺癌相似，尤其是纵隔活检标本取材局限，在形态学上不易鉴别，需结合免疫组织化学包括 OCT4、SALL4、CD30 等生殖细胞标记及患者的血清学指标（AFP、HCG 的升高）综合考虑。

7. 胸腺未分化癌

（1）定义：胸腺未分化癌（thymic undifferentiated carcinoma）是指原发于胸腺的除上皮分化而无其他的形态学及免疫组化特征的低分化恶性肿瘤，而且不包含其他已有定义的低分化癌，如 NUT癌、淋巴上皮瘤样癌、肉瘤样癌等。

（2）临床特征：胸腺未分化癌罕见，ITMIG 的统计数据该类肿瘤在胸腺上皮性肿瘤中的比例为0.26%，发生于成年人，中位年龄为 54 岁，男女无明显差异。患者可出现胸痛、咳嗽和呼吸困难等症状，也有患者无明显症状。影像学特点与其他胸腺癌相似，表现为前纵隔肿块，体积较大，边界不清，侵犯邻近组织及器官。首选手术治疗，多数患者因出现远处转移而无法手术，只能选择放化疗缓解病情。

（3）病理学检查：大体检查肿瘤通常体积大，呈浸润性生长，切面实性，可见坏死。显微镜下肿瘤细胞呈巢状和片状生长，肿瘤细胞形态学缺乏鳞样、腺样及肉瘤样分化。常见凝固性坏死区域，肿瘤细胞异型性明显，多为大的多边形细胞，核可呈空泡状，亦可含多形性核，常见怪异的巨细胞，核分裂象易见。胸腺未分化癌还包含了一类变异亚型，即伴有卡斯尔曼（Castleman）病样反应的未分化癌，其病理改变是肿瘤内淋巴组织弥漫性结节状增生似 Castleman 病样改变，结节中心可见数量不等的异型性明显的大细胞，细胞仍呈大的多边形样，可见病理性核分裂，周围可见大量的淋巴细胞、浆细胞、嗜酸性粒细胞围绕并伴有小血管增生。

（4）免疫组织化学：肿瘤细胞表达广谱 CK，不表达 CK5/6、P63、CD5，60% 的病例表达 CD117，PAX8 的表达率是 40%，不表达生殖细胞标志和神经内分泌标志。

（5）鉴别诊断：

1）胸腺低分化鳞状细胞癌：分化差的鳞状细胞癌可无角化和细胞间桥，但免疫组化表达 CK5/6、P63、CD5 及 CD117。

2）NUT 癌：形态学及免疫组化上均类似胸腺鳞状细胞癌，但特异性表达 NUT 蛋白。

3）恶性生殖细胞肿瘤：如胚胎性癌、卵黄囊瘤，通常均表达生殖细胞标记（SALL4 或 OCT3/4），胚胎性癌还表达 CD30。

4）其他部位的肿瘤浸润或转移：如肺的大细胞癌、多形性癌、恶性黑色素瘤等，需要结合影像学、手术所见及病史综合判断。

8. 胸腺透明细胞癌

（1）定义：胸腺透明细胞癌（thymic clear cell carcinoma）是一种完全由细胞质透明的肿瘤细胞构成的胸腺癌。

（2）临床特征：胸腺透明细胞癌发生率极低，ITMIG 的数据库 6 097 例胸腺上皮性肿瘤中仅有 8例胸腺透明细胞癌（0.3%）。平均发病年龄为 55 岁，男女比例为 1.6∶1，患者有的无明显症状，有的出现胸痛、呼吸困难和上腔静脉综合征。未见伴发重症肌无力的报道。影像学表现类似其他胸腺癌，常侵犯周围结构，并常见纵隔淋巴结、肺、骨等部位的转移。

（3）病理学检查：肿瘤细胞呈多边形，轻、中度异型性，细胞质丰富、透明，有时呈轻度嗜酸性，形成巢状、片状或小梁状结构，可见致密的胶原纤维间质。肿瘤细胞细胞质 PAS 染色阳性，表达 CK18、高分子 CK、EMA，部分病例表达 CD5，不表达 CD117、TTF1、CEA、Vim。

（4）鉴别诊断：需要与伴有透明细胞的胸腺鳞状细胞癌、B3 型胸腺瘤相鉴别，还需除外肾、肺、甲状旁腺的透明细胞癌转移。

（十一）胸腺其他罕见癌

包括 NUT 癌、腺鳞癌、肝样腺癌、微结节型胸腺癌等。

1. NUT 癌　是一类以 *NUT* 基因重排为特征的胸腺低分化癌，又称 NUT 中线癌、伴 t（15；19）易位的胸腺癌。NUT 癌恶性度高，病程进展迅速，预后差，中位生存期仅为 6～7 个月。肿瘤细胞为小到中等大小的未分化细胞，呈片状、巢状排列，细胞大小较为一致，核染色质粗糙，可见小核仁，核分裂象多见，坏死常见，可见局灶性鳞状上皮分化和角化。肿瘤细胞表达 NUT 蛋白，通常表达 CK、P63/P40、CD34，偶见表达 CgA、Syn 及 TTF-1。基因组学的特征性改变为 *NUT* 基因的易位，与 *BRD4* 基因（70%）、*BRD3* 基因（6%）、*NSD3* 等基因的融合，可以通过 FISH、RT-PCR 等方法检测。鉴别诊断包括胸腺低分化鳞状细胞癌、未分化癌、小细胞癌、原始神经外胚层癌、淋巴造血系统肿瘤等。

2. 微结节型胸腺癌　是一类组织结构上与微结节型胸腺瘤类似，但肿瘤细胞出现明显异型性的罕见胸腺癌。肿瘤细胞形成多个小结节散布在丰富的淋巴细胞间质中，可见淋巴滤泡形成，肿瘤细胞呈圆形，核常为空泡状，并见有核分裂象。需要与淋巴上皮瘤样癌及伴有 Castleman 病样反应的未分化癌相鉴别。

3. 腺鳞癌、肝样腺癌　形态学上均与发生于其他器官的相应肿瘤相类似，因发生率低，需除外其他部位肿瘤的转移后，再考虑胸腺原发。

（十二）胸腺神经内分泌肿瘤

胸腺神经内分泌肿瘤（neuroendocrine tumors of the thymus，NETT）组织学类型包括典型类癌（typical carcinoid，TC），不典型类癌（atypical carcinoid，AC），小细胞癌（small cell carcinoma），大细胞神经内分泌癌（large cell neuroendocrine carcinoma，LCNEC），是一类极其罕见的肿瘤，仅占胸腺肿瘤的 2%～5%。鉴于胸腺神经内分泌肿瘤临床病理相关性资料不多，而肺神经内分泌肿瘤的研究较为深入，第 8 版 WHO 分类的方法仍延续之前版本，与肺的 LCNEC 和小细胞肺癌（SCLC）不同的是：胸腺的低分化的神经内分泌肿瘤的发生与吸烟无关，大部分肿瘤属于中间型的 AC。各型 NETT 平均发病年龄相似，TC 和 AC 男性发病多于女性，LCNEC"优势"不明显，SCLC 无性别差异。

1. 典型类癌

（1）定义：典型类癌（typical carcinoid，TC）是胸腺起源的低级别神经内分泌上皮性肿瘤，核分裂象 <2 个 /2mm²，无坏死。

（2）临床表现：TC 平均发病年龄为 49 岁，约 25% 的胸腺类癌患者有多发性内分泌瘤（MEN）家族史，8% 的 MEN 患者有胸腺类癌。在 MEN 患者中，几乎均为成年男性，吸烟史是男性的危险因素。胸腺神经内分泌肿瘤有复发、淋巴结及远处转移以及肿瘤致死的倾向，而且从低级别到高级别风险逐步增加，典型类癌好发生于前纵隔，大约 50% 的 TC 表现为局部症状（胸痛、咳嗽、呼吸困难及上腔静脉综合征）。近 50% 的患者发生区域淋巴结或远处转移，骨、肺最常受累。其他部位包括肝、胰腺和肾上腺，较为罕见。

（3）病理学检查：大部分肿瘤无包膜，可有界线或肉眼浸润，平均为 10cm（2～20cm 范围），与库欣综合征有关的病例由于发现得早，肿瘤相对小（3～5cm），切面灰白、硬韧，可以有砂粒感，无胸腺瘤分叶状的生长模式。嗜酸细胞亚型切面可能为棕褐色，钙化较常见（30%），较胸腺外神经内分泌肿瘤常见。肿瘤无坏死，核分裂活性低（<2 个 /2mm²）。肿瘤细胞大小一致，多呈角形，相对较小的圆形核，纤细颗粒状染色质，浅嗜酸性细胞质。大多数肿瘤（>50%）呈现小梁状和菊形团生长方式，常见的其他生长方式还有缎带状、实性巢状、腺样结构，栅栏状排列的核等。在团巢和小梁间丰富的脉管系统体现出神经内分泌肿瘤的特征，淋巴血管浸润常见，除上述各种生长方式外，TC 或 AC 还有一些特殊亚型，这些亚型包括梭形细胞型、色素型、伴有淀粉样变性、嗜酸细胞型、黏液型及血管瘤样亚型。在电子显微镜下各亚型均可发现 100～400nm 神经分泌颗粒，梭形细胞类癌是典型胸腺类癌，形态同肺周围型梭形细胞类癌。色素型类癌有两种类型：一类是隐藏于肿瘤细胞巢内含色素的树突状黑色素细胞和肿瘤细胞巢与间质中的噬色素细胞；另一类是含色素的类癌细胞及噬色素细胞。色素细胞 Fontana-Masson 阳性，铁染色阴性；免疫组化 S-100 阳性，HMB45 阴性。伴有淀粉样间质的类癌（甲状腺外髓样癌）罕见，形态类似于甲状腺髓样癌，组成细胞降钙素（calcitonin）阳性。

（4）免疫组织化学：类癌 CK（AE1/AE3，CAM5.2）常示点状阳性。神经内分泌标记如 Syn、CgA和 CD56 通常强表达。大部分类癌 >50% 的细胞至少表达 2 种以上标记物。在大多数胸腺内分泌肿瘤中可检测到一种或多种激素（如肾上腺皮质激素、人绒毛膜促性腺素、生长抑素、降钙素等），但阳性肿瘤细胞数量一般非常少。免疫组化激素表达与临床症状之间无密切关系，在大部分胸腺神经内分泌肿瘤中 TTF-1 缺失。

（5）鉴别诊断：主要鉴别诊断包括梭形细胞型胸腺瘤（尤其是 A 型）和副神经节瘤，伴淀粉样变的类癌亚型不能与甲状腺外的甲状腺髓样癌鉴别，黏液性类癌亚型可能类似于转移性黏液癌，如胃肠道和乳腺等。血管瘤亚型类似于血管瘤，常伴有充满血液的大囊腔，这些腔隙由多角形肿瘤细胞而非内皮细胞衬覆。类癌可以与胸腺瘤或不同亚型的胸腺癌混合，也有报道类癌作为胸腺体细胞恶变的成熟性囊性畸胎瘤的一种成分。

2. 不典型类癌　不典型类癌（atypical carcinoid，AC）是胸腺发生的中级别上皮性神经内分泌肿瘤，核分裂象 2~10 个 /2mm² 和 / 或局灶坏死。

（1）临床表现：胸腺发生的 AC 远比 TC 常见。AC 是成人胸腺神经内分泌肿瘤中的主要肿瘤，平均患者年龄 48~55 岁（18~82 岁），但在 8~16 岁的儿童中也有患病的报道。男性为主，男女比例从 2:1 到 3:1。AC 发生于前纵隔，当 AC 的患者出现症状时，一般已有纵隔、颈部或锁骨上淋巴结转移，常浸润邻近的器官（40%~50%），或胸膜 / 心包（10%）等。远处转移的部位包括肺、脑、腰椎、骨、肝、肾、肾上腺、皮肤和软组织。

（2）病理学检查：AC 大体改变同 TC。在组织学上，AC 具有 TC 的所有的形态特征，TC 中发现点状坏死区域也应判断为 AC。与 TC 比较，AC 常见一定程度的核的多型性，包括罕见的间变细胞，呈局灶弥漫的淋巴瘤样生长方式或广泛的单一肿瘤细胞浸润引起促结缔组织增生性间质反应，钙化常见。AC 的免疫组化特征与 TC 一致。

3. 小细胞癌

（1）定义：小细胞癌（small cell carcinoma）是由细胞质稀少的小细胞组成的高级别胸腺神经内分泌肿瘤，细胞界线不清，纤细颗粒状的核染色质，核仁无或不明显。细胞呈圆形、卵圆形或梭形，核的形态是其突出的特点。典型的病变坏死广泛，并且核分裂计数高。复合型小细胞癌包含其他胸腺上皮肿瘤（胸腺瘤和胸腺癌）的成分。

（2）临床表现：小细胞癌占胸腺神经内分泌肿瘤的近 10%，估计发病率为 1/5 000 万。男女大致比例相等，中位年龄为 58 岁（年龄范围 37~63 岁）。主要症状包括体重下降、出汗、胸痛、咳嗽和上腔静脉综合征。少数患者可能由于异位肾上腺皮质激素产物出现库欣综合征。大部分肿瘤发生邻近组织、器官的浸润，如肺、心包、肺动脉、纵隔神经或主动脉弓的浸润，或远处转移至肺、骨、脑、肝、腹腔淋巴结。

（3）病理学检查：小细胞癌发生于前纵隔，肉眼观察类似于胸腺其他神经内分泌肿瘤，但坏死和出血广泛。肿瘤大，直径达 10~15cm，胸腺小细胞癌的组织学与其他器官的小细胞癌一致。肿瘤细胞小，通常小于 3 个静止的淋巴细胞。核圆、卵圆或梭形，染色质纤细颗粒状，核仁不明显。凋亡小体常大量。有些病例只有电子显微镜下可以发现神经分泌颗粒，免疫组织化学神经内分泌标记物阴性。胸腺的小细胞癌与胸腺瘤、鳞状细胞癌、腺癌的复合性小细胞癌已有文献报道。大部分病例 CK 阳性，罕见例外。神经内分泌标记，如 CgA、Syn、CD56 阳性，但诊断时不需要神经内分泌标记物的表达，肾上腺皮质激素可能表达，主要的鉴别诊断是与肺的小细胞癌转移进行鉴别，这需要详细的临床及影像资料。CK 阴性小细胞癌的诊断须特别谨慎，在除外淋巴瘤（CD45、TdT、CD3）和原始神经外胚瘤（CD99）后才能做出诊断。

4. 大细胞神经内分泌癌

（1）定义：大细胞神经内分泌癌（LCNEC）是具有神经内分泌形态特征的大细胞组成的低分化胸腺神经内分泌肿瘤。肿瘤细胞或在电子显微镜下观察到神经内分泌颗粒或神经内分泌免疫组织化学标记物阳性表达。通常可以见到大范围的坏死，细胞核分裂象较多。复合性大细胞神经内分泌癌除大细胞外，还有其他胸腺上皮肿瘤（包括胸腺瘤和胸腺癌）。

（2）病理学检查：肿瘤发生于前纵隔，大体检查同其他神经内分泌肿瘤。LCNEC 是具有非小细胞形态学特征的高级别神经内分泌肿瘤，肿瘤核分裂比率常远大于 10 个 /2mm²，几乎所有肿瘤均有坏死，常为侵袭性生长。肿瘤性大细胞（包括间变巨细胞）比不典型类癌多见。有些 LCNEC 的形态特点与胸腺非典型类癌完全一致，但核分裂象明显增多。LCNEC 的神经内分泌肿瘤结构特征（巢状、小梁状、菊形团）不如不典型类癌突出。

（3）免疫组织化学与鉴别诊断：大细胞神经内分泌癌中的 NSE、CgA、Syn 以及 CD56 通常都是强阳性，角蛋白，如 CAM5.2、AE1/AE3 可在细胞质内斑驳阳性表达。曾有个案报道 LCNEC 表达 CD117，但 CD5 表达阴性。高核分裂率是将 LCNEC 区别于不典型类癌的必备形态特征。原发性 LCNEC 需与转移性 LCNEC（例如肺）相鉴别，尽管 TTF-1 可以在肺外肿瘤中有表达，但 TTF-1 阳性则倾向于肺原发肿瘤。目前，详尽的临床资料和影像学检查与病理检查相结合是鉴别 LCNEC 是原发于胸腺还是肺的主要方法。真正的 LCNEC 通常有一个以上的神经内分泌标记物弥漫地强表达，而非神经内分泌胸腺癌通常只局灶地和 / 或弱阳性地表达神经内分泌标记物。

（十三）纵隔生殖细胞肿瘤

纵隔是生殖细胞肿瘤（germ cell tumor，GCT）最常受累的部位之一，仅次于性腺，排在累及腹膜后、骶尾区和中枢神经系统的其他性腺外生殖细胞肿瘤（extra-gonadal germ cell tumors，EGGCT）之前。与性腺 GCT 类似，纵隔 GCT 可包含一种以上 GCT 组织学亚型。为了治疗目的可将纵隔 GCT 分为纵隔精原细胞瘤、纵隔胚胎性癌、纵隔卵黄囊瘤及纵隔混合性生殖细胞肿瘤等，纵隔混合性生殖细胞肿瘤大约占所有纵隔 GCT 的 34%，其发生率较性腺 GCT 相对要低。

与睾丸生殖细胞肿瘤一样，婴儿和幼儿的纵隔生殖细胞肿瘤仅由畸胎瘤样和卵黄囊瘤成分组成。

生殖细胞肿瘤（GCT）好发于纵隔的原因已经通过胎儿生殖细胞前体细胞（原始生殖细胞）的分布加以解释。拥有中线两侧对称结构的生殖脊在其发育早期扩展遍及身体中轴区域，在胎儿发育期，生殖细胞前体细胞开始从卵黄囊向生殖脊移动。如果在移动过程中发生阻滞，一些生殖细胞前体细胞会存活下来并作为以后生殖细胞肿瘤发展的来源。纵隔的非精原细胞瘤（NSGCT）较性腺的对应肿瘤预后更差，并显示出独特的生物学特性（类似克隆性相关的血液肿瘤）。最近的遗传学和表观遗传学数据支持：大多数性腺和纵隔 GCT 分享一个共同的原始生殖细胞祖先。然而，由于胸腺上皮性干细胞及其可塑性的特点尚未完全确定，至少一些纵隔 GCT 体细胞的干细胞衍生（somatic stem cell derivation）起源学说至今尚不能除外。

1. 精原细胞瘤

（1）定义：一种由大小一致、细胞质糖原丰富、透明或嗜酸性染色、细胞膜边界清楚、细胞核圆形、一个或多个核仁的细胞组成的原始生殖细胞肿瘤，细胞形态类似原生殖细胞。纵隔精原细胞瘤与性腺精原细胞瘤在形态上无法区分。

（2）大体检查：纵隔精原细胞瘤在形态上与性腺精原细胞瘤相同。大体上，大多数境界清楚，切面灰褐或苍白色，鱼肉样，质地均一，略分叶或多结节状可见点状局灶出血和微黄色坏死灶，瘤体大小为 1～20cm（平均 4.6cm）。

（3）组织病理学检查：显微镜下，精原细胞瘤由圆形或多角形、形态均一的瘤细胞组成，细胞核居中，圆形或椭圆形，轻微呈角，并含有一个或多个大的居中核仁、细胞质丰富，通常富含糖原，透明或轻微嗜酸性染色，胞膜清晰。在少数病例中，细胞质显示强嗜酸性染色或明显细胞多形性。肿瘤细胞呈融合性生长，形成多结节簇状、层状、索状、线状或不规则小叶状，表现为一种呈巢分布构型。在瘤细胞团之间，常见纤细的纤维间隔。

通常瘤组织中存在明显的炎症细胞，主要为成熟小淋巴细胞、浆细胞浸润，偶见嗜酸性粒细胞，这种浸润在纤维间隔内及其周围较密集，但也可与瘤细胞混杂。可见炎性肉芽肿，包括界线不清的上皮性组织细胞团以及界线清楚并含有朗汉斯巨细胞的上皮肉芽肿,偶见生发中心。活跃的炎性肉芽肿以及疤痕形成使精原细胞瘤结构模糊。在一些病例中,可见合体滋养层巨细胞散在整个瘤组织中,常位于毛细血管和/或病灶微出血点附近区域。这些巨细胞常为多细胞核,含丰富的嗜碱性细胞质,偶见细胞质内空泡,但无绒毛膜癌样细胞滋养层细胞或融合性小结节。

在1/4病例中,可在肿瘤内或周边发现残留胸腺组织。在10%的胸腺残留组织中会发生多房性胸腺囊肿样的明显囊性改变,可能反映了胸腺上皮残留组织在精原细胞瘤细胞诱导下发生的囊肿样转化。在一些病例中,胸腺上皮会发生增生,可能导致被误诊为胸腺上皮肿瘤精原细胞瘤,还可能作为混合性生殖细胞肿瘤中的一种成分出现。精母细胞性精原细胞瘤在纵隔尚未被描述。由于存在丰富糖原,纵隔精原细胞瘤通常为抗淀粉酶的PAS染色。

(4)鉴别诊断:尽管从原发性性腺精原细胞瘤中排除转移性肿瘤要十分谨慎,但性腺精原细胞瘤的纵隔转移仍很少见,尤其在缺乏腹膜后淋巴结转移的情况下。其他鉴别诊断包括转移性恶性黑色素瘤淋巴瘤、胸腺瘤、胸腺癌、特别是透明细胞癌(原发或转移)。

2.胚胎性癌

(1)定义:胚胎性癌(EC)是一种生殖细胞肿瘤,由具有上皮形态的原始大细胞组成,瘤细胞细胞质丰富,透明或颗粒状,类似于胚胎生殖盘(embryonic germdisk)细胞,呈实性、乳头样和腺样排列生长。

(2)大体检查:EC为侵犯周围器官和结构的巨大肿瘤。大体上,切面经常显示出大面积的坏死和出血。瘤组织质地柔软,灰白色或粉褐色鱼肉样外观,混合GCT中可见明显囊肿样区域。

(3)组织病理学检查:与其他NSGCT相比,多数单纯EC为实性生长类型,形成由多角形巨细胞或圆柱状细胞组成的片状、管状或模糊不清的乳头状结构。细胞核大,圆形或椭圆形,常空泡状,染色GCT深或含有淡染色质,细胞核可拥挤并重叠,常见明显的单核仁或多核仁。细胞边界经常不清,尤其在实性区域。细胞质经常是双嗜性,但可以是嗜碱性,嗜酸性,苍白或透明。与精原细胞瘤类似,EC中可见散在的单个或小群合体滋养层细胞,核分裂象易见,且多为不典型性。肿瘤可发生广泛坏死,在EC和卵黄囊瘤混合的情况下尤其明显。在肿瘤组织中缺乏间质,但是退行性变的区域附近常伴有纤维化。散的淋巴细胞和肉芽肿样反应少见。在混合GCT中,EC成分可以与卵黄囊瘤畸胎瘤、精原细胞瘤、绒毛膜癌或者是复合性GCT相混合,但是与体细胞型恶性肿瘤混合的情况罕见。

(4)鉴别诊断:当合体细胞区域广泛时,EC可能酷似绒毛膜癌,但是缺乏由合体滋养层和细胞滋养层混合形成的双向丛状结构,同时单纯EC缺乏类似绒毛膜癌的弥漫性β-HCG阳性反应;卵黄囊瘤可以通过其较多变的生长模式(最常见微囊样和网状)、更小的细胞体积、出现Schiller-Duval小体以及缺乏CD30表达与EC相区别;EC与精原细胞瘤之间的区别之处在于更大程度的细胞核多形性、病灶独特的上皮特征(如腺体形成)、均匀的细胞角蛋白强染色、常见的CD30表达以及CD117反应阴性。纵隔转移的肺部巨细胞性精原细胞瘤在形态上酷似EC,区别要点在于大多数EC患者年龄较轻,表达CD30和血清肿瘤标记物(如AFP、β-HCG)睾丸EC或混合GCT的纵隔转移必须除外。

3.卵黄囊瘤

(1)定义:卵黄囊瘤(YST)是一种包括卵黄囊、尿囊以及外胚间充质等多种组织特点的肿瘤。

(2)大体检查:大体上YST为实性肿瘤,质软,典型切面为白色、灰色或灰白色,略呈凝胶或黏液样。巨大瘤组织常伴有出血和坏死。

(3)组织病理学检查:尽管原发部位或患者年龄各异,YST的组织构成相同。为了对内胚窦癌多变的临床表现进行更详细地阐述,有学者从细胞学上分析,YST是由少细胞质、圆形或卵圆形细胞核、小核仁的小而淡染的细胞组成。伴有明显核仁的巨细胞罕见,且很难与胚胎性癌或精原细胞瘤区分。事实上后两种组织学亚型在儿童中并不存在,这也减少了该群体中YST的诊断难度。很多不同组织结构类型已描述：微囊型（网状）、巨囊型、腺样 - 腺泡型、内胚窦型（假乳头型）、黏液瘤型、肝样型、肠型、多囊卵黄囊型以及实体型，大多数卵黄囊瘤都显示出以上的组织学亚型的一种，不同亚型的肿瘤经常杂乱混合，为复杂的组织结构类型并没有预后或生物学意义，但是在识别不常见的 YST 时，会有所帮助。

网状或微囊型结构较常见，其特点是由细胞质少的扁平或立方样细胞衬覆，形成微囊腔，进而构成布满空隙和小管的疏松网状结构。黏液瘤型是微囊型的一种亚型，其中可见上皮样细胞被丰富的黏液瘤样基质分隔开。内胚窦型表现为假乳头样外观，可见数量众多的 Schiller-Duval 小体。该小体结构类似肾小球，中心为毛细血管，内缘由肿瘤细胞覆盖，由包膜围绕，包膜外缘（壁层）亦衬有肿瘤细胞。多囊卵黄囊型由致密结缔组织基质组成，内含衬覆立方或扁平肿瘤细胞的囊腔。实体型罕见，通常仅为小灶性，这种类型可能很难与胚胎性癌或精原细胞瘤相鉴别，但是卵黄囊瘤的细胞更小，多形性更少见。可是这类实性灶对细胞角蛋白反应可为阴性或弱阳性，但通常仍保持 AFP 阳性。肝样型和肠型是卵黄囊瘤其他较少见的类型，肝样型瘤细胞含丰富的嗜酸性染色细胞质，类似于胎儿或成人的肝脏。肠型或子宫内膜样型分别显示类似于婴儿肠道和子宫内膜腺体的腺样特点。如果这种类型出现在未成熟畸胎瘤中，则很难判断它是代表未成熟婴儿组织还是 YST。幸运的是，这些罕见的 YSTs 类型通常与其他更常见类型伴随出现。

Schiller-Duval 小体仅出现在 50%～75% 的 YST 中，主要是微囊型和内胚窦型，因此并不是 YST 诊断所必须的。透明滴样变在 YST 中十分常见，但是，它们也可以在少数胚胎性癌以及其他上皮性肿瘤中出现。透明滴样变由多种蛋白组成，PAS 反应阳性并抗淀粉酶消化，有时可显示 AFP 和 α-1- 抗胰蛋白酶阳性，但通常为阴性。在青春期后，男性含 YST 成分的纵隔生殖细胞肿瘤中，可见梭形细胞病变。在组织学上，这些肿瘤主要由非典型性梭形细胞构成，并混有典型 YST 区域。免疫组织化学分析证明，在梭形细胞和肿瘤的网状成分中，角蛋白和 AFP 染色均为阳性。

（4）鉴别诊断：免疫组织化学显示 AFP 为卵黄囊瘤上皮性成分的特征性标记，但并非特异性。未成熟畸胎瘤与卵黄囊瘤同为生殖细胞肿瘤，好发于青少年，B 超回声均杂乱。但未成熟畸胎瘤 B 超囊性成分较多，可做血清 AFP 检测以鉴别。AFP 阳性信号位于上皮细胞的细胞质内，呈致密的细颗粒状，透明小体是阴性。卵黄囊瘤显示早期内胚层复杂的功能，包括造血功能，因而，可有多种标记物阳性。卵黄囊瘤 CK 阳性，可将其与实性无性细胞瘤鉴别；CD30 在胚胎性癌为阳性，而在卵黄囊瘤为灶性阳性；LeuM1 在透明细胞癌为阳性，而在卵黄囊瘤为阴性。

4. 绒毛膜癌

（1）定义：绒毛膜癌是一种显示滋养层分化的高度恶性肿瘤，由合体滋养层、细胞滋养层、易变的中间型滋养层细胞组成。纵隔绒毛膜癌与性腺和子宫绒毛膜癌在形态学上无法区分。

（2）大体检查：大多数纵隔绒毛膜癌是巨大前纵隔肿物（平均直径 10cm），原发性绒毛膜癌也可发生于后纵隔。

（3）组织病理学检查：纵隔绒毛膜癌是质软、伴有广泛出血和坏死的巨大肿瘤，显微镜下肿瘤细胞由合体滋养层、细胞滋养层和中间滋养层细胞组成。合体滋养层细胞体积大，多核，细胞核数目众多、多形性、深染，核仁清晰，细胞质丰富，强嗜酸性，可有胞质陷窝（lacunae）。细胞滋养层细胞形态一致，多角形细胞核圆形，核仁明显，细胞质丰富透明。合体滋养层和细胞滋养层细胞可混合生长，形成双层丛状或杂乱的片状结构，偶尔可见散在的合体滋养层细胞簇覆于细胞滋养层结节上。非典型有丝分裂和细胞异型性较常见，可见无特征的单核细胞呈片条状排列，类似中间型滋养层细胞。绒毛膜癌与扩张血窦有固有的密切联系，常见血管壁部分或全部被瘤细胞取代，经常伴发大范围出血或者坏死。纵隔绒毛膜癌不能通过形态学与转移性绒毛膜癌相鉴别。由于性腺绒毛膜癌经常显示广泛的退行性改变，但仍可发生广泛转移，因此对原发的性腺绒毛膜癌的排除就显得十分困难，尽管性腺绒毛膜癌的纵隔转移似乎十分罕见，除绒毛膜癌以外的其他滋养层肿瘤，如单相绒毛膜癌和胎盘原位滋养细胞瘤在纵隔均未见报道。

（4）鉴别诊断：除转移性纵隔绒毛膜癌，鉴别诊断还包括纵隔混合性生殖细胞肿瘤（其中可见额外的生殖细胞肿瘤成分）、畸胎瘤中的肉瘤样成分、伴绒毛膜癌样特征/去分化癌的纵隔转移。

5. 畸胎瘤

（1）定义：由几种类型器官样成熟或不成熟体细胞组织形成的生殖细胞肿瘤（GCT），其组织来源于两个或三个胚层（外胚层、中胚层、内胚层）。

（2）大体检查：成熟纵隔畸胎瘤通常是包膜完整的肿块，平均直径10cm（范围3～25cm）可以与周围肺组织和大血管形成粘连。切面不均一，表现为囊腔样结构，内含液体、凝结物质、头发、脂肪、软骨片，骨骼和牙齿罕见。未成熟畸胎瘤通常体积巨大（直径超过40cm），呈实体样结构，质地柔软或鱼肉样，有时可见大量纤维或软骨，可伴有出血和坏死。

（3）组织病理学检查：①成熟畸胎瘤：成熟畸胎瘤特点是由来自两个或三个胚层的器官样成熟组织随机混合形成的肿物。皮肤和皮肤附属物是始终存在的成分并形成囊腔的内衬。支气管、神经系统、胃肠、平滑肌以及脂肪组织成分十分常见（>80%），而骨骼肌、骨骼和软骨则相对较少。唾液腺、前列腺、肝组织和黑色素细胞更为少见，甲状腺组织未见报道。纵隔畸胎瘤中的胰腺组织具有代表性，可见有高达60%的病例，但在身体其他部位的畸胎瘤中较为罕见或并不存在。退行性改变（例如囊性结构的破裂可伴发肉芽肿样炎症，75%的成熟畸胎瘤的包膜外可见残存的胸腺组织。②未成熟畸胎瘤：未成熟畸胎瘤特征为含有来自不同胚层的胚胎组织或胎儿组织，例如由高柱状上皮细胞形成的不成熟腺体、胎儿肺组织、未成熟软骨和骨组织、横纹肌母细胞、类胚基间质细胞。最常见的神经成熟成分是神经外胚层组织，神经上皮细胞形成管状结构、菊形团结构或视网膜的原基（即视茎），按定义，单纯未成熟畸胎瘤不包含任何一种恶性形态的成分。

（4）鉴别诊断：主要的鉴别诊断是含有畸胎瘤成分的混合性生殖细胞肿瘤。未成熟畸胎瘤可能很难与含体细胞型恶性成分的畸胎瘤相鉴别，后者通常表现出明显的细胞学异型性和单纯未成熟畸胎瘤所缺乏的侵袭力。

6. 伴有体细胞型恶性成分的纵隔生殖细胞瘤

（1）定义：一种伴发体细胞型恶性成分的生殖细胞肿瘤（GCT），该成分可能是癌、肉瘤或二者兼有。白血病或淋巴瘤也属于可伴发纵隔GCT的体细胞型肿瘤。

（2）大体检查：肿瘤直径6～30cm，部分囊性，切面通常色泽不均一，伴有局灶性坏死区域。癌或肉瘤区域质硬、灰色或伴有出血（如血管肉瘤），经常与周围结构发生粘连。

（3）组织病理学检查：除精原细胞瘤、卵黄囊瘤或混合性生殖细胞肿瘤以外的成熟畸胎瘤和未成熟畸胎瘤都可以伴发不同类型的恶性瘤成分，包括肉瘤、癌、二者混合或绒毛膜癌体细胞型恶性成分可以与GCT成分紧密结合，或形成非典型细胞的膨胀性结节样增生，经常伴随核分裂象增加和坏死。胚胎性横纹肌肉瘤是最常见的单一体细胞型恶性成分，平滑肌肉瘤和神经母细胞瘤也较为常见。任何其他形式的肉瘤或混合性生殖细胞肿瘤都可能发生，包括软骨肉瘤、骨肉瘤、恶性纤维组织细胞瘤、恶性外周神经鞘肿瘤、胶质母细胞瘤和脂肪肉瘤非间叶成分可以是腺癌（通常为结肠型）、腺鳞癌，鳞状细胞癌，或原始神经外胚叶肿瘤（primitive neuroectodermal tumor，PNET）。黑色素神经外胚层肿瘤和类癌少见。

（4）鉴别诊断：未成熟畸胎瘤很难与伴有体细胞型恶性肿瘤的畸胎瘤相区别。明显的细胞异型性和浸润型生长类型支持后者。与此相类似，化疗导致的异型性，常常弥漫分布于整个肿瘤，而体细胞型恶性肿瘤是一个经常形成明显癌灶并侵袭邻近结构的局灶性病变。散在的横纹肌母细胞是成熟和未成熟畸胎瘤常见的特点，并不能证实横纹肌肉瘤的诊断，除非其显示结节状肿瘤形成和/或侵袭邻近结构。横纹肌母细胞很少出现于胸腺癌中，胸腺癌在形态上与GCT不同，通常表达CD5，而横纹肌母细胞缺乏异型性和增殖活性。

7. 伴有造血恶性肿瘤的纵隔生殖细胞肿瘤

（1）定义：生殖细胞肿瘤伴发造血组织恶性肿瘤，两者具有克隆性相关。这种相关性代表了一种纵隔 GCT 所特有的体细胞型恶性肿瘤的亚型。造血恶性肿瘤可以累及纵隔，表现为对骨髓或淋巴器官的白血病浸润或粒细胞肉瘤。由化疗引起的造血恶性肿瘤不属于此类。

（2）大体检查：大体形态学类似于非精原细胞瘤型恶性 GCT。

（3）组织病理学检查：典型伴发造血恶性肿瘤的 GCT 为非精原细胞瘤型恶性 GCT，其中卵黄囊或伴有卵黄囊瘤成分的混合性生殖细胞瘤最常见，而未成熟畸胎瘤和伴体细胞型肉瘤的混合性生殖细胞肿瘤也曾有报道。在对 287 例非精原细胞瘤型纵隔生殖细胞肿瘤患者进行研究，卵黄囊瘤和畸胎癌与造血系统肿瘤的发生明显相关。已发现的造血系统恶性肿瘤类型包括：急性白血病症状、恶性（良性罕见）组织细胞增生症、骨髓增生异常综合征、骨髓增生性疾病和肥大细胞增生症。在急性白血病中，急性巨核母细胞白血病（AML-M7）和"恶性组织细胞增生症"，包括 AML-M4 和 AML-M5 最常见，约占所报道病例的一半。此外，AML-M2、AML-M6，急性未分化细胞白血病（AUL）和急性淋巴母细胞白血病都曾有报道。

骨髓增生异常综合征（myelodysplastic syndrome，MDS）包括伴有母细胞危象的顽固性贫血或巨核细胞增生，提示存在猫叫综合征。骨髓异常增生可以先于 AML 出现。

原发性血小板增多症和原发性骨髓纤维化是骨髓增殖失调的典型表现，可伴发纵隔 GCT。

在纵隔中，白血病会以弥漫性或局灶性浸润 GCT，也可能形成瘤样病变（粒细胞肉瘤）。在纵隔 GCT 中存在或缺少可检测到的造血恶性肿瘤时，仍可出现纵隔外表现（器官肿大、白血病）。

（4）鉴别诊断：在纵隔 GCT 患者中，使用补救化疗方案（包括依托泊苷）可引起继发性 MDS 和 AML 克隆性相关的造血系统恶性肿瘤，必须与之鉴别。大样本研究表明，继发性 MDS 的发生率为 0.7%，AML 为 1.3%。化疗相关的 AML 不显示 i（12p），通常比生殖细胞相关 AML（平均发病时间为 6 个月，范围 0～122 个月）出现更晚（化疗后 25～60 个月）。

（十四）纵隔淋巴瘤

纵隔淋巴瘤原发于纵隔淋巴结或胸腺。胸腺淋巴瘤在很多方面都具有特殊性，因为它反映了胸腺作为 T 细胞产生和分化器官的功能。85% 的前体 T 淋巴母细胞性淋巴瘤 / 白血病患者表现为纵隔包块，肿瘤细胞的免疫表型可以反映出皮质胸腺细胞分化的阶段。也有罕见的胸腺发生伴未成熟表型的 NK 细胞淋巴瘤的报道，而胎儿胸腺是 NK 细胞的发育场所之一，胸腺的 B 细胞淋巴瘤相对少见，其中最常见的是原发性纵隔大 B 细胞淋巴瘤（primary mediastinal large B cell lymphoma，PMLBCL），可能起源于髓质血管周围间隙特化胸腺 B 细胞。结节硬化型经典型霍奇金淋巴瘤（nodular sclerosis of classical Hodgkin lymphoma，NSCHL）也可以发生于胸腺，基因型上为 B 细胞起源，尽管 B 细胞标记物可能缺失。黏膜相关淋巴组织（mucosa-associated lymphoid tissue，MALT）型淋巴瘤也可能发生于胸腺以及其他黏膜或上皮组织，这反映了胸腺中上皮和淋巴成分紧密的功能性联系。多房性胸腺囊肿是一种功能性相关病变，可见于自身免疫性疾病和 HIV 感染。累及纵隔淋巴结的淋巴瘤在某种程度上反映了系统性结内淋巴瘤的谱系。然而，由于组织活检部位难达到，在纵隔淋巴结中很少作出原发淋巴瘤的诊断。粒细胞肿瘤在纵隔很少有原发性表现。一种最近被描述的疾病，伴有嗜酸性细胞增多和 t（8；13）的前体 T 淋巴母细胞淋巴瘤，典型表现为 TLBL 免疫表型的纵隔肿瘤，却可以伴发骨髓中的急性粒细胞白血病。急性粒细胞白血病通常伴有巨核母细胞分化，可以在纵隔和骨髓中发育，并伴发精原细胞瘤性生殖细胞肿瘤。

1. 原发性纵隔大 B 细胞淋巴瘤

（1）定义：原发性纵隔大 B 细胞淋巴瘤（primary mediastinal large B cell lymphoma，PMLBCL）是一种发生于纵隔的弥漫大 B 细胞淋巴瘤，可能为胸腺 B 细胞起源，具有其独特的临床、免疫表型和基因型特点。

（2）大体检查：由于诊断时肿瘤已经广泛浸润，几乎不能做根治性手术或巨大肿块切除。在切除的标本中，切面呈鱼肉样外观，常有坏死区，可见胸腺囊肿。在小样本（如穿刺活检取得）中可能仅得到坏死或硬化组织，而缺少诊断性特征。

（3）组织病理学检查：肿瘤呈弥漫性生长。PMLBCL 细胞形态范围很广而也有个别病例倾向于单一细胞形态，细胞体积从中等到大（是小淋巴细胞的 2～5 倍），细胞质丰富，经常呈透明，细胞核呈不规则的圆形或卵圆形（偶见分叶状），核仁通常较小。一些病例细胞核明显呈多形性，细胞质丰富、双染，可能类似于霍奇金淋巴瘤或非淋巴细胞肿瘤。核分裂象较多，类似于其他大细胞性淋巴瘤。病变中心主要为瘤细胞，在包块外围可能出现数量不等的免疫反应细胞，如淋巴细胞、巨噬细胞和粒细胞。常见特点是明显纤维化，由不规则胶原带将瘤组织分隔为不同大小的细胞区间。不同结构类型和细胞形态的混合可能增加了鉴别诊断胸腺瘤、精原细胞瘤和霍奇金淋巴瘤的难度，取决于不同手术方法和标本大小，有时可见胸腺残留，经免疫组织化学染色通常更明显。残留胸腺组织中可见囊性变。切除标本可能包括肺、胸膜和心包膜。罕见的复合性 PMLBCL 和霍奇金淋巴瘤已有报道。

（4）免疫组织化学：PMLBCL 可表达 B 细胞谱系特异性表面分子，如 CD19、CD20、CD22，以及免疫球蛋白相关的 CD79a 分子，不表达除 MAL 外的谱系局限性 T 细胞抗原。MAL 被认为仅限于 T 细胞，未在其他弥漫大 B 细胞性淋巴瘤中观察到。在一些研究中，20%～25% PMLBCL 病例可表达 CD10，类似于其在其他大 B 细胞淋巴瘤中的表达率，但其他研究却未发现该抗原的表达，CD5 和 CD21 通常阴性；通过免疫组织化学染色，50%～60% 的病例中可检测到 Bcl-6 蛋白。PMLBCL 细胞经常表达的分子还有 CD38、PC-1、MUM1 和 PAX5，不表达 CD138，这些都支持该肿瘤处于生发中心后成熟阶段，大多数 PMLBCL 并不表达 Ig，实际上，缺乏 Ig 和组成的 CD79a 之间的不一致性可能是该病的特点。Ig 表达缺失可能与其转录机制有缺陷相关。

2. 胸腺结外边缘区黏膜相关 B 细胞淋巴瘤

（1）定义：胸腺结外边缘区黏膜相关 B 细胞淋巴瘤是主要由中心细胞样或单核细胞样形态的小 B 细胞组成的淋巴瘤，细胞包围反应性滤泡，并浸润胸腺上皮产生淋巴上皮病变。

（2）大体检查：大体上，肿瘤常包膜完整，由实体性灰白色鱼肉样组织组成，常常掺杂多发性大小不一的囊腔，有时可侵犯邻近心包和胸膜。

（3）组织病理学检查：正常胸腺小叶结构消失，可见密集淋巴样浸润，但是残存胸腺小体仍可辨认。常见点缀众多上皮衬里的囊肿。淋巴样浸润中散在反应性淋巴滤泡，滤泡周围及滤泡之间可见小淋巴细胞和中心细胞样细胞增生。中心细胞样细胞含有小到中等大小的不规则核，核仁模糊，中等量淡染细胞质。上述细胞广泛浸润胸腺小体或囊腔内衬胸腺上皮，形成淋巴上皮病变。上皮结构内或周围的淋巴细胞细胞质常丰富透明，类似于单核样 B 细胞。可见散在的浆细胞聚集，免疫组织化学染色证实这些浆细胞是肿瘤性克隆的一部分。常见散在中心母细胞样细胞或免疫母细胞。转化为弥漫大 B 细胞淋巴瘤的情况很少有报道。

（4）免疫组织化学：经免疫组织化学染色，可见肿瘤细胞表达 B 细胞特异标记物，如 CD20 和 CD79a。CD3、CD5、CD10、CD23、C143 和 cyclin D1 阴性。肿瘤细胞通常表达 Bcl-2。75% 以上病例表达 CgA。

（5）鉴别诊断：主要鉴别诊断为胸腺反应性淋巴组织增生，在反应性淋巴组织增生时，常伴发重症肌无力，可见胸腺小叶结构，没有带状或片状中心细胞样细胞和单核样细胞增生。

3. 前体 T 细胞淋巴母细胞性淋巴瘤 / 白血病

（1）定义：前体 T 细胞淋巴母细胞性淋巴瘤 / 白血病是种向 T 细胞谱系分化的淋巴母细胞性肿瘤，由典型的小到中等大小的免疫母细胞组成，细胞质少，染色质中等致密或分散，核仁不清。可累及骨髓、血（前体 T 细胞急性淋巴母细胞性白血病）、胸腺和 / 或淋巴结（前体 T 淋巴母细胞性淋巴瘤）。

（2）大体检查：大体上可见肿瘤常呈实性肿块，由实体性灰白色鱼肉样组织构成，有时可侵犯邻近器官，或可见巨大包块，常伴有胸腔积液或心包积液，常见气道受损。

（3）组织病理学检查：胸腺和纵隔软组织及邻近淋巴结受累。上皮组织网络结构被破坏，间隔消失，肿瘤细胞穿过包膜扩散至邻近纵隔组织。在组织切片上，细胞体积从小到中等大小，胞浆少，核圆形、卵圆形或扭曲状，染色质细，核仁小或模糊。偶尔可见巨细胞。在淋巴结中，肿瘤生长类型为浸润性，而非破坏性，常见被膜下窦和生发中心部分保留。可出现满天星样结构，但无伯基特淋巴瘤那样明显。胸腔积液和心包积液可能是最初诊断标本。涂片上，可见细胞质少、染色质深染、核仁模糊的小淋巴细胞到细胞质中等、染色质分散、多核仁的大细胞。可见嗜天青颗粒。

（4）鉴别诊断：活检标本中，鉴别诊断包括伴显著未成熟 T 细胞的胸腺瘤（B 或 B2 型胸腺瘤）。T-LBL 和胸腺瘤中正常前体 T 细胞的免疫表型可完全相同。淋巴母细胞伴有上皮破坏的浸润性生长以及通过分子遗传学分析证实克隆性在确定淋巴瘤诊断上有帮助。对于伴有纵隔包块和淋巴细胞增生的患者，在鉴别诊断中应包括外周 T 淋巴细胞增生伴发胸腺瘤。

4. 纵隔间变性大细胞淋巴瘤、成熟 T 细胞淋巴瘤、NK 细胞淋巴瘤

（1）定义：间变性大细胞淋巴瘤，即非霍奇金淋巴瘤的一种独立类型，由德国病理学家 Stein 等于 1985 年发现，常呈间变性特征，被命名为间变性大细胞淋巴瘤。

（2）大体检查：大体上可见淋巴结结构部分或全部破坏，有的只侵犯淋巴窦，瘤细胞常首先累及淋巴结副皮质区，然后成巢状或沿淋巴窦弥散性播散。

（3）组织病理学检查：细胞体积较大或中等，呈圆形、椭圆形或不规则形。核为圆形、卵圆形或不规则形，有胚胎样核，其核形弯曲，核膜一侧平滑微凸，另一侧凹陷有多个切迹。有的瘤细胞核类似霍奇金淋巴瘤的 R-S 细胞样的双核瘤细胞，但无诊断性 R-S 细胞。有时可见排列为马蹄形或花环状的多核巨细胞，染色质为粗块状，核仁明显嗜酸性。

（4）免疫组织化学：肿瘤细胞一般呈 CD30 强阳性、CD2 和 CD4 阳性，CD3、TIA-1、颗粒酶 B 可阳性表达，其他 T 细胞标志物，如 CD43、CD45R0 等可阳性。

尽管胸腺是 T 细胞发育成熟的器官，但胸腺内成熟 T 细胞肿瘤罕见，而纵隔内 NK 细胞淋巴瘤也较少有报道，因此，纵隔内成熟 T 细胞及 NK 细胞淋巴瘤此处不予以讨论。

5. 纵隔霍奇金淋巴瘤

（1）定义：霍奇金淋巴瘤（Hodgkin's lymphoma, HL）是在大多数病例中源自 B 细胞的肿瘤，以散在于特征性炎性背景中的瘤巨细胞为特征。HL 包含两种表型和临床表现不同的亚型，即结节性淋巴细胞为主型霍奇金淋巴瘤（NLPHL）和经典型霍奇金淋巴瘤（classical Hodgkin lymphoma, CHL）。

由于在纵隔活检中，除结节硬化型经典型霍奇金淋巴瘤（NSCHL）外，非结节硬化型 HL 非常见，诊断时应参考 WHO 淋巴组织肿瘤分类。

（2）大体检查：被 NSCHL 侵袭的胸腺或纵隔淋巴结显示多个质硬灰白色结节，伴有或不伴有明显的纤维带。胸腺通常显示散在的囊腔。

（3）组织病理学检查：淋巴结或胸腺的正常结构被结节性浸润破坏。肿瘤性浸润由伴有丰富炎性背景的数量不等的霍奇金细胞和 Reed-Sternberg 细胞组成。典型 Reed-Sternberg 细胞为明显双核或多核的大细胞，细胞质丰富，嗜酸性染色或双染，细胞核常为圆形，核膜厚，苍白染色质，至少两个嗜酸性核仁，核仁周围透明。单核型瘤细胞称霍奇金细胞。这些肿瘤细胞含浓缩细胞质和固缩细胞核，称木乃伊细胞。隐窝型 Reed-Sternberg 细胞的特点为细胞核相对小、分叶状，经常有小核仁，细胞质丰富，染色淡，在甲醛固定的组织中可皱缩。

NSCHL 均可见硬化淋巴结的硬化开始于包囊，并将肿瘤分隔成大小不等的结节，至少存在条分隔肿瘤组织的纤维带是诊断为结节硬化亚型的最低标准。NSCHL 炎性背景由淋巴细胞、红细胞、白细胞（特别是嗜酸性粒细胞）组成。常见局灶性坏死，伴有噬中性粒细胞浸润以及坏死区域周围的肿瘤细胞聚集。

CHL 对胸腺的侵袭经常导致囊性变，小活检标本中的胸腺上皮假上皮瘤样增生酷似胸腺瘤。肿瘤内衬为扁平上皮，常为非角化鳞状细胞，但也可见柱状上皮、纤毛细胞。肿瘤可见于囊壁内，有时向囊腔内凸起。类似的囊性变也可以发生在未被淋巴瘤侵袭的胸腺内。

在小样本活检中，识别特征性组织改变和肿瘤细胞可能很难。为了建立最初的 CHL 诊断，经典多核 Reed-Sternberg 细胞或者显示代表性免疫表型的陷窝细胞必须找到，这可能需要对活检进行多

切片。若纤维带无法确定，病例应被归入 CHL 而不进行更深一步的分类。应注意对小标本不能进行确定性的亚分类。

CHL 和弥漫大 B 细胞淋巴瘤相互浸润形成的复合淋巴瘤罕见。

（4）免疫组织化学：在 CHL，肿瘤细胞均匀的强阳性表达 CD30，在 85% 以上病例中可以检测到 CD5，但有时仅为局灶性表达。多达 20%CHL 可表达 CD20，但是与伴随出现的 B 细胞相比，染色通常较弱，而且肿瘤细胞染色强度不均。大多数病例中 CD79a 阴性。约 20%NSCHL 表达 EBV，并可通过其潜在膜抗原免疫组化或 EBER 探针检测，而 EBNA2 不表达。与其他亚型相比，EBV 相关的 NSCHL 发病率通常较低，且呈区域性变化。波形蛋白和肌成束蛋白（fascin）通常在 CHL 中表达，但在大 B 细胞淋巴瘤中罕见。反应性背景包括不同数量的 B 淋巴细胞和 T 淋巴细胞，后者可围绕单个瘤细胞形成菊形团样结构。

6. 霍奇金淋巴瘤和非霍奇金淋巴瘤之间的灰色区域

（1）定义：灰色区域淋巴瘤是指表现出介于经典型霍奇金淋巴瘤（CHL）和大细胞非霍奇金淋巴瘤（non-Hodgkin lymphoma，NHL）之间不确定特点的淋巴组织肿瘤。因此不可能进行 CHL 或 NHL 的确定性分类。

复合性淋巴瘤表现出明显可分的具有 CHL 和 NHL 特点的并存的淋巴瘤浸润，它们可能或非克隆性相关。不同成分及其比率应当在诊断中加以说明。

（2）大体检查：纵隔淋巴结显示多个质硬灰白色结节。

（3）组织病理学检查：根据定义可知，灰色区域淋巴瘤没有特定形态学，可能表现为伴局灶纤维化的模糊结节浸润。可见片状恶性细胞区，其中一些类似 Reed-Sternberg 细胞或陷窝细胞。炎性背景可能稀少或缺失。肿瘤细胞典型表达 CD20，此外强表达 CD30。CD79a 和 CD15 表达可不恒定。回顾性临床数据提示，大多数男性患者对单独放疗反应较差，腹部和结外部位淋巴组织的复发常见。

（十五）组织细胞肿瘤

1. 朗格汉斯细胞组织细胞增生症和肉瘤

（1）定义：朗格汉斯细胞组织细胞增生症是一种朗格汉斯细胞的瘤性增生，表达 CD1a、S100 蛋白，通过超微结构检查，可见 Birbeck 颗粒。

通过其明显的恶性细胞学特点，朗格汉斯细胞肉瘤可与朗格汉斯细胞组织细胞增生症相区别；朗格汉斯细胞肉瘤可以原发或从先前朗格汉斯细胞组织细胞增生症转变而来。

（2）大体检查：肿瘤大体上通常呈分叶状外观、质地较硬，切面棕灰、棕褐色，有时可见坏死和出血。

（3）组织病理学检查：朗格汉斯细胞组织细胞增生症关键的组织学特点是非黏着性朗格汉斯细胞的弥漫性浸润，细胞核具有核沟或明显扭曲，核膜薄，染色质纤细，细胞质嗜酸性。常见混有多核巨细胞和嗜酸性粒细胞，可出现坏死，朗格汉斯细胞典型表达 S-100 蛋白和 CD1a。

胸腺可呈弥漫或局灶性受累。受累区域显示正常胸腺实质的破坏，胸腺小体受损，小叶间结缔组织浸润，以及散在的钙化小体。成人局部胸腺受累常显示为散在的朗格汉斯细胞小结节样聚集，可伴有反应性淋巴细胞增生或多房性胸腺囊肿。

（4）鉴别诊断：一个重要的鉴别诊断是纵隔组织细胞/嗜酸细胞肉芽肿，这是由于医源性纵隔积气导致的反应性病变，类似反应性嗜酸细胞胸膜炎。尽管组织细胞/嗜酸细胞肉芽肿和朗格汉斯组织细胞都具有组织细胞和嗜酸性粒细胞的特点，但前者中的组织细胞局限在囊腔或胸腺间隔中，胸腺实质中缺乏，细胞核不常见核沟，S100 蛋白和 CD1a 免疫染色体阴性。

2. 组织细胞肉瘤和恶性组织细胞增生症 组织细胞和树突状细胞肿瘤十分罕见，偶可出现在纵隔淋巴结和胸腺中，正如粒细胞肿瘤，大多数发生于纵隔的组织细胞肿瘤与畸胎瘤样生殖细胞肿瘤相关，提示生殖细胞肿瘤具有多细胞系分化的能力。

（1）定义：组织细胞肉瘤是组织细胞的恶性增生，该细胞具有类似成熟组织细胞的形态学和免疫表型。可见一种或多种组织细胞标记物的表达，但不包括辅助/树突状细胞标记物。急性单核细胞白血病的瘤性包块不包括在内。"恶性组织细胞增生"有时用于描述系统性疾病的组织细胞肉瘤，通常累及肝、脾和骨髓。

（2）大体检查：肿瘤大体上通常呈分叶状外观、质地较硬，切面棕灰、棕褐色。

（3）组织病理学检查：组织细胞肉瘤特点为大细胞的弥漫性浸润，细胞质丰富，嗜酸性，有时可见细小空泡。细胞核呈圆、椭圆、锯齿状，核沟或不规则折叠，常伴有泡状染色质和小核仁。核异型性明显。

免疫组织化学可诊断。CD68和溶菌酶阳性，CD65、CD4、CD43、CD45RO和HLA-DR常为阳性，S100蛋白偶尔阳性，粒细胞标记物、树突状细胞标记物（CDla，CD21，CD35）阴性。T细胞源性特异标记物、B系特异标记物和CD30均为阴性。

（十六）树突状细胞肿瘤

1. 滤泡树突状细胞肿瘤/肉瘤

（1）定义：滤泡树突状细胞（follicular dendritic cell，FDC）肿瘤/肉瘤是梭形或卵圆形细胞的肿瘤性增生，显示滤泡树突状细胞形态学和表型特点。同时使用"肿瘤"和"肉瘤"两个名词，是因为这些肿瘤具有不同的细胞学分级和不确定的临床行为。

（2）大体检查：滤泡树突细胞肉瘤/肿瘤大小：1～20cm；中位数：5cm，多数界线清晰，切面实性，棕灰色。

（3）组织病理学检查：瘤组织常较大，组织结构多样。生长类型可为漩涡状、车辐状、束状、结节状，弥漫性生长，甚至呈小梁状。单个肿瘤细胞呈梭形或者椭圆形，细胞质轻微嗜酸染色，细胞边界不清。细胞核伸长或椭圆形，核膜薄，染色质呈空泡样或颗粒状，核仁小而清晰。常见不规则细胞核聚集，偶见多核瘤巨细胞。一些病例可表现明显的细胞核异型性、核分裂象和凝固性坏死。小淋巴细胞散在于肿瘤内，可聚集于血管周围。滤泡树突状细胞肉瘤的诊断应当通过免疫组织化学确定（CD21和CD35阳性，CD23有时阳性），亦可通过超微结构研究证实（数量众多的细长细胞质突起和成熟的细胞桥粒）。

（4）鉴别诊断：由于发生在纵隔、梭形细胞生长和淋巴细胞浸润，纵隔滤泡树突状细胞肉瘤可能被误诊为A型胸腺瘤。滤泡树突状细胞肉瘤可显示出锯齿状分叶和血管周围间隙，类似胸腺瘤中常见的改变，这更增加了两者鉴别诊断的难度。与A型胸腺瘤相反，滤泡树突状细胞肉瘤无局灶性腺样分化，细胞角蛋白阴性，表达滤泡树突状细胞相关标记物。

2. 指突状树突状细胞肿瘤/肉瘤

（1）定义：指突状树突状细胞肿瘤/肉瘤是梭形或卵圆形细胞的瘤样增生，该细胞具有类似指突状树突状细胞的表型特点。

（2）大体检查：肿瘤大体上通常呈分叶状外观，质地较硬，切面棕灰、棕褐色，有时伴有灶性坏死和出血。

（3）组织病理学检查：肿瘤显示束状、漩涡状、车辐状或弥漫性生长类型，由梭形或脂肪细胞组成。细胞边界不清楚，细胞质丰富，嗜酸性染色，染色质分散，核仁明显。细胞学异型性有时可见。

（4）免疫组织化学：诊断应当通过免疫组织化学染色予以确定，可选择进行超微结构研究（复杂的指突状细胞突起缺乏形态良好的斑点黏附型桥粒并且缺乏Birbeck颗粒）。瘤细胞S100蛋白强阳性，经常显示CD68、溶菌酶、CD4和CD45不稳定弱染色，滤泡树突状细胞标记物（CD21，CD35）、髓过氧化物酶、T细胞特异性标记物、B细胞特异性标记物和CD30、CD1a应为阴性。

3. 粒细胞肉瘤和髓外急性粒细胞性白血病

（1）定义：粒细胞肉瘤是由骨髓外部位的原粒细胞或未成熟淋巴细胞瘤性增生形成的包块。它可能与急性淋巴细胞白血病（acute lymphoblastic leukemia，ALL）、骨髓增生性疾病及骨髓增生异常综合征（myelodysplastic syndrome，MDS）先后或同时发生，但也可能是经过治疗的白血病患者复发的第一表现。不伴有结节性肿块的原粒细胞间质浸润也可称髓外急性髓细胞性白血病。

（2）大体检查：肿瘤大体显示质硬灰白色包块。

（3）组织病理学检查：在发生于纵隔的髓样肉瘤（myeloid sarcoma）中，最常见的类型是粒细胞肉瘤，一种由原粒细胞和早幼粒细胞组成的肿瘤，在不同病例中，成熟程度不同。母细胞亚型完全由原粒细胞组成；在分化程度较高的亚型中，也可出现早幼粒细胞。罕见的病例由单核母细胞组成（命名为原单核细胞肉瘤），也可发生于纵隔。若伴发隐匿性骨髓增生性疾病的急性转化，则会表现出伴有灶性母细胞增生的三系髓外造血。

在伴有纵隔粒细胞肉瘤或髓外粒细胞性白血病的纵隔生殖细胞肿瘤患者中，应当考虑肿瘤的"局部"起源可能性。

（4）鉴别诊断：主要鉴别诊断是非霍奇金淋巴瘤、淋巴母细胞淋巴瘤和弥漫大B细胞淋巴瘤；在儿童，鉴别诊断包括不同的转移性结缔组织增生性小圆细胞肿瘤。伴有明显硬化的粒细胞肉瘤酷似硬化型纵隔（胸腺）大B细胞淋巴瘤。在伴有纵隔生殖细胞肿瘤的患者，粒细胞肉瘤"局部"起源自生殖细胞肿瘤内造血前体细胞的可能性也要考虑。

（十七）胸腺和纵隔软组织肿瘤

1. 胸腺脂肪瘤

（1）定义：胸腺脂肪瘤是一种界线清楚，由成熟脂肪组织组成的肿瘤，内含散在的岛状非肿瘤性胸腺组织。

（2）大体检查：胸腺脂肪瘤的体积介于 4cm³ 到 30cm³ 之间。肿瘤切面呈黄色，质软，界线清楚，可见散在白色条带或局灶性实性区域。

（3）组织病理学检查：组织学上，胸腺脂肪瘤由丰富成熟脂肪组织构成，并混有包含残存胸腺组织的区域。脂肪细胞未见细胞异型性或核分裂象。胸腺组织成分可为萎缩的带状胸腺上皮或大片状包含不明显胸腺实质的区域，后者可见大量钙化的胸腺小体。可出现肌样细胞，胸腺小叶内可见单个淋巴滤泡。

（4）鉴别诊断：胸腺脂肪瘤的鉴别诊断通常不存在问题。然而，由于一些肿瘤体积较大，必须小心取材，以排除存在非典型或恶性区域的可能性。在罕见病例中，胸腺瘤可能生长于胸腺脂肪瘤内。组织学上，主要的鉴别诊断包括胸腺的脂肪瘤（无胸腺上皮成分）和纵隔脂肪肉瘤（散在脂肪母细胞）。

2. 纵隔脂肪瘤

（1）定义：脂肪瘤是纵隔最常见的良性间叶肿瘤。

（2）大体检查：脂肪瘤界线清楚，切面呈黄色油脂状。各类型脂肪瘤外观基本相似，但骨性脂肪瘤中可见骨形成，软骨脂肪瘤内可见灰色有光泽结节。肌内和肌间脂肪瘤除肿瘤周围经常附有骨骼肌外，外观无其他特异性。树枝状脂肪瘤时，整个滑膜外观呈结节状和乳头状，切面呈亮黄色。

（3）组织病理学检查：普通脂肪瘤由分叶状成熟脂肪细胞构成。脂肪瘤内细胞与周围脂肪组织细胞基本相同，仅大小和形状略有差异。脂肪瘤内偶尔有骨（骨性脂肪瘤）、软骨（软骨脂肪瘤）、丰富纤维组织（纤维脂肪瘤）或弥漫性黏液变（黏液脂肪瘤）。肌内脂肪瘤可与周围骨骼肌界线清楚，但更常见的是成熟脂肪细胞在骨骼肌纤维间浸润性生长并包绕周围骨骼肌，肌纤维常有萎缩。树枝状脂肪瘤的滑膜下结缔组织中有成熟脂肪细胞浸润，经常可见散在的炎症细胞。

（4）免疫组织化学：免疫表型为成熟脂肪细胞波纹蛋白，S100 染色阳性。

3. 脂肪肉瘤

（1）定义：脂肪肉瘤是原发性或继发性恶性脂肪细胞性肿瘤，显示从非典型性脂肪瘤性肿瘤高分化脂肪肉瘤向不同分化程度的非脂肪细胞性肉瘤的移行，直径一般至少数厘米。

（2）大体检查：一般为大的多结节性黄色肿物，含有散在的、实性，常为灰褐色的非脂肪性区域。

（3）组织病理学检查：最常见呈一致性束状排列，细胞核有轻度异型性的成纤维细胞性梭形细胞。

（4）免疫组织化学：免疫组织化学主要用于识别不同的分化成分，以及排除其他肿瘤。

4. 孤立性纤维性肿瘤

（1）定义：孤立性纤维性肿瘤（solitary fibrous tumor，SFT）是一种少见的局部侵袭性纵隔肿瘤，具有高度不均一的组织学形态，以两种基本成分按不同比例混合为特征：实性梭形细胞成分和弥漫性硬化成分。

（2）大体检查：纵隔 SFT 体积较大，直径可达 16cm。

（3）组织病理学：在形态学和免疫表型上，纵隔 SFT 类似于胸膜 SFT［CD34$^+$（+），CD99$^+$（+），Bcl-2$^+$（+），细胞角蛋白，与通常呈带状的胸膜或甲状腺 SFT 不同，50% 以上纵隔 SFT 表现为核分裂象增加［>（1～4）/10HPF］，可见细胞异型性和凝固性坏死，提示高度肉瘤样转化倾向。在这些病例中，有时存在可辨认的带状 SFT 成分。

（4）鉴别诊断：单个肿瘤细胞周围典型的胶原间质和特征性免疫表型可使 SFT 有别于 A 型胸腺瘤、滑膜肉瘤、高分化梭形细胞脂肪肉瘤、平滑肌瘤样肿瘤和神经性肿瘤。

5. 横纹肌肉瘤

（1）定义：具有骨骼肌的表型和生物学特征的一种原始的恶性软组织肉瘤。

（2）大体检查：横纹肌肉瘤为界线欠清、肉质感、浅褐色肿物，直接侵入周围组织。

（3）组织病理学检查：横纹肌肉瘤由不同发育阶段的横纹肌母细胞构成。其中最原始的细胞是星状细胞，细胞质浅嗜酸/碱性，有一中位椭圆形核。随着细胞分化，细胞质嗜酸性逐渐增强，细胞形状变长，可描述为"蝌蚪形""带状"和"蜘蛛"细胞。强嗜酸、细胞质内横纹和多核提示终末分化，可有明显的肌管分化。化疗后细胞有分化更明显的趋势，已分化细胞成为主要的细胞成分，细胞之间有治疗引起的坏死和纤维化。

（4）鉴别诊断：骨骼肌分化标记物阳性提示为胚胎性横纹肌肉瘤。这些标记物的存在和肿瘤细胞的分化程度有相关性，和胚胎发育过程的情况相似，因此，大多数原始细胞中只存在波纹蛋白标记，横纹肌母细胞在发育过程中逐渐出现结蛋白和肌动蛋白标记物。已分化细胞表达 myoglobin、myosin 和肌氨酸激酶 M 这些终末分化的标记物。

6. 脉管瘤

（1）定义：由扩张的脉管构成的海绵状/囊性良性病变。

（2）大体检查：海绵状/囊性脉管瘤表现为多囊性或海绵状肿物，囊内含有血液，水性或乳性液体。

（3）组织病理学检查：海绵状/囊性脉管瘤的特征是含有大小不等的薄壁扩张的脉管，管壁衬覆扁平内皮细胞，周围常有淋巴细胞聚集。管腔空或含有蛋白性液体和淋巴细胞、红细胞。较大脉管周围可有平滑肌层围绕，长期病变有间质纤维化和间质症。间质内常见肥大细胞和含铁血黄素沉积。

7. 平滑肌瘤样肿瘤

（1）定义：发生于纵隔的平滑肌瘤样肿瘤。

（2）大体检查：肿瘤界线清楚，切面灰白、灰黄质地韧，呈编织状。

（3）组织病理学检查：组织病理学检查可见平滑肌细胞呈长梭形或略显波纹状常平行排列。

（4）鉴别诊断：神经纤维瘤相鉴别，细胞核呈 S 形，纤维较细，呈波纹状，对 S100 和神经丝免疫反应阳性。

（十八）神经源性肿瘤

纵隔的神经性肿瘤几乎全部发生于中纵隔和后纵隔，构成了该部位最常见的肿瘤。

1. 神经鞘瘤

（1）定义：由分化的肿瘤性施万细胞构成的包膜完整的良性肿瘤。

（2）大体检查：大部分神经鞘瘤圆形，直径几厘米至 10cm，肿瘤一般包膜完整。切面呈淡棕色或黄色，囊性变和出血，无坏死。

（3）组织病理学检查：典型的神经鞘瘤有两种组织构象：致密的 Antoni A 型和疏松的 Antoni B 型。Antoni A 型瘤细胞细胞核密集，核排列成与细胞长轴垂直的栅栏状结构，称为 Verocay 小体，细胞突和基底膜红染。Antoni B 型结构表现为疏松网状背景,细胞成分少,肿瘤细胞细胞核小,卵圆形。黄色瘤细胞常见于 Antoni B 型区。构成肿瘤的神经鞘细胞细胞质丰富,淡伊红染色,细胞彼此边界不清,细胞核长梭形,两头钝,大小同平滑肌细胞。生长时间较长的肿瘤,可见巨怪形核,偶尔可见核分裂象但不要以此误诊为恶性肿瘤。在 Antoni A 区和 Antoni B 区可见含脂细胞聚积。神经鞘瘤血管壁厚并呈透明变性,扩张血管周围常见出血,第 8 对脑神经鞘瘤内 Verocay 小体不多见。

（4）免疫组织化学:神经鞘瘤细胞一致性表达 S-100 蛋白 leu-7 常呈阳性反应,灶性 GFAP 阳性。

2. 恶性外周神经鞘瘤

（1）定义:任何起源于外周神经或显示神经鞘分化的恶性肿瘤,除外起源于神经外膜或外周神经血管系统的肿瘤。大约 50% 的病例与神经纤维瘤病 1 型（neurofibromatosis 1, NF1）有关。

（2）大体检查:肉眼呈球形或纺锤形,可有质硬的假包膜,常与大或中等大小神经相连。切面呈奶油色或灰色,伴有灶性坏死和出血,有时范围可较广。

（3）组织病理学检查:呈纤维肉瘤样密集束状排列的梭形细胞,细胞质丰富,淡红。细胞核深染,梭形,与平滑肌细胞相比,两端较钝,大部分肿瘤弥漫生长,也可见疏松和细胞致密区、血管周围细胞密度增高区和血管外皮瘤样生长区。瘤细胞栅栏状排列不是该肿瘤的特点,肿瘤有地图样坏死和丰富的核分裂,每一个高倍视野至少有 4 个核分裂象。少数肿瘤可显示神经束膜细胞的特点。大约 15% 肿瘤内出现其他少见的组织形态改变,如上皮样或向其他方向分化。

（4）免疫组织化学:50%～70% 散在瘤细胞表达 S100 蛋白。大部分瘤细胞 P53 阳性,而神经纤维瘤阳性少见,相反,细胞周期调节蛋白在神经纤维瘤多见阳性反应。

第三节 实验室检查指标的临床应用（案例分析）

【病史摘要】 女,41 岁,汉族。

主诉:左胸疼痛 3 月余。

现病史:患者于 3 个月前无明显诱因出现左胸阵发性刺痛伴气促,向左肩部放射,与活动、进食、体位无关,无咳嗽、咳痰、发热、盗汗,无头痛、心悸、关节疼痛,发病后曾到外院就诊,行 CT 检查提示:左肺上叶尖后段团块状致密影并左肺多发结节状致密影,左侧肺门区、双侧锁骨上、纵隔内多发肿大淋巴结,部分融合,左肺动脉主干及左肺上叶动脉受包绕,考虑恶性肿瘤:①胸腔积液检查:癌性可能。②肺部多发结节:疑似肺癌,入院后行左侧胸腔闭式引流排液,胸腔积液为血性,未查见癌细胞。胸腔镜检查:左侧胸膜增厚并肺表面结节形成。病理学检查:慢性炎症细胞浸润。因下级医院建议转上一级医院进一步诊治,遂到我院就诊,门诊以"左肺占位"收住入院,自发病以来,患者精神、饮食、睡眠尚可,大小便正常,体重减轻 5kg。

既往史:否认高血压、糖尿病、冠心病病史,否认结核病病史,无手术及输血史,无药物过敏史,无毒物及放射物质接触史。

个人史:无烟酒嗜好,适龄结婚,育有一女,子女及配偶体健。

家族史:否认家族肿瘤病史,否认其他家族遗传病史。

查体:T 36.1℃,P 90 次/min,R 20 次/min,BP 109/68mmHg。发育正常,营养中等,神志清楚,呼吸平顺,自动体位,对答切题,检查合作。皮肤黏膜无黄染,全身浅表淋巴结未触及。头颅五官无畸形,双侧瞳孔等圆等大,对光反射存在。颈无抵抗,气管居中,甲状腺无肿大。心界不大,心率 90 次/min,律齐,未闻及病理性杂音。腹平、软,未触及包块,无压痛,无反跳痛,肝、脾肋下未触及,肝区无叩击痛,双肾区无叩击痛,移动性浊音阴性,肠鸣音存在。脊柱四肢无畸形,活动正常,肌力正常。生理反射存在,病理反射未引出。

专科检查:胸廓两侧对称无畸形,呼吸节律两侧对称,胸壁无压痛,左侧触诊语颤减弱,左肺叩诊浊音,左肺呼吸音减弱,未闻及干湿啰音。

辅助检查：外院胸部 CT 示左肺上叶尖后段团块状致密影并左肺多发结节状致密影，左侧肺门区、双侧锁骨上、纵隔内多发肿大淋巴结，部分融合，左肺动脉主干及左肺上叶动脉受包绕，考虑恶性肿瘤，拟诊断中央型肺癌并周围阻塞性肺炎，阻塞性肺不张，纵隔内淋巴结转移与前纵隔恶性胸腺瘤并左肺、左胸膜多发转移鉴别。

外院胸腔镜检查示：左侧胸膜增厚并肺表面结节形成。病理提示：慢性炎症细胞浸润。

【问题 1】 患者病史特点是什么？体格检查的主要发现什么？根据患者情况，临床初步诊断是什么？

1. 病史特点　①41 岁女性，病程短。②患者于 3 个月前无明显诱因出现左胸阵发性刺痛伴气促，向左肩部放射，与活动、进食、体位无关，无咳嗽、咳痰、发热、盗汗，无头痛、心悸、关节疼痛，发病后曾到外院就诊，行 CT 检查示：左肺上叶尖后段团块状致密影并左肺多发结节状致密影，左侧肺门区、双侧锁骨上、纵隔内多发肿大淋巴结，部分融合，左肺动脉主干及左肺上叶动脉受包绕，考虑恶性肿瘤。外院予以左侧胸腔闭式引流排液，胸腔积液为血性，胸腔积液未查见癌细胞。进一步行胸腔镜检查，提示：左侧胸膜增厚并肺表面结节形成。病理提示：慢性炎症细胞浸润，因诊断不明，来我院治疗。近期体重下降 5kg。③患者无吸烟史，本人及亲属无恶性肿瘤病史。

2. 体格检查　主要发现：①营养中等，神志清楚，安静面容，呼吸平顺，自动体位，对答切题，检查合作。②全身浅表淋巴结未触及。③胸廓两侧对称，无畸形，呼吸节律两侧对称，胸壁无压痛，左侧触诊语颤减弱，左肺叩诊浊音，左肺呼吸音减弱，双肺未闻及干湿啰音。④脊柱四肢无畸形，活动正常，肌力正常。生理反射存在，病理反射未引出。

3. 初步诊断　根据患者的病史和体格检查以及院外影像学检查结果等，可以初步怀疑患者为胸部恶性肿瘤，具体诊断要进一步完善检查。

【问题 2】 为确定诊断，应进一步做哪些检查项目？

应进一步的检查项目为常规抽血检查、胸部肿瘤血清标志物，完善影像学检查，评估原发灶和远处转移情况，胸腔积液细胞学检查，根据影像学检查结果选择合适的侵入性操作来获取组织行病理学检测。

（1）完善常规抽血检查：胸部肿瘤血清标志物既可以协助诊断，又利于后期随访。患者常规抽血检查未见明显异常，肺肿瘤“五项”：神经元特异性烯醇化酶 24.15ng/ml，癌胚抗原 4.29ng/ml，糖类抗原 125 28.44U/ml，糖类抗原 153 10.22U/ml，非小 C 肺癌相关抗原 4.91ng/ml。

（2）影像学检查：在胸部肿瘤方面，可以选择胸部 X 射线、胸部 CT、MRI、PET/CT 等，但对于胸部肿瘤方面，一般倾向于选择胸部 CT 平扫＋增强。

影像学检查结果：胸部平扫＋增强：①左侧胸壁弥漫多发团块状、结节状增厚，考虑胸膜恶性肿瘤（肉瘤或间皮瘤）并左肺门、纵隔、心膈角、左锁骨上多发淋巴结转移，不除外为左肺癌并左侧胸膜、纵隔及左肺门、锁骨上淋巴结转移，建议组织活检。②拟左肺多发炎症，局部含气不全。③左侧胸腔少量积气、积液。④腰 1 椎体下缘密度增高，性质待定，考虑是否未终板骨软骨炎。

（3）患者有胸腔积液，可以继续行胸腔积液细胞学检查，协助诊断。

（4）诊断胸部肿瘤除了相关临床表现及上述的各种辅助影像学检查之外，活组织检查可获得细胞学诊断和鉴别良恶性，并制订下一步治疗方案。根据患者临床表现及胸部 CT 结果，排除根治性手术的可能，因此不用考虑针吸或剖胸活检造成浸润性胸腺瘤种植。结合患者实际需求，选择 B 超引导下经皮穿刺来获取细胞学诊断。

B 超引导下经皮穿刺组织活检结果：送检横纹肌及纤维组织中（纵隔）可见瘤细胞弥漫片状排列，细胞核圆形，椭圆形，部分可见核仁，背景中可见大量淋巴细胞，组织改变考虑为恶性肿瘤，待免疫组织化学分型。补充报告：免疫组织化学（纵隔）：CK（＋）、CK19（＋）、TdT（＋）、CD1α（＋）、P63（＋）、P40（＋）、Ki-67（约 80%＋）、CD3（＋）、TTF-1（－）、CD20（－），原位杂交：EBER（－），组织改变符合 B2 型胸腺瘤，未能排除有 B3 型成分，建议手术完整切除后，进一步明确分型。

（5）评价是否有转移（胸腺瘤常见的转移为胸内转移，如胸膜、心包；胸外和血性转移较少见，转移部位以骨骼系统为常见）：①核素骨显象：全身骨显像未见明显异常。②头颅MRI：头颅MRI平扫及增强扫描未见明确异常。③肝、胆、脾、胰彩超，二维超声：肝内未见占位病变，血流未见异常；胆囊未见结石，胆总管上段未见明显扩张；脾不大，血流未见异常；胰腺不大。④心脏彩色超声＋心功能检查：二维超声见三尖瓣返流（轻度）。左室收缩功能测值未见异常（声窗差，测值供参考）。患者有胸膜转移，无心包转移，无骨转移、头颅转移等。

【问题3】 患者诊断是什么？临床分期如何？

思路：患者细胞学病理结果及免疫组织化学提示为B2型胸腺瘤，未能排除有B3型成分，且结合患者淋巴结转移情况和已侵犯胸膜，考虑为恶性胸腺瘤。

结合患者临床表现和体征以及上述影像学检查结果进一步分期。

临床分期：原发肿瘤，肿瘤已侵犯胸膜，因此考虑T4。

局部淋巴结转移：结合我院及院外胸部CT结果，已有前纵隔外的其他部位淋巴结转移，因此考虑TNM分期中，淋巴结分期为N2。

是否远处转移：患者有胸膜转移，但暂未发现患者有肺内或远处转移征象，因此考虑TNM分期中，是否有远处转移的分期为M1a。

诊断：恶性胸腺瘤（B2型胸腺瘤、部分B3型胸腺瘤成分，T4N2M1b、IVb期）

【问题4】 下一步治疗方案是什么？

（1）综合考虑，对于肿瘤治疗方面，患者已丧失根治性手术机会，建议进行化学药物治疗。临床上考虑患者为中年女性，各器官功能基本正常，PS1分，故给予有效率较高的ADOC化疗方案，即"顺铂＋多柔比星＋长春新碱＋环磷酰胺"的四药联合化疗方案，争取达到肿瘤部分缓解的效果后，加入放疗。

（2）放疗何时介入：考虑患者目前肿瘤负荷大、范围广，且合并胸腔积液，故先行化疗，把肿瘤控制后，再视情况加入放疗。

（3）胸腺瘤一般合并重症肌无力症状，但本例患者无重症肌无力相关临床表现和体征，故暂不需要处理。

本 章 小 结

纵隔原发肿瘤是指纵隔内各种组织、细胞发生异型性增生而发展成为良性或恶性肿瘤。各个区域都有常见的原发性纵隔肿瘤，临床上较常见的包括位于上纵隔的胸腺瘤和纵隔甲状腺肿块、前纵隔的畸胎瘤和后纵隔的神经源性肿瘤，以及可以发生在任何纵隔的淋巴瘤，以前、中纵隔更为常见。常规实验室检查对纵隔肿瘤的诊断意义不大，目前主要是对一些生化指标进行测定。组织病理学在纵隔肿瘤诊断中有重要作用。

（周承志　黄　海　刘月平）

第九章

胸 膜 肿 瘤

第一节 疾 病 概 述

胸膜是由间皮细胞覆盖的疏松不规则结缔组织组成,覆盖在肺实质表面的浆膜称为脏胸膜,覆盖在其余胸膜腔的浆膜称为壁层胸膜,两层胸膜在肺门根部汇合,在两层胸膜间有少量液体,在呼吸运动时起润滑作用。胸膜肿瘤包括原发性肿瘤和胸膜转移瘤,临床上以转移瘤居多,常见于肺癌和乳腺癌的胸膜转移。原发性胸膜肿瘤主要为胸膜间皮瘤,根据肿瘤病理形态可将胸膜间皮瘤分为良性胸膜间皮瘤和胸膜恶性间皮瘤(pleural malignant mesothelioma),后者占绝大多数,约为80%。临床上将间皮瘤分为局限性间皮瘤和弥漫性间皮瘤,多数局限性间皮瘤为良性,而几乎所有弥漫性间皮瘤都是恶性的。本章节主要阐述胸膜恶性间皮瘤。

胸膜恶性间皮瘤

胸膜恶性间皮瘤是发生在胸膜和浆膜表面具有侵袭性的恶性肿瘤,80%患者为男性,好发年龄在50～70岁。根据组织学形态和免疫组织化学,胸膜恶性间皮瘤主要包括三种亚型:上皮型、肉瘤型、混合型。胸膜恶性间皮瘤最常见的转移部位包括纵隔和肺门淋巴结、对侧胸膜、肺和胸腔,而肝、骨、脑转移相对较少见。

(一)病因和发病机制

现阶段的研究认为:石棉是胸膜恶性间皮瘤最为常见的致病因素,而其具体致病机制尚不清楚。部分学者考虑可能为患者吸入石棉至肺组织后,石棉纤维刺穿肺脏组织,在壁层胸膜的间皮细胞层反复刮擦,造成损伤和修复,这种说法可以很好地解释临床上胸膜恶性间皮瘤最初常发生在壁层胸膜而非脏胸膜表面。所有接触石棉的个体均为高危人群。值得注意的是,研究认为石棉与良性胸膜间皮瘤发生的关系并不大。

此外,研究发现猿猴空泡病毒40(simian vacuolating virus 40,SV40 virus)可能是非石棉接触人群发生恶性间皮瘤的主要病因之一,这是一种存在于人类和啮齿动物细胞内的瘤源性病毒,可以阻断抑癌基因。除此之外,接触其他自然纤维或人造纤维、电离辐射、遗传因素等也是潜在致病因素。

烟草是公认的致癌因素,与肺癌的发生密切相关,但值得说明的是烟草在胸膜间皮瘤的发生、发展中并无证据显示具有相关性。

(二)症状与体征

1.症状 胸膜恶性间皮瘤患者临床上通常表现为与胸腔积液相关的胸部症状,常见为呼吸困难,个别伴有胸痛和咳嗽。对不明原因的胸腔积液和胸膜疼痛,即使所有细胞学检查为阴性,也应怀疑胸膜恶性间皮瘤。因胸膜恶性间皮瘤发生和发展较为隐蔽,患者多在症状出现后2～3个月确诊,且肿瘤往往广泛侵袭周围组织,胸膜恶性间皮瘤的局部侵袭可引起淋巴结肿大、上腔静脉阻塞、心脏压塞、皮下肿块、脊髓压迫等相关症状。患者主诉也常常与胸腔积液关系密切。随着胸膜恶性间皮瘤的进展,受累胸膜相对固定,并导致局部肺组织活动受限,从而继发肺炎。胸膜恶性间皮瘤患者后期会出现消瘦、疲劳、恶病质、发热、盗汗、血小板减少、贫血等。

2. 体征 恶性间皮瘤患者主要为血性胸腔积液及胸膜增厚相关体征,包括患者患侧胸廓运动受限,视诊双侧胸廓不对称,叩诊呈浊音,听诊呼吸音减弱或消失。

（三）常用的影像学检查

1. 胸部 X 射线 早期即可引起广泛胸膜增厚及中等量或大量胸腔积液,抽液后可显示多发结节状影,肺门与纵隔淋巴结肿大。肋骨及主体可出现骨质破坏。当以胸膜增厚为主时,可表现为沿胸膜面的多个结节状影,呈波浪状改变,当肿瘤侵犯邻近肺组织时会产生结节状或大块状病灶。

2. 胸部 CT 可显示胸膜广泛性增厚,伴单发或多发结节影及胸腔积液。如病灶侵入叶间胸膜者可出现类似肺内肿块。病变可穿破膈肌扩展至腹膜后,半数以上患者的对侧肺内可见石棉接触造成的征象,如胸膜增厚和胸膜斑。晚期出现胸壁、纵隔、心包、脊柱、肋骨及腹腔转移。增强 CT 检查是评价胸膜恶性间皮瘤的常用检查手段,CT 检查时患者常常表现为单纯的胸腔积液、基于胸膜的肿块,伴或不伴叶间胸膜的增厚,部分患者可见胸壁的受累。

3. MRI 可充分显示沿胸膜的大块丘状或不规则状软组织肿块,并向叶间裂延伸。胸膜恶性间皮瘤形成的肿块,在 T_1 加权像上呈中等信号强度,T_2 加权像上信号轻度增高,MRI 可将软组织肿块与胸腔积液相鉴别,后者在 T_2 加权像上信号明显高于肿瘤。对于可行手术的患者,MRI 可提供更多的分期信息,通常用于 CT 诊断肿瘤局部侵犯不明确,尤其是胸壁和膈肌受累的情况;有助于确定胸膜恶性间皮瘤的范围,也有助于确定局部病变放疗的范围。

4. PET/CT PET/CT 是鉴别胸膜间皮瘤良恶性准确、可靠的无创检查。诊断胸膜恶性间皮瘤的敏感性和特异性都较高,此外 PET/CT 可观察到淋巴受累情况,可以协助对胸膜间皮瘤的临床分期。

单纯依靠影像学不能明确诊断胸膜恶性间皮瘤并得到可靠的分期。但是,综合以上检查可以显示胸膜和肺叶间肿物的位置和大小,明确靶病灶。如果临床表现和放射学检查高度怀疑胸膜间皮瘤时,根据病灶具体情况,可以选择胸膜组织活检、经皮胸膜穿刺术或者胸腔镜下组织活检术来获取组织病理。

（四）诊断与鉴别诊断

1. 诊断要点 胸膜恶性间皮瘤通常在症状后 2～3 个月才被诊断,且多数广泛侵犯周围组织,因此正确快速诊断就显得十分重要。而胸膜恶性间皮瘤的诊断要点是充足的临床病史、影像学信息和合适的活检方法。

2. 诊断流程

（1）根据患者临床表现和体征疑诊胸膜间皮瘤:胸膜恶性间皮瘤可疑患者经常有胸痛和胸腔积液引起的呼吸困难,其中胸腔积液多为复发性,此外相对于其他类型的癌症患者,胸膜恶性间皮瘤患者胸腔积液、疲劳、失眠、咳嗽、胸壁肿块、食欲缺乏以及体重减轻较为明显。

（2）对于可疑胸膜恶性间皮瘤患者进行初步评估:①影像学检查以胸部增强 CT 作为常用手段。②胸腔穿刺术积液细胞学评估:胸膜腔积液脱落细胞学检查方法简便易行,可获得细胞学诊断,但不能进行免疫组织化学检查,确诊率低。③常用组织活检技术:一般来说,胸腔镜直视下活检敏感性和特异性均为最好,但由于不够经济且有一定创伤限制了临床使用;而对于部分明显增厚且伴有结节样病灶的患者,直接通过超声引导下经皮穿刺活检可以达到非常高的敏感性和特异性;而细针胸膜活检术,由于敏感性和特异性均较低,通常对于没有明显结节且有积液患者的首选初诊活检方法。因此,临床上可以根据每个患者病灶的具体情况,选择合适的活检方法。其原则是在尽可能小的创伤情况下,采取经济、方便的手段获取尽可能多的组织标本。一般来说,对于患者临床表现和影像学检查怀疑胸膜间皮瘤,排除手术禁忌和胸膜粘连后,行胸腔镜检查,可以获得病理学信息,90% 的患者能够提供确切诊断。诊断过程中用胸腔镜对胸膜外观检查时,要行"取多点、位置较深和组织量大"的活检,必要时包括脂肪和肌肉组织,以评估肿瘤的侵袭程度,胸腔镜下胸膜恶性间皮瘤典型表现:胸膜呈多发性结节状弥漫增厚,伴大小不等、界线不清的结节,表面可见白色覆盖物。④血清标记物血清可溶性间皮素相关蛋白(soluble mesothelin-related proteins, SMRP):SMRP 为间皮素的一种可溶性结构,超过 69% 的胸膜恶性间皮瘤患者 SMRP 水平在诊断时增高。SMRP 水平随着肿瘤进展而增高,随着肿瘤切除或衰退而降低,可以作为胸膜恶性间皮瘤患者疗效的检测。此外 SMRP 可以用于胸膜恶性间皮瘤的筛查。其他肿瘤标志物包括骨桥蛋白、钙黏蛋白等。

(3)因间皮瘤在自然进展中是多变的,诊断时易与良性胸膜病变或胸膜转移性肿瘤像相混淆,这就需要免疫组化细胞学和病理学来鉴别。

(4)对于病理诊断为胸膜恶性间皮瘤的患者,在治疗前需要进行评估,一般采用胸腹部增强 CT 检查,也可选用增强 MRI,如果怀疑对侧或腹膜病变,建议行电视胸腔镜手术和 / 或腹腔镜检查。强调对于确诊的患者建议由对胸膜恶性间皮瘤有经验的多学科小组管理。

(5)临床分期:胸部 CT、胸部 MRI、PET/CT、胸腔镜等检查有助于术前评估,但是恶性间皮瘤最后分期取决于手术结果。

胸膜恶性间皮瘤 TNM 分期系统[参考国际间皮瘤学会(International Mesothelioma Interest Group,IMIG)胸膜恶性间皮瘤分期系统]见表 9-1;TNM 分期组合见表 9-2。

表 9-1　胸膜恶性间皮瘤 TNM 分期

原发肿瘤(T)	区域淋巴结转移(N)	远处转移(M)
Tx:原发肿瘤不能评估	Nx:区域淋巴结不能评估	M0:无远处转移
T0:无原发肿瘤的证据	N0:无区域淋巴结转移	M1:远处转移
T1:肿瘤局限于同侧壁胸膜,有 / 无纵隔胸膜、脏胸膜或膈肌胸膜受累	N1:转移至同侧支气管或肺门淋巴结	
T1a:无脏胸膜受累	N2:隆突下淋巴结或同侧纵隔淋巴结,包括同侧内乳和膈肌周围淋巴结转移	
T1b:肿瘤还累及脏胸膜	N3:对侧纵隔、对侧内乳、同侧或对侧锁骨上淋巴结转移	
T2:肿瘤累及同侧胸膜面(侧壁、纵隔、膈和脏胸膜)同时至少有以下一个: 膈肌受累 肿瘤从脏胸膜扩散到下面的肺实质 肿瘤从脏胸膜扩散到下面的肺实质		
T3:局部晚期但潜在可切除的肿瘤累及所有的胸膜面(侧壁、纵隔、膈和脏胸膜)同时至少有以下一个: 胸内筋膜受累 扩散入纵隔脂肪 可完全切除的单发肿瘤扩散入胸壁软组织 心包非透壁性受累		
T4:局部晚期手术不能切除的肿瘤。肿瘤累及所有的胸膜面(侧壁、纵隔、膈和脏胸膜)同时至少有以下一个: 胸壁肿瘤弥漫性蔓延或多灶性肿块,有 / 无肋骨破坏 肿瘤直接经膈肌蔓延至腹膜 肿瘤直接蔓延至对侧胸膜 肿瘤直接蔓延至纵隔脏器 肿瘤直接蔓延入脊柱 肿瘤蔓延至心包内面,有 / 无心包积液或肿瘤累及心肌		

表9-2　TNM分期组合

分期	原发肿瘤T	区域淋巴结N	远处转移T
I	T1	N0	M0
I A	T1a	N0	M0
I B	T1b	N0	M0
II	T2	N0	M0
III	T1, T2	N1	M0
	T1, T2	N2	M0
	T3	N0, N1, N2	M0
IV	T4	任何N	M0
	任何T	N3	M0
	任何T	任何N	M0

3. 鉴别诊断

（1）结核性胸膜炎：结核性胸膜炎多见于青壮年，多数急性起病，临床上主要变现为发热、午后低热、乏力、食欲缺乏等结核全身中毒症状和胸闷、气促、呼吸困难等胸腔积液所引起的局部症状。结核性胸膜炎与恶性间皮瘤患者的胸腔积液鉴别很重要。结核性胸膜炎患者胸腔积液多为草黄色，胸腔积液中以淋巴细胞为主，ADA>45U/L，CEA<20μg/L；而胸膜恶性间皮瘤患者胸腔积液多呈血性，胸腔积液以间皮细胞为主，ADA<45U/L，CEA>20μg/L。此外，PPD试验、结核相关抗原及抗体检测、胸部CT、胸膜组织活检均可以协助两者鉴别。

（2）良性胸膜病变：①局限性胸膜间皮瘤：较胸膜恶性间皮瘤罕见，一般有蒂，也可无蒂的情况，被肺实质包围，肿瘤大小不一，可有部分钙化，或为充满液体的囊肿，肿瘤一般生长缓慢，因此患者一般无临床症状，当肿瘤较大时，压迫肺组织和呼吸道会出现相应症状，若肿瘤不是起源于壁层胸膜时，患者可无疼痛，可伴有恶性胸腔积液，少数患者发生肥大性肺性骨关节病，表现为关节痛和骨痛，伴关节僵直，长骨关节痛和踝部水肿，也可发生低血糖。X射线表现为孤立球形或半球形块影，密度均匀，边缘清楚，有时可见轻度分叶状。临床表现和X射线表现缺乏特异性，在B超或CT引导下经皮穿刺或胸腔镜直视下多处组织活检有确诊价值。②胸膜斑（良性胸膜纤维板）：是发生在壁层胸膜上的局限性纤维瘢痕、瘢块，提示曾有石棉暴露，但并非胸膜恶性间皮瘤的癌前病变，组织活检和PET/CT能很好鉴别。胸膜恶性间皮瘤与良性胸膜间皮瘤的鉴别需要借助病理学检查，通常情况下还需加做免疫组织化学检查。

（3）胸膜转移性肿瘤：如胸腺瘤、肺癌、乳腺癌等转移到胸膜上的肿瘤，其中胸膜恶性间皮瘤最难与侵犯胸膜的腺癌相鉴别。根据患者原发性肿瘤病史、影像学检查、病理，特别是免疫组织化学细胞学检查可以鉴别。

第二节　实验室检查指标与评估

一、实验室检查指标与评估

（一）胸膜肿瘤标志物

可溶性间皮素相关蛋白（soluble mesothelin-related peptides，SMRR）是间皮素的一种可溶性结构，血清和胸膜腔积液SMRR水平是诊断胸膜恶性间皮瘤的重要指标之一。其他肿瘤标志物包括骨桥蛋白（osteopontin）、钙黏着蛋白（cadherin）等。

（二）胸腔积液的检测

胸腔积液常规性状：多为血性，也可呈黄色液体，黏稠，易堵塞穿刺针头，比重高，为1.020～1.028。胸腔积液生化检查：蛋白含量高，葡萄糖和 pH 低，透明质酸和 LDH 升高。间皮细胞能分泌高酸性黏液物质，如透明质酸，致胸腔积液黏稠，黏液可被链球菌透明质酸酶液化，硫紫染色呈紫色。胸腔积液细胞学检查阳性率不高，为 20%～30%，各报道不一，反复多次检查可提高阳性率。间皮瘤胶原纤维多，质韧，瘤细胞不易脱落，且在胸腔积液中细胞易变性，故胸腔积液细胞学检查对弥漫性恶性胸膜间皮瘤（diffuse malignant pleural mesothelioma，DMPM）的确诊率低。

（三）血常规检查

血小板增多为 DMPM 副癌综合征的一种表现，国外报道发生率高达 42%。有学者认为 DMPM 患者伴有血小板增多症，预后更差。

二、病理学检查

（一）弥漫性恶性胸膜间皮瘤

发生自胸膜间皮细胞的一种恶性肿瘤，在胸膜表面呈弥漫性生长。

1. 大体检查　早期间皮瘤表现为分布于壁层胸膜上的小结节，有时位于脏胸膜。随着疾病的进展，结节相互汇聚沿脏层和壁层胸膜包绕肺。它们通常沿着小叶间裂隙生长，扩散到肺被膜下。还经常发生纵隔受累，侵犯心包腔，还可以扩散至对侧胸腔。间皮瘤可以转移至肺实质，并能转移到肺门和纵隔淋巴结。肿瘤厚度可达数厘米，质地可以从质硬到胶冻状，可能存在黏液样物质的囊性区域。

2. 组织病理学检查

（1）上皮样间皮瘤：上皮样间皮瘤显示有上皮样细胞形态，大部分非常温和。在同一肿瘤中经常观察到几种不同的形态，尽管大多数情况下，乳头状细胞占多数，大部分肿瘤细胞细胞质呈嗜酸性，有相对温和的细胞核。核分裂不常见。有些肿瘤细胞细胞核染色质较粗，有明显的核仁，核分裂象常见，并可见多核瘤巨细胞，然而，这种肿瘤并不常见，且常常很难同癌区分。

最常见的肿瘤形态结构为管状乳头状，较少见的形态包括微乳头、腺瘤样细胞、透明细胞、过渡细胞、蜕膜细胞和小细胞。管状乳头状型表现为管状，具有结缔组织轴心的乳头状、裂隙状和小梁状结构等不同成分结合。覆于管状和乳头状结构的细胞呈扁平状至低立方状，形态相对温和，偶可见砂粒体。微乳头状细胞由缺乏纤维血管核心的乳头状结构组成，腺瘤样表现为微囊结构，呈花环状或印戒状；呈实心、单向、相对无粘连的多边形细胞很少见，类似于大细胞癌或淋巴瘤。伴有多核的间变性或突出巨细胞瘤被称为多形性肿瘤。

（2）肉瘤样间皮瘤：胸膜间皮瘤的肉瘤样瘤型由梭形细胞构成，这些细胞排列呈束状或杂乱分布。排列方式常类似于纤维肉瘤，但显著间变以奇异的多核瘤细胞所构成的形态类似于恶性纤维组织细胞瘤。

（3）促结缔组织增生性间皮瘤：促结缔组织增生性间皮瘤特征是致密的胶原组织被不典型细胞分隔，排列呈席纹状或"无构型"，至少占肿瘤的 50%。此肿瘤易与良性机化性胸膜炎相混淆，特别是活检小标本。促结缔组织增生性间皮瘤转移至骨有可能导致组织学误诊为骨的原发性良性小纤维性肿瘤。细胞角蛋白染色是最好的方法，它可以用来突显那些浸润的脂肪组织、骨骼肌或肺的角蛋白阳性的梭形细胞。

（4）双相性间皮瘤：在大约 30% 的病例中，间皮瘤具有上皮样和肉瘤样两种结构。可能存在前述各种构型的任何组合，命名为双相性，每种成分至少占该肿瘤的 10%。

3. 免疫组织化学　免疫组织化学检查在鉴别上皮样恶性胸膜间皮瘤和涉及胸膜的其他肿瘤，特别是肺腺癌，起着重要作用。联合使用至少两个间皮标记物和两个癌症标记物可以有助于这种鉴别。根据其特异性和敏感性，Calretinin、CK5/6、WT1、D2-40、BerEP4、MOC31、B72 是诊断间皮瘤的最佳阳性标志物。AE1/AE3 等角蛋白也有帮助，如果出现阴性结果，提示有其他肿瘤的可能性。肉瘤样间皮瘤细胞对角蛋白呈典型的阳性。肉瘤样间皮瘤可能对波形蛋白、肌动蛋白、结蛋白或 S-100 染色呈阳性。肉瘤样间皮瘤与肺的肉瘤样癌继发性的侵袭胸膜或转移性肉瘤样肾细胞癌的鉴别极其困难。有助于确定肿瘤起源的标志物包括：肺腺癌（TTF1 和 Napsin-A）、乳腺癌（ER、PR、GCDFP-15）、肾细胞癌（PAX8）、乳头状浆液性癌（PAX8、PAX2 和 ER）、胃肠道癌（腺癌标记物和 CDX2）。

另外 p40（或 p63）有助于鉴别假鳞状上皮样间皮瘤和鳞状细胞癌。CK5/6 对这种鉴别诊断没有帮助，因为它对两种肿瘤都有染色。一些通常为角蛋白阴性的非上皮性肿瘤（包括上皮样血管内皮瘤和血管肉瘤、黑色素瘤和大细胞淋巴瘤）有时可以类似于上皮样间皮瘤。在这些病变中，内皮相关标志物（CD31、CD34、ERG），黑色素瘤标志物（HMB45、黑色素 A 和 SOX10）以及淋巴造血标志物（即 CD20 和 CD45）都可以使用。

目前，对恶性间皮瘤和反应性间皮增生之间的免疫组织化学标记物鉴别进行了大量研究，但这些研究结果仍存在争议。目前尚无可靠用于常规诊断工作中的鉴别诊断标记组合。

4. 鉴别诊断 上皮样间皮瘤主要和转移性腺癌相鉴别。肺内出现肿块有利于肺癌的诊断，因为间皮瘤的分布通常局限于胸膜。肺腺癌很少出现弥漫性胸膜扩散，但在临床上可以存在类似于上皮样间皮瘤。显微镜下以及免疫组织化学常常有助于鉴别，其他具有假性间皮瘤样外观的上皮样肿瘤包括上皮样血管内皮瘤、血管肉瘤、胸膜内胸腺瘤、黑色素瘤、淋巴瘤、滑膜肉瘤。滑膜肉瘤可通过染色体易位 t(X;18) 的阴性试验排除。上皮样间皮瘤和其他间皮肿瘤细胞中角蛋白的染色通常阳性。D2-40 和 WT1 核染色通常是阳性。相比之下，在上皮样肉瘤中，FISH 可以可靠地检测到波形蛋白 SMARCB1 纯合子缺失。

恶性间皮瘤伴大量淋巴细胞浸润，使多角形肿瘤细胞模糊不清，可类似于恶性淋巴瘤或淋巴上皮瘤样癌，这些肿瘤被称为淋巴组织细胞样间皮瘤，当有明显的大细胞且细胞质透明时，这些间皮瘤必须与肾细胞癌和其他转移性透明细胞癌相区别。在上皮样间皮瘤中可以观察到小病灶的细胞，有束状嗜酸性细胞质，类似于妊娠的蜕膜细胞，但在胸膜中非常少见，因为这是主要的特征（所谓的蜕膜样间皮瘤）。在一些病例中可以看到类似小细胞癌的小细胞肿瘤细胞表现，但通常缺乏小细胞癌典型的血管核破裂。小细胞间皮瘤很罕见，但也应与肺小细胞癌相鉴别，因为两者容易混淆。

在胸膜融合的情况下，FISH 检测 p16 纯合缺失对诊断恶性间皮瘤的诊断价值有所提高，但需要验证性研究。在这些增生中，在肿瘤的临床和影像学证据的背景下，出现 p16 缺失，支持恶性间皮瘤的诊断，但是这种方法需要进一步验证。

（二）局限性恶性间皮瘤

局限性恶性间皮瘤是一种罕见的肿瘤，大体表现为明显的局限性结节状病变，大体和显微镜下都没有弥漫性胸膜扩散的证据，但具有弥漫性恶性间皮瘤在显微镜下、免疫组织化学和超微结构的特征。

1. 大体检查 局限性恶性间皮瘤是界线清楚的结节状肿瘤，直径可达 10cm。肿瘤可能附在脏胸膜或壁层胸膜上，有蒂或无蒂，可延伸至邻近肺。

2. 组织病理学检查 这些肿瘤在组织形态、免疫组织化学上与弥漫性恶性间皮瘤相同，可分为上皮样、肉瘤样或双相性（混合性）三种亚型（详见弥漫性恶性胸膜间皮瘤相关内容），鉴别诊断包括孤立性纤维性肿瘤、癌和滑膜肉瘤。

（三）胸膜高分化乳头状间皮瘤

胸膜高分化乳头状间皮瘤（WDPM）代表一种罕见的间皮起源性肿瘤，具有乳头状结构，呈现温和的细胞学特征，有浅表扩散的倾向而无侵袭。是一种在临床、组织形态和预后方面，区别于弥漫性恶性乳头状上皮样间皮瘤的肿瘤。

1. 大体检查 肿瘤常表现为胸膜表面颗粒或多灶性几毫米大小的结节，累及脏层或壁层胸膜，形成天鹅绒样外观。

2. 组织病理学检查　WDPM 的特征是呈乳头状结构,凸出于胸膜表面,主要由被覆单层扁平或立方状间皮细胞的黏液样纤维血管轴心构成,被覆细胞可见基底部空泡。核仁不明显,无核分裂象。表面被覆细胞对间皮标记物染色阳性。按严格的定义,WDPM 不会有侵袭。然而,有些典型的 WDPM 病例,可能显示有限地侵袭。此外,弥漫性恶性间皮瘤的局部区域可能具有 WDPM 样结构,不应认为是 WDPM。因此,小的活检标本要诊断为 WDPM 时,应特别谨慎。

（四）淋巴增生性病变

1. 原发性渗出性淋巴瘤

（1）定义:原发性渗出性淋巴瘤(primary effusion lymphoma,PEL)是一种罕见的肿瘤,是非典型 B 细胞,对人类疱疹病毒 8 型(human herpes virus 8,HHV-8)阳性,也称卡波西肉瘤相关疱疹病毒(Kaposi's sarcoma-associated herpes virus,KSHV),肿瘤临床表现为积液。实体瘤肿块在诊断时通常不存在,但有可能在病情进展中,临床表现为肿块,没有可检测到的积液,被称为外引流性原发性渗出淋巴瘤,大多数患者免疫功能低下。

（2）大体检查:肿物可能不是孤立的结节,而是形成空洞样改变,有时患者影像学并没有可见的占位,远处淋巴结受累最常见,初次就诊时,以远处淋巴结的改变为首发症状。切面观察可能是弥漫灰白色,质地细腻,范围从 1～10cm,出血少见。

（3）组织病理学检查:实体组织中,原发性渗出淋巴瘤细胞常具有特定免疫表型,它们几乎总是表达 CD45,但通常缺乏 B 细胞抗原,如 CD19、CD20、CD79A、PAX5、IRf4/MUM1 和 PRDM1/BLIM1,CD138 通常是阳性,与浆细胞样表型一致,但细胞膜和细胞质很少表达。CD30、CD38 和上皮细胞膜抗原在大多数病例中均共同表达,但 Bcl-6 缺失,少数病例表达 Pan-T 细胞抗原。无论是否存在 B 细胞的免疫表型或分子证据,谱系分配对诊断仍然较难,目前在所有病例中,通过显示 LANA 的核表达,来进一步明确诊断。EBV 编码的小 RNA 可通过原位杂交检测 EBV,但 LMP1 是免疫组织化学检测不到的。

2. 弥漫性大 B 细胞淋巴瘤伴慢性炎症

（1）定义:是一种伴有 EBV 感染的 B 细胞肿瘤,通常是发生在长期的慢性炎症的背景下,而且形成空腔,尤其是在体腔或其他解剖部位的肺叶,出现封闭的、有血管形成的空间,最常见的部位是胸膜腔。

（2）大体检查:病变通常坏死较严重,坏死位于中心,周围可有致密的纤维化反应,是由于长期的慢性炎症导致的机体反应。

（3）组织病理学检查:肿瘤类似于其他形式的弥漫性大 B 细胞淋巴瘤(DLBCL)。细胞为中心母细胞或免疫母细胞,有大的泡状核和凸出的核仁。细胞凋亡可能发生,通常可见大面积的肿瘤坏死。虽然这一过程是在慢性炎症的背景下发生的,但在肿瘤内未见炎症反应,存在明显的纤维化,特别是在肿瘤肿块的周围,细胞表达成熟的 B 细胞表型,CD20、CD19 和 CD79a 阳性。一些病例可能显示浆细胞分化的证据,不表达 CD20。IRf4/MUM1 在丢失的所有病例中都是阳性,CD30 常表达,CD15 阴性。CD138 可在肿瘤中表达,提示浆细胞分化,可以看到 T 细胞相关抗原的丢失;CD2、CD3、CD4 和 / 或 CD7 最常见,但不存在完整的 T 细胞表型。细胞表达 II 型潜伏期表型,LMP1、EBNA1 和 EBNA2 阳性。HLA I 类的下调可能有助于逃避免疫监视。

（五）间叶性肿瘤

1. 上皮样血管内皮瘤　上皮样血管内皮瘤是一种恶性上皮源性肿瘤,由条索状上皮样内皮细胞构成,通常伴有 *WWTR1-CAMTA1* 基因的突变。

大体检查:外观胸膜弥漫性增厚,类似于间皮瘤,切面灰白、质韧。

上皮样血管内皮瘤由上皮样内皮细胞的索、条状或小巢组成,有一些透明嗜酸性细胞质和相对均匀的泡状核仁。经常发现细胞质内空泡(或腔隙),这些细胞经常分布在黏液样透明基质内。病变通常有浸润性生长模式,此肿瘤的亚型显示更大的核非典型性和更深染的核,有时是与更多的片状生长方式相关。这些病变可被标记为恶性上皮样血管内皮瘤，并且一致显示侵袭性临床特征。上皮样血管内皮瘤对于最敏感的内皮标记物是非常一致的：CD31、ERG 和 CD34 在大约 1/3 的病例中，角蛋白也可能是阳性的，不同的是：上皮样血管肉瘤，由体积更大的细胞组成，有更丰富的细胞质和不规则的细胞核，通常片状生长。间质瘤或（排除性诊断）转移性癌可被内皮细胞抗原标记物阴性排除，当疑似癌或间皮瘤，并且角蛋白阴性时，应考虑血管标志物。

2. 血管肉瘤　血管肉瘤是一种显示血管内皮分化的恶性肿瘤，通常显示具有血管分化的结构。

大体观察：胸膜弥漫性增厚，切面常可见大量出血。

大多数原发性胸膜血管肉瘤有上皮样形态，由大量嗜酸性细胞质、大量泡状核和明显的核仁组成。细胞质内空泡通常是明显的，这些肿瘤表达内皮细胞的标记物（CD31、ERG 或 CD34），并且经常角蛋白是阳性的，至少在胸膜上的上皮样血管肉瘤可能在形态学上是不容易分辨的。转移性癌或间皮瘤，偶尔表达细胞角蛋白可以进一步混淆这种鉴别诊断。检测内皮细胞抗原常常是鉴别诊断的关键。

3. 滑膜肉瘤　滑膜肉瘤是一种明显具有不同间叶成分和上皮成分两种分化结构的恶性肿瘤，它具有典型的染色体[t(X; 18)(p11.2; q11.2)]的易位。

大体检查滑膜肉瘤通常体积很大，平均大小为 13cm（范围从 4～21cm），一些肿瘤可能见假包膜或沿着椎弓根生长的生长模式，坏死及囊性变是最常见的特点。大多数胸膜滑膜肉瘤是单相型，至少一个上皮标记物（如上皮膜抗原或细胞角蛋白）是阳性的，并且经常与波形蛋白、CD99 和 Bcl-2 共同表达（所有这些都是非特异性的）。Calretinin 和 S100 可能是阳性，TLE1 染色有一定的特异性和实用性，平滑肌肌动蛋白、结蛋白和 CD34 为阴性，最重要的鉴别诊断为恶性间皮瘤，其次为肉瘤样癌、孤立性恶性纤维性肿瘤、转移性滑膜肉瘤。临床特征、组织学、免疫组织化学和细胞遗传学结果的组合，可以很容易区分这些肿瘤。诊断染色体易位[t(x; 18)(p11; q11)]和融合癌基因有助于滑膜肉瘤的鉴别诊断。

4. 孤立性纤维性肿瘤　胸膜孤立性纤维性肿瘤是罕见的成纤维细胞肿瘤，通常显示明显的分枝状血管生长模式，并表现出不同的生物学行为，形态相似的肿瘤可发生在肺和纵隔，大部分在肺外。

孤立性纤维性肿瘤通常单个生长，也可多发，表现为界线清楚的肿瘤，灰白、质地韧，编织状，可带蒂，平均大小为 10cm，呈囊性变，出血、坏死及钙化可见。

孤立性纤维性肿瘤通常表现出均匀的成纤维细胞梭形细胞形态，呈现不同的细胞形态，无定型的组织结构，不同程度的基质透明化，以及不同大小和数量的血管瘤样血管分支，血管周围玻璃样变是常见的现象。损伤的细胞有逐渐变细的细胞核和变得混浊、模糊的细胞质。更重要的是，可能呈一个席纹状或丛状生长模式。少见的是，基质几乎是黏液样的。每高倍视野小于 3 个核分裂象，恶性病例通常是细胞性的，每高倍视野表现出多于 4 个核分裂象。细胞异型性通常是有限的，坏死少见，罕见的恶性孤立性肿瘤表现为去分化。大多数病变是 CD34 阳性，但这是非特异性的。Bcl-2 和 CD99 的阳性染色是非常不特异的，没有帮助。STAT6 的特异性更高，在 >95% 的病例中为阳性。有些病例是平滑肌肌动蛋白阳性，偶尔病例会出现上皮细胞膜抗原、角蛋白、S100 或结蛋白阳性的孤立性纤维性肿瘤，可能与滑膜肉瘤、肉瘤样癌、间皮瘤、神经鞘肿瘤或 A 型胸腺瘤混淆，免疫组织化学有助于区分。

5. 韧带样纤维瘤病　韧带样纤维瘤病是一种局部侵袭性，但是非转移性的成纤维细胞肿瘤，通常发生在深部软组织内，表现出 CTNNB1 基因突变。

通常表现为深部大的肿块，有些是息肉状的，与其他部位同种肿瘤相似，灰白色，质地坚韧，切面席纹状，包膜不明显，坏死不常见。

与其他部位一样，韧带样纤维瘤病由细胞学纤维细胞 / 肌成纤维细胞排列成长束状。肿瘤细胞具有嗜酸性细胞质和卵圆形或更多变细的细胞核组成。核分裂象是多变的，细胞分布于胶原（有时是透明化的）基质中，黏液样基质较不常见，基质血管呈多样，多为平滑肌肌动蛋白或肌肉特异性肌动蛋白,局灶性或弥漫性阳性,结蛋白和 CD34 通常为阴性。约 70%~75% 的病例显示 β-catenin 核阳性。有序的束状结构和 STAT6 阴性可区别韧带型纤维瘤病与孤立性纤维瘤。缺乏核异型性,细胞学多形性和坏死有助于区分韧带型纤维瘤病与任何类型的梭形细胞肉瘤。

6. 钙化纤维性肿瘤　钙化纤维性肿瘤是一种罕见的、发生在内脏间皮组织内的肿瘤,大部分为胶原化的纤维细胞组成,并伴有慢性炎症及砂粒体性钙化。

肿瘤通常具有完整的包膜,实性,坚韧,平均直径为 5cm(直径范围为 1.5~12.5cm)。

钙化纤维性肿瘤通常局限并可能夹带相邻结构中,但未见包膜。这些病灶是弥漫性透明化和少细胞性的,由成束的成纤维细胞分布在明显的胶原基质中,也包含散在的淋巴浆细胞浸润,通常有营养不良或沙砾状钙化,其数量有所不同。免疫组织化学显示,CD34 阳性,而 β-catenin 和 ALK1 在鉴别诊断中为阴性,炎性肌成纤维细胞瘤和孤立性纤维性肿瘤多为细胞性,前者为束状,后者为无编织状结构,有分支状血管。

7. 结缔组织增生性小圆细胞肿瘤　结缔组织增生性小圆细胞肿瘤是一种具有小圆细胞形态及多形未分化的并伴有 *EWSR1-WT7* 基因融合的恶性间叶源性肿瘤。

切面为灰白色,质韧,为边界清晰的肿瘤,可见出血及坏死灶,此肿瘤经常形成多个胸膜结节,肺结扎及胸膜切除后,对侧胸膜及肺和肾也可发生转移。由可变大小和形状的、边界分明的小岛状肿瘤细胞组成,肿瘤细胞在结缔组织基质中,通常含有大量的血管。肿瘤细胞具有染色质过多、细胞质少、细胞质边界不清等特点。细胞质内嗜酸性小体可能存在。常见的是核分裂和单个细胞坏死。典型的免疫表型包括细胞角蛋白、上皮膜抗原、结蛋白(具有核旁点状模式)、WT1(抗 C 末端的抗体)、神经特异性烯醇化酶、Myogenin 和 MyoD1 均为阴性。根据影像学和大体特征,重要的临床鉴别诊断可能是间皮瘤,形态学鉴别诊断还包括淋巴瘤、神经母细胞瘤、横纹肌肉瘤和原始神经外胚叶肿瘤 / 骨外尤因肉瘤。

第三节　实验室检查指标的临床应用(案例分析)

【病史摘要】　男,45 岁,汉族。

主诉:咳嗽、背痛 2 月余,发现左肺占位 2d。

现病史:2 个月前患者无明显诱因出现咳嗽及背痛,咳嗽为阵发性,不伴咳痰,背痛为牵拉痛,可向肩部放射,咳嗽时加重,患者未予重视,未行治疗,患者背痛自行缓解。其间患者背痛反复发作,进行性加重,2d 前来医院就诊,行胸部 CT 平扫示:左上肺胸膜下片块状实变,疑似占位性病变;两肺结节灶;左上肺炎症;左侧胸膜部分增厚,左侧少量胸腔积液。完善血常规,WBC:15.5×10^9/L。

既往史:否认"冠心病、糖尿病、高血压"等系统疾病史;否认"肝炎、结核、伤寒"等传染病病史;否认食物、药物过敏史,否认手术外伤史、输血史;否认性病、冶游史,无职业粉尘及毒物接触史。

个人史及婚育史:生于原籍,长期于外地务工,未到过疫区;吸烟 30 余年,20 支 /d;饮酒 10 余年,50~100ml/d,20 岁结婚,育有 2 子 1 女,配偶及子女身体健康。

家族史:否认与疾病相关的遗传或遗传倾向的病史及类似本病病史。

查体:T 36.7℃,P 88 次 /min,R 18 次 /min,BP 115/70mmHg。神志清楚,全身皮肤黏膜无黄染、出血点、皮疹、蜘蛛痣,未见肝掌,全身各浅表淋巴结未扪及。巩膜未见明显黄染,结膜无充血。颈部无抵抗感,颈静脉无充盈及怒张,气管居中,甲状腺未扪及肿大,未触及结节。双侧胸廓对称、无畸形,双侧呼吸动度一致,双肺呼吸音稍低,未闻及干湿性啰音及胸膜摩擦音。心前区无异常隆起、凹陷,无震颤,无抬举样搏动,心浊音界不大,心率 88 次 /min,律齐,各瓣膜听诊区未闻及病理性杂音。腹平软,未见胃肠型及蠕动波,无腹壁静脉曲张,全腹无压痛、反跳痛及肌紧张,肝、脾肋下未扪及,墨菲征阴性,移动性浊音阴性,肠鸣音 4 次 /min,未闻及血管杂音,双下肢无水肿。

【问题1】　患者病史特点是什么？体格检查的主要发现是什么？根据患者情况，临床初步诊断是什么？

患者以咳嗽及背痛为首发症状，行胸部CT平扫示：左上肺胸膜下片块状实变，疑似占位性病变；两肺结节灶；左上肺炎症；左侧胸膜部分增厚，左侧少量胸腔积液。初步考虑以下疾病：①结核性胸膜炎；②神经鞘瘤；③胸膜间皮瘤。

【问题2】　为确定诊断，应进一步做哪些检查项目？

应进一步完善的检测项目：胸腔穿刺术抽取胸腔积液送检（胸膜腔积液常规检查、生化、肿瘤标记物、ADA）、胸部增强CT检查、支气管镜检查、纤维支气管镜涂片抗酸染色、纤维支气管镜刷片细胞学检查、肺泡灌洗液送检、全腹部CT、胸膜穿刺活检。

实验室检查：

血常规：白细胞计数11.56×10⁹/L，单核细胞百分比10.10%，嗜酸性粒细胞百分比10.40%，嗜碱性粒细胞百分比1.30%，单核细胞绝对值1.17×10⁹/L，嗜酸性粒细胞绝对值1.20×10⁹/L，嗜碱性粒细胞绝对值0.15×10⁹/L，红细胞计数5.86×10¹²/L，血小板计数464.00×10⁹/L。以上结果提示：患者白细胞高，存在感染的可能性大，嗜酸性粒细胞高，可考虑是否有过敏反应。

肿瘤标志物检测：糖类抗原CA-125 105.30U/ml，糖类抗原CA19-9 39.13U/ml，神经元特异性烯醇化酶（neuron specific enolase, NSE）21.39ng/ml，细胞角蛋白19片段（CYFRA21-1）5.85ng/ml。以上结果分析：CA-125和CA19-9都属于糖类蛋白肿瘤标志物，CA-125过高，临床上多见于卵巢癌、乳腺癌、胰腺癌、胃癌、肺癌等，其他妇科肿瘤也可增高，但有些非恶性肿瘤，如子宫内膜异位症、盆腔炎、卵巢囊肿、胰腺炎、肝炎等疾病也会有不同程度的升高，但阳性率较低。CA19-9升高常提示胰腺癌，且胆管癌或其他消化道肿瘤也有可能，确诊需要进一步检查，如CT和组织活检。NSE是神经元和神经内分泌细胞所特有的一种酸性蛋白酶，该指标是肺癌和神经母细胞瘤的肿瘤标志物，用于疾病的鉴别诊断、病情变化的监测以及疗效评估、复发预报。细胞角蛋白19片段（CYFRA21-1）是细胞角蛋白CK19的可溶性片段，是一种新的上皮源性肿瘤标志物，血清细胞角蛋白19片段水平测定，肺鳞癌阳性率为70%，目前被认为是检测肺鳞状细胞癌的首选肿瘤标志物，对肺癌患者的临床分期有较大的参考价值，CYFRA21-1对非小细胞肺癌的早期诊断、疗效观察和预后判断和对小细胞肺癌的鉴别诊断均有较大价值，综合分析并结合患者症状及胸部CT平扫：患者可能患有胸部肿瘤。

肝功能、肾功能、心肌酶"全套"、腺苷脱氨酶（血）、大便常规＋OB常规无明显特殊异常。

胸部增强CT（动脉期和静脉期）检查示（图9-1、图9-2）：①考虑左侧胸膜占位，恶性不能除外，需结合病理学检查；②双肺感染，双侧胸腔少量积液（左侧显著），伴左下肺部分膨胀不全，双侧胸膜增厚，建议治疗后复查；③双肺多发结节，建议定期复查；④纵隔多发淋巴结增大；左肺门旁淋巴结钙化。

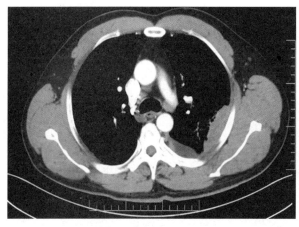

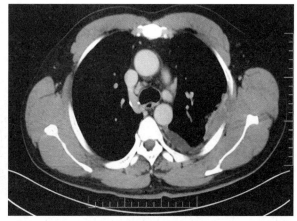

图9-1　增强CT动脉期　　　　　　　　　　图9-2　增强CT静脉期

纤维支气管镜涂片抗酸染色:阴性。纤维支气管镜刷片组织活检示:大量纤毛柱状细胞及红细胞,较多吞噬细胞,少量中性粒细胞;未见恶性细胞。纤维支气管镜检查:气管、支气管未见明显异常。

胸膜穿刺活检病理:在增生并玻璃样变性的纤维组织内见少许异型细胞(胸膜),需做免疫组织化学协助诊断。免疫组织化学:异型细胞呈 CK(+)、EMA(+)、CK5/6(-)、Calretinin(+)、HBME-1(+)、WT1(-)、NapsinA(-)、Ki-67(增殖指数约 30%)、Vim(+)、TTF-1(-)。组织形态特点结合标记结果:符合恶性间皮瘤(胸膜),需结合临床综合考虑(见文末彩图 9-3~彩图 9-8)。

【问题3】 该患者的诊疗思路是什么?

诊疗思路:患者中年男性,45 岁,以咳嗽、背痛起病,咳嗽为阵发性,不伴咳痰,背痛为牵拉痛,可向肩部放射,咳嗽时加重,未行治疗,背痛自行缓解。其间患者背痛反复发作,进行性加重,行胸部 CT 平扫示:左上肺胸膜下片块状实变,考虑占位性病变。既往有长期吸烟史,查体:双肺呼吸音稍低,未闻及干湿性啰音及胸膜摩擦音。神经元特异性烯醇化酶(NSE)和细胞角蛋白 19 片段(CYFRA21-1)结果偏高,胸部 CT 增强检查示:考虑左侧胸膜占位,恶性不能除外,胸膜穿刺活检病理结果示:(胸膜)在增生并玻璃样变性的纤维组织内见少许异型细胞(胸膜)。免疫组化结果:异型细胞呈 CK(+)、EMA(+)、CK5/6(-)、Calretinin(+)、HBME-1(+)、WT1(-)、NapsinA(-)、Ki-67(增殖指数约 30%)、Vim(+)、TTF-1(-)。组织形态特点结合标记结果:符合恶性间皮瘤(胸膜)。综合诊断:左侧胸膜恶性间皮瘤。

本 章 小 结

本章主要阐述胸膜恶性间皮瘤。胸膜恶性间皮瘤是发生在胸膜和浆膜表面具有侵袭性的恶性肿瘤。常用的影像学检查包括:胸部 X 射线检查、胸部 CT 检查、磁共振(MRI)、PET/CT 等。单纯依靠影像学不能明确诊断胸膜恶性间皮瘤并得到可靠的分期。实验室检查指标主要包括:胸膜肿瘤标志物(可溶性间皮素相关蛋白、骨桥蛋白、钙黏着蛋白等)、胸腔积液的检测、血常规检查。胸膜肿瘤的组织病理学检查是明确诊断胸膜恶性间皮瘤的重要指标。

(周承志 黄 海 刘月平 夏 英)

第十章

弥漫性间质性肺疾病

第一节 疾病概述

弥漫性间质性肺疾病（diffuse interstitial lung disease，DILD），又称间质性肺炎，是一组主要侵犯肺泡上皮细胞、肺微血管内皮细胞、基底膜以及肺内血管及淋巴周围组织的、原因大部分不明的疾病，基本病理改变主要表现为弥漫性肺实质、肺泡炎症和间质纤维化。弥漫性间质性肺疾病构成复杂，约占呼吸系统疾病的15%。不同种类的疾病因病因和发病机制的不同，呈现出不同的临床表现，对治疗的反应和预后也有所差异。早期诊断和治疗对部分疾病的预后改变具有重要的意义。

（一）分类

按发病的缓急，可将间质性肺疾病分为急性、亚急性、慢性三类。大部分间质性肺疾病表现为隐匿起病、慢性病程、逐渐加重。部分患者则表现为亚急性或急性经过：①急性间质性肺疾病：起病急，病程多数在数小时至数天，如药物、毒物等所导致的急性间质性肺疾病、急性间质性肺炎，不同病因所致的弥漫性肺泡出血、外源性变应性肺泡炎等；②亚急性间质性肺疾病：起病相对缓慢，病程多在数周到数月，如某些药物性肺损伤、部分结缔组织疾病相关性间质性肺疾病、非特异性间质性肺炎、结节病、隐源性机化性肺炎、慢性嗜酸性粒细胞肺炎等；③慢性间质性肺疾病：起病隐匿，病程可达数月到数年，大部分间质性肺疾病表现为慢性病程，包括特发性肺纤维化、肺尘埃沉着病、多种原因所致的慢性过敏性肺炎以及部分结缔组织疾病相关性间质性肺疾病。

根据病因的不同，以及最新的 DILD 及 IIP（特发性间质性肺炎）国际多学科分类，弥漫性间质性肺疾病主要分为四大类：①已知病因的 DILD，如职业性、药物性、结缔组织相关性、放射性、遗传性等；②肉芽肿性 DILD，如结节病、过敏性肺炎、肉芽肿性血管炎；③罕见的 DILD，如肺泡蛋白沉积症、朗格汉斯细胞组织细胞增生症、特发性肺含铁血黄素沉着症等；④特发性间质性肺炎（idiopathic interstitial pneumonia，IIP）：其中特发性间质性肺炎是临床上最常见的 DILD，包括多种病因未明，且具有特征性的肺组织病理学表现的一系列间质性肺疾病，分为 3 类：主要特发性间质性肺炎、罕见特发性间质性肺炎、不可分类的特发性间质性肺炎。

（二）临床表现

间质性肺疾病在临床上常表现为干咳和劳力性呼吸困难，不同病因的患者可以有不同的伴随症状，包括发热、乏力、消瘦等全身症状，胸痛、咳痰及咯血等症状较少见。部分患者体检时肺部可出现爆裂声，可伴有杵状指。胸部影像学表现为双肺间质受累为主的弥漫性病变。血气分析以低氧血症常见，且和病情严重程度相关。肺功能多表现为限制性通气功能障碍和弥散功能障碍。疾病进展期可出现呼吸衰竭、肺动脉高压、肺源性心脏病等并发症的相关症状和体征。

（三）诊断

间质性肺疾病的诊断需要结合临床特征、胸部影像学表现，部分患者还需要结合肺组织病理学表现来综合诊断，因此，国际上广泛推荐的间质性肺疾病诊断模式为：结合临床表现（就诊呼吸内科和风湿免疫科等）、影像学和病理学等多学科，进行综合诊断（clinico-radiologic-pathologic diagnosis，CRP 诊断），尤其是特发性间质性肺炎（idiopathic interstitial pneumonia，IIP）（一组病因不明的间质性肺疾病），组织形态往往缺乏特征性改变，此时，病理诊断不再是临床诊断的"金标准"，除准确解读 IIP 的病理组织切片以外，了解患者的相关临床信息和影像学表现十分重要，包括：病程、免疫学特征，有无全身症状，肺功能状态，以及影像学表现（弥漫性 / 局限性）等。

完整评价间质性肺疾病的步骤如下：第一步，明确是否为间质性肺疾病；第二步，寻找可能的继发因素；第三步，判断间质性肺疾病的活动性、严重程度，从而制订治疗方案。

1. 临床评价 对于间质性肺疾病患者的诊断评价，包括详尽的临床病史询问：①干咳、气短的严重程度；是否有发热、咯血、关节痛、皮疹、口干、眼干、雷诺现象等伴随症状。②询问生活 / 职业环境史、长期用药史（如胺碘酮、博来霉素、石棉、百草枯等）、吸烟史等患间质性肺疾病的高危因素。③间质性肺疾病的家族史：既往是否患结缔组织疾病、肿瘤等。④细致地全身查体：关注是否有皮疹、关节肿痛、杵状指、发绀、肺部爆裂声等。

2. 血清学评价 结缔组织疾病相关性间质性肺疾病是常见的继发性间质性肺疾病中的一大类，而血清学检查对于这类疾病的诊断、活动程度的评价尤为重要。此外，间质性肺疾病的内科治疗中涉及的药物，可能影响血常规、肝肾功能，故建议在初始评价、随诊中，均要复查上述指标。初始评价中，血清学标记物包括：血常规、肝肾功能、电解质、血糖、动脉血气分析、红细胞沉降率、C 反应蛋白、抗核抗体谱；针对性的自身抗体，如类风湿因子、抗环瓜氨酸抗体、肌炎抗体谱、SCL-70、抗中性粒细胞胞质抗体等。在之后的随诊中，根据具体情况安排相应的复查。此外，若疑诊外源性过敏性肺炎，可开展有针对性的变应原 IgG 型抗体检测；若疑诊系统性血管炎等自身免疫性疾病，建议做尿常规检查，明确是否有肾脏受累。

3. 肺功能检查 典型的间质性肺疾病患者的肺功能异常表现为：不同程度的弥散功能障碍，即 DL_{CO} 下降，和 / 或限制性通气功能障碍，即 TLC 下降，但 FEV_1/FVC 正常；少部分患者可表现为阻塞性通气功能障碍或混合型通气功能障碍。对于疑诊间质性肺疾病或随诊评价中，建议安排包括：通气功能、弥散功能，以及肺容量在内的肺功能检查。肺功能指标的动态变化能较好地反映间质性肺疾病的严重程度，建议在随诊中定期复查肺功能指标。

4. 胸部影像学检查 胸部高分辨率 CT（HRCT）为无创性检查，对于间质性肺疾病的诊断、疗效评价中的随诊都非常重要；建议安排吸气末、俯卧位胸部薄层 CT（层厚在 1.5mm 及以下），通过高分辨率算法重建而得。根据患者的具体情况安排复查频率。

胸部 HRCT 尤其在特发性肺间质纤维化（idiopathic pulmonary fibrosis，IPF）的诊断中具有重要的作用。研究发现，结合临床特征及典型的胸部 HRCT 表现，在排除其他疾病后，无须肺活检即可建立 IPF 的临床诊断。IPF 的 HRCT 特征性表现为：以双下肺、近胸膜分布为主的蜂窝影、网格影、牵张性支气管 / 细支气管扩张为主，而未见大片的磨玻璃影、实变影或结节影，该特征与 IPF 的病理学表现——寻常型间质性肺炎（usual interstitial pueumonia，UIP）的影像学特征高度吻合，其对 IPF 的诊断率高达 90%～100%。

5. 支气管镜检查及相关镜下操作在间质性肺疾病诊断中的应用 绝大部分间质性肺病患者在普通支气管镜检查中的镜下表现多未见明显异常，部分结节病的患者可在支气管镜检查中发现支气管黏膜水肿、弥漫性 / 多发小结节。经支气管相关操作包括：经支气管肺泡灌洗及支气管镜肺泡灌洗液（BALF）分析、支气管黏膜活检术、经支气管镜肺活检术（transbronchial lung biopsy，TBLB）、经支气管镜冷冻肺活检术、经支气管镜针吸活检术（TBNA），及经气管内超声引导下支气管镜针吸活检术（EBUS-TBNA），这些支气管镜相关检查，可用于诊断结节病、隐源性机化性肺炎、肺泡蛋白沉积症等部分特殊的间质性肺疾病，经支气管镜冷冻肺活检可用于一部分弥漫性间质性肺疾病的病理诊断。

（1）支气管镜肺泡灌洗液（BALF）可分析细胞分类、T 细胞亚群，其中对于健康非吸烟者的 BALF 细胞分类的参考值范围为：巨噬细胞百分比 >85%、淋巴细胞百分比 10%～15%、中性粒细胞百分比≤3%、嗜酸性粒细胞百分比≤1%、鳞状上皮细胞或纤毛柱状上皮细胞百分比均≤5%。若淋巴细胞百分比＞15%、中性粒细胞百分比＞3%、嗜酸性粒细胞百分比＞1%，或肥大细胞百分比＞0.5%，则分别称为 BALF 淋巴细胞增多型、中性粒细胞增多型、嗜酸性粒细胞增多型和肥大细胞增多型。

若淋巴细胞百分比≥25%，则提示肉芽肿性肺疾病，如结节病和外源性变应性肺泡炎［又称过敏性肺炎（HP）］、非特异性间质性肺炎（nonspecific interstitial pneumonia，NSIP）、慢性铍尘肺、药物反应、淋巴细胞性间质性肺炎（lymphocytic interstitial pneumonia，LIP）、隐源性机化性肺炎（cryptogenic organizing pneumonia，COP）、淋巴瘤；若淋巴细胞百分比＞50%，则高度提示 HP 或富细胞型 NSIP。若嗜酸性粒细胞百分比≥25%，临床表现符合，则可诊断为嗜酸性粒细胞性肺病。若中性粒细胞百分比≥50%，则强烈提示急性肺损伤、吸入性肺炎或化脓性感染。若肥大细胞百分比＞1%，同时淋巴细胞百分比＞50%，及中性粒细胞百分比＞3%，则提示 HP。

对于淋巴细胞增多型的患者，建议进一步行 BALF 的 T 细胞亚群分析，常用指标为：$CD4^+$ 与 $CD8^+$ 细胞的比值。BALF 中淋巴细胞增多伴 $CD4^+/CD8^+$ 比值显著升高，常见于结节病。$CD4^+/CD8^+ ＞ 3.5$，对结节病的诊断具有重要价值。BALF 中淋巴细胞增多伴 $CD4^+/CD8^+$ 比值降低，多见于过敏性肺炎。

若疑诊为肺泡蛋白沉积症，可沉渣包埋后送检 BALF 的过碘酸希夫染色（PAS）、D-PAS 染色；若疑诊为肺泡出血，可做沉渣包埋后送检含铁血黄素染色；若疑诊石棉肺，可送检 BALF 查找石棉小体；若疑诊合并感染，建议送检 BALF 的病原学培养及二代测序等；若疑诊为肿瘤性疾病，可送检 BALF 沉渣包埋后，查找瘤细胞。

（2）其他经支气管镜活检术：支气管黏膜活检（endobronchial biopsy，EBB）、TBNA、TBLB 可用于结节病、COP、肺泡蛋白沉积症（pulmonary alveolar proteinosis，PAP）的诊断，但对于其他弥漫性间质性肺疾病的诊断价值并不高。近几年来，经支气管冷冻肺活检获取的肺组织明显大于 TBLB 的标本，可能有助于提高间质性肺疾病的诊断率。

6. 外科肺活检　外科肺活检包括电视胸腔镜外科手术（video-assisted thoracic surgery，VATS）及小开胸手术。外科肺活检对于间质性肺疾病的确诊率为 65%～100%；27.1%～84.4% 的病例因外科肺活检的结果改变了原有的治疗方案而获益。对于胸部高分辨率 CT 为典型 UIP 型、可能 UIP 型的患者，不建议进行外科肺活检。对于进行肺活检的间质性肺疾病的患者，建议尽可能结合外科肺活检病理表现，开展由临床医师、放射科医师以及病理科医师参与的多学科讨论（multidisciplinary discussion，MDD），以提高这类患者的诊断率。外科肺活检的常见并发症有气胸、继发肺部感染、原有间质性肺疾病的急性加重、伤口不愈合等。

7. 其他检查

（1）6min 步行试验：动态评价间质性肺疾病患者的肺功能及机体功能状况，常常用于新药临床试验和临床研究。

（2）超声心动图：部分间质性肺疾病患者可能合并肺动脉高压，且肺动脉高压也是影响间质性肺疾病患者预后的重要因素；等待肺移植的间质性肺疾病患者中，有 40%～80% 的病例合并肺动脉高压。对于疑诊合并肺动脉高压的患者，超声心动图可估测肺动脉压水平和右心室的解剖和功能。

第二节　实验室检查指标与评估

一、实验室检查指标

（一）临床检验基础检查

普通型间质性肺炎可有红细胞沉降率（erythrocyte sedimentation rate，ESR）增快，闭塞性细支气管炎伴机化性肺炎出现 ESR 增快，白细胞计数增多，嗜酸性粒细胞可增高，CRP 增高。

（二）血清免疫学检查

1. 纤维化标志物测定　肺纤维化的主要特征是成纤维细胞增殖以及细胞外基质（ECM）沉积过多，

ECM 主要由纤维连接素、胶原和糖胺聚糖 3 种成分组成。组织学研究表明，Ⅲ型前胶原（procollagen Ⅲ，PC Ⅲ）、层粘连蛋白（laminin，LN）和Ⅳ型胶原（collagen Ⅳ，Ⅳ-C）是细胞外基质的一部分，参与了肺间质纤维化的过程，是能够用于纤维化病变诊断的重要指标，同时也能反映出纤维化病变的严重程度。

（1）血清 PC Ⅲ：Ⅲ型胶原是间质中胶原的主要成分，Ⅲ型胶原的前身是 PC Ⅲ，其的含量变化直接反映了肺内胶原的代谢情况。肺间质纤维化的患者血清 PC Ⅲ明显增多，且与疾病的严重程度密切相关。

（2）血清 LN 和Ⅳ-C：LN 和Ⅳ C 是基底膜的主要组成部分，两者相结合可形成基底膜的基本骨架，并将细胞固定在基底膜上，可调节细胞生长和分化。LN 和Ⅳ-C 参与了肺间质纤维化的过程，当基底膜受到破坏时，会释放出 LN 和Ⅳ-C，而上皮细胞无法黏附在基底膜，不能重新建立正常的肺泡表面结构，正常组织被纤维化的组织取代而形成纤维化。

（3）血清 HA：为一种糖胺聚糖，它是肺间质中糖胺聚糖最主要的组成成分。HA 主要由间质细胞，特别是成纤维细胞合成，当肺组织受到损伤时，可引起 HA 含量的变化。

2. 自身抗体检测　多种结缔组织病（connective tissue disease，CTD）都可以出现间质性肺疾病，如系统性红斑狼疮（systemic lupus erythematosus，SLE）、类风湿关节炎（rheumatoid arthritis，RA）、系统性硬化病（systemic sclerosis，SS）、多发性肌炎（polymyositis，PM）和皮肌炎（dermatomyositis，DM）、原发性干燥综合征（primary Sjögren syndrome，PSS）等，并且间质性肺疾病可能是 CTD 首发且唯一的临床表现。对于特发性肺间质性肺炎的诊断应除外引起间质性肺疾病的已知原因，包括 CTD，可进行相关自身抗体检测，有助于辅助 CTD 的诊断。

（1）SLE 相关自身抗体检测：2012 年，系统性狼疮国际协作组发布的 SLE 分类标准中，血清学抗体检测指标包括：抗核抗体、抗双链 DNA 抗体、抗 Sm 抗体和抗磷脂抗体，另外分类标准中涉及的检验指标还包括：补体和直接抗人球蛋白试验。

（2）RA 相关自身抗体检测：2010 年，美国风湿病学会和欧洲抗风湿病联盟发布的 RA 分类标准中，血清学抗体检测指标包括类风湿因子（rheumatoid factor，RF）和抗瓜氨酸化蛋白/肽抗体（anti-citrufllinated protein/peptide autoantibodies，ACPAs），另外还须检测急性期反应物，包括 C 反应蛋白和红细胞沉降率。

（3）SS 相关自身抗体检测：2013 年，美国风湿病学会和欧洲抗风湿病联盟发布的 SS 分类标准中，SS 相关自身抗体包括抗着丝点抗体、抗 Scl-70 抗体和抗 RNA 多聚酶Ⅲ抗体。

（4）PM 和 DM 相关自身抗体检测：PM/DM 的抗体可分为肌炎特异性自身抗体（myositis-specific autoantibodies，MSAs）和肌炎相关性自身抗体（myositis-associated autoantibodies，MAAs）两大类。MSAs 主要包括氨酰 tRNA 合成酶（aminoacyl tRNA synthetase，ARS）抗体、抗信号识别颗粒（signal recognition particle，SRP）抗体和抗 Mi-2 抗体，抗 ARS 抗体中抗 Jo-1 抗体最常见也是最具临床意义，抗 SRP 抗体主要见于 PM，而抗 Mi-2 抗体则多见于 DM。PM/DM 还存在一些非特异性的 MAAs，包括抗核抗体、RF、抗 Scl-70 抗体和抗 PM-Scl 抗体等。

（5）PSS 相关自身抗体检测：抗 SSA 抗体和抗 SSB 抗体是诊断 PSS 的重要血清标志物，PSS 的 2002 年国际分类标准及 2012 年美国风湿病学会分类标准中，抗 SSA 抗体、抗 SSB 抗体均为诊断 PSS 的必需项目之一。RF 在 PSS 诊断中具有重要意义，在 2012 年，美国风湿病学会推出的 PSS 分类标准中，RF 联合 ANA（≥1∶320）被列为血清学诊断标准之一，尤其是对于抗 SSA 和 SSB 抗体阴性 PSS 患者的诊断有重要参考价值。

二、实验室检查指标的评估

临床实验室检查指标的临床价值，以及成效评估分析见表 10-1。

表 10-1　实验室检查指标的评估

项目名称	指标	样本	价值	成效分析
疾病活动状态	ESR、CRP 等	血液	评价疾病活动状态	经济、简单、快捷
肺纤指标	Ⅲ型前胶原、Ⅳ型胶原、层粘连蛋白、透明质酸	血液	诊断和评估肺纤维程度	—
自身抗体	RF、ACPA、抗 ARS 抗体、抗 SSA 抗体和抗 SSB 抗体等	血液	鉴别诊断，明确是否为 CTD 引起的间质性肺疾病	—

三、实验室检查指标对弥漫性间质性肺疾病的筛选原则

弥漫性间质性肺疾病的诊断需要由呼吸科、放射科及病理科医师共同进行，以确定可能的诊断，重点是排除潜在病因，利用实验室指标鉴别怀疑间质性疾病的患者是否存在感染、水肿等，利用特异性的血清学检查指标进行分类。

第三节　实验室检查指标的临床应用（案例分析）

【病史摘要】　患者，男，62 岁，汉族。

主诉：活动时气短半年余。

现病史：患者半年前无明显诱因出现乏力、咳嗽、咳少量白痰，不伴发热、胸痛、呼吸困难，未予重视。后因上述症状持续 1 周不缓解，且逐渐出现活动后气短（走平路即可诱发）、活动耐力明显下降等症状到医院就诊，完善胸部 CT 检查提示双肺胸膜下见不规则细网格影及淡片状模糊影，局部呈蜂窝状改变，进一步收入院治疗。住院期间给予氧疗，哌拉西林他唑巴坦联合克林霉素抗感染，并予盐酸氨溴索、乙酰半胱氨酸等治疗。完善肺功能检查提示通气功能轻度减退，属限制性障碍；肺总量和残气量下降、功能残气量和肺活量正常；V-V 曲线异常，符合阻塞图形；弥散功能（SB）严重减退（经过 Hb 16.0g/L 校正后）；TLCO SB（校正后一口气弥散量）占预计值 31.4%；支气管扩张试验：FEV1.0/FVC% 改善率为 6.8%（150ml），FVC 改善率为 5.7%（170ml），舒张后 FEV1.0 占预计值 77.7%，FEV1.0% 为 72.33%。血常规：WBC 12.9×10^9/L、NEU% 68.6%、ESR 72mm/h、CRP 94.1mg/L、PCT 0.1ng/ml，ANA 谱、ANCA、抗 CCP 抗体等检查未见异常。给予甲强龙 40mg，每日二次静脉滴注，症状逐渐改善。出院后过渡为甲强龙 36mg，每日一次口服，自觉活动耐量较前明显恢复，可从事日常体力劳动。院外继续口服甲强龙，约 20d 左右减至 4mg，减药过程中，自觉症状无明显变化，20 余天前患者甲强龙减量至 8mg 时，再次出现活动时气短表现，不伴发热。患者病程中否认皮疹、脱发、光过敏等表现，否认关节肿痛、口干、眼干等表现，否认皮肤硬化、雷诺现象等表现，否认肌肉酸痛、无力等表现，否认水肿、夜间阵发性呼吸困难等表现。患者自发病以来，睡眠尚可，食欲增加，大小便正常，体重增加约 10kg。

既往史：患者既往身体健康，否认高血压、糖尿病、肾病病史，否认肝炎、结核等传染病史，无外伤、手术史，无输血史，否认药物、食物过敏史。

个人史：生于当地，久居当地。否认疫区、疫水接触史。否认毒物、放射性物质接触史。否认石棉、粉尘等职业暴露史，否认长期用药史。吸烟 40 余年，约 20 支 /d，已戒烟半年，不饮酒。适龄婚育，育有 1 子，配偶及子女身体健康。

家族史：患者爷爷因肺癌去世，否认家族类似病史及其他遗传病史。

体格检查：T 36.0℃，P 88 次 /min，R 20 次 /min，BP 129/79mmHg（左）144/89mmHg（右）。发育正常，营养中等，正力体型，表情自然，自主体位，步入病房，步态正常。神志清楚，查体合作。全身皮肤黏膜无黄染、苍白、出血点、水肿、肝掌、溃疡、蜘蛛痣；全身浅表淋巴结未触及肿大；头颅无畸

形；双眼睑无水肿，眼球无突出及震颤，结膜无苍白、充血、出血或水肿，巩膜无黄染，双侧瞳孔等大等圆，对光反射灵敏；耳郭外形正常，外耳道无分泌物，乳突无压痛；鼻外形正常，鼻唇沟对称，鼻窦区无压痛；口唇发绀，伸舌居中，咽无充血，双侧扁桃体无肿大；颈无抵抗，未见颈动脉异常搏动及颈静脉怒张；气管居中，甲状腺无肿大，质软，未触及结节和震颤，未闻及杂音；桶状胸，双侧语颤对称，未触及胸膜摩擦音；双肺叩诊呈清音，肺下界位于右锁骨中线第 6 肋间，双侧腋中线第 8 肋间，双侧肩胛线第 10 肋间，肺下界移动度 7cm；双肺呼吸音粗且低，双下肺闻及 Velcro 啰音；心前区无隆起，心尖搏动位于第 5 肋间左锁骨中线上，未见异常搏动，未触及震颤，未触及心包摩擦音，心界不大，心率 88 次 /min，律齐，P₂<A₂，各瓣膜听诊区未闻及杂音及心包摩擦音，未见异常血管征；腹部平坦，未见胃肠型及蠕动波，未见腹壁静脉曲张，腹软，无压痛、反跳痛及肌紧张，未触及包块，Murphy 征（−），肝、脾肋下未触及，肝区、肾区无叩击痛，腹部叩诊呈鼓音，移动性浊音（−）；肠鸣音 3 次 /min；脊柱四肢无畸形，关节无红肿及压痛，四肢肌力Ⅴ级；双下肢无水肿；可见杵状指；双侧膝反射对称引出；双侧 Babinski 征（−）。

【问题 1】 患者病史特点是什么？体格检查的主要发现是什么？根据患者情况，临床初步诊断是什么？

思路 1：病史特点：①中老年男性，慢性病程。②患者半年前无明显诱因出现活动时气短，活动耐量下降。胸部 CT 提示双肺胸膜下见不规则细网格影及淡片状模糊影，局部呈蜂窝状改变。肺功能提示通气功能轻度减退，属限制性障碍，弥散功能严重减退。无明确继发因素提示，予抗感染、化痰、激素治疗后好转。后在激素减量过程中再次出现上述症状，给予激素加量后好转。患者病程中无系统性疾病表现。

思路 2：体格检查主要发现：①口唇发绀。②杵状指。③桶状胸，双侧语颤对称，未触及胸膜摩擦音。双肺叩诊呈清音，肺下界位于右锁骨中线第 6 肋间，双侧腋中线第 8 肋间，双侧肩胛线第 10 肋间，肺下界移动度 7cm。双肺呼吸音粗，双肺呼吸音低，双下肺闻及 Velcro 啰音。

思路 3：患者中老年男性，常年大量吸烟史，临床表现为与活动相关气短，活动耐量下降，胸部 CT 提示双肺胸膜下见不规则细网格影及淡片状模糊影，局部呈蜂窝状改变，肺功能提示限制性通气功能障碍和弥散功能严重减退，考虑肺间质纤维化。

【问题 2】 该患者目前能否诊断为特发性肺间质纤维化？为确定特发性肺间质纤维化的诊断，应进一步做哪些检查项目？

思路 1：患者肺间质纤维化诊断明确，病因方面需考虑以下几方面可能：①特发性肺间质纤维化：患者临床无明确多系统受累表现，且无明确用药史及职业接触暴露史，考虑特发性肺间质纤维化可能。②结缔组织病相关肺间质纤维化：患者虽无结缔组织病临床表现，如皮疹、脱发、光过敏、关节肿痛、口干、眼干、皮肤硬化、雷诺现象、肌肉酸痛等表现，但炎症指标升高，仍须注意除外硬皮病、系统性血管炎、干燥综合征、类风湿关节炎等结缔组织病导致肺间质纤维化的可能。

思路 2：应进一步检查的项目：血生化检验、电解质检验、血凝分析、血气分析、免疫球蛋白检验、自身抗体检验、肿瘤标志物检验、血 ACE 检验（以排除结节病）、纤维支气管镜检查、肺泡灌洗液检查、肺组织活检。

血生化检验：ALB 32.2g/L、ALT 32IU/L、AST 23IU/L、Scr 87.10μmol/L、BUN 7.38 mmol/L、CK 17IU/L、cTnI 0.01ng/ml、HCY 12.51μmol/L。电解质检验：K⁺ 3.45mmol/L、Na⁺ 139.9mmol/L、Cl⁻ 103.4mmol/L。血凝分析：PT 10.90s、APTT 34.0s、D-dimer 0.25mg/L、FDP 7.8mg/L。血气分析（未吸氧）：pH 7.44、PaCO₂ 36mmHg、PaO₂ 67mmHg。免疫球蛋白检验：IgG 9.39g/L、IgA 2.68g/L、IgM 0.91g/L、IgG₁ 6.22g/L、IgG₂ 3.99g/L、IgG₃ 0.099 3g/L、IgG₄ 0.256g/L。自身抗体检验：ANA、抗 dsDNA 抗体、抗 ENA 抗体谱、ANCA、ACA 均为阴性。肿瘤标志物检验：AFP、CEA、CA19-9、PSA、f-PSA、f-PSA/t-PSA、SCC、Cyfra21-1、NSE、CA72-4、TPA、ProGRP、CA242 均为阴性。血 ACE 检验：7U/L。

纤维支气管镜检查：镜下可见会厌正常，声门正常，气管通畅，隆突锐利；双侧各叶段支气管通畅，黏膜光滑，未见肿物及狭窄，分泌物不多。肺泡灌洗液涂片染色：未见抗酸杆菌。肺泡灌洗液培养：未见细菌、真菌。肺泡灌洗液超薄细胞涂片：见较多中性粒细胞，少许纤毛柱状上皮细胞、巨噬细胞、小淋巴细胞及少量鳞状上皮细胞，未见肿瘤细胞。肺泡灌洗液白细胞分类：中性粒细胞、淋巴细胞及嗜酸性粒细胞增多。肺泡灌洗液 GM 试验：阴性。肺组织活检：组织形态呈普通型间质性肺炎表现。

【问题 3】　特发性肺间质纤维化的诊断标准是什么？

思路：特发性肺间质纤维化的非外科性肺活检临床诊断的主要条件为：①排除其他引起间质性肺疾病的病因；②肺功能呈限制性通气功能障碍和 / 或气体交换障碍；③ HRCT 主要表现为两肺底和周边部的线状、网格状阴影和蜂窝状改变；④ TBLB 和 BALF 不支持其他疾病诊断。次要诊断条件是：①年龄大于 50 岁；②隐匿起病，原因不明的活动后呼吸困难；③疾病持续时间≥3 个月；④双肺底可闻及 Velcro 啰音。如符合全部主要条件和次要条件中的 3 项，即可临床诊断特发性肺间质纤维化。

对于年龄小于 50 岁或不符合上述诊断标准者，应进行外科性肺活检获取肺组织标本，以行病理确诊。外科性肺组织标本的诊断标准为：①肺组织病理学表现为普通型间质性肺炎；②除外其他病因所致的间质性肺疾病，如药物、环境因素和风湿性疾病等；③肺功能异常：表现为限制性通气功能障碍和 / 或气体交换障碍；④胸部 X 射线和 HRCT 可见典型的异常影像。

【问题 4】　如何解释该患者炎症指标的升高？

思路：该患者入院后炎症指标升高，但不伴有发热、畏寒、寒战，考虑患者处于免疫抑制状态，肺部感染可能性大，本次住院期间应用莫西沙星（拜复乐）0.4g，每日一次静脉滴注抗感染治疗后，炎症指标恢复正常。

【问题 5】　该患者的诊断思路与诊断？

思路：患者为大于 50 岁男性，隐匿起病，慢性病程。半年前无明显诱因开始出现活动后气短，活动耐量下降。体格检查可见口唇发绀、杵状指、双下肺 Velcro 啰音。胸部 CT 提示双肺胸膜下见不规则细网格影及淡片状模糊影，局部呈蜂窝状改变。肺功能提示限制性通气功能障碍和弥散功能严重减退。肺组织病理学表现为普通型间质性肺炎。患者既往有吸烟史，无明确石棉、粉尘等职业暴露史。无长期用药史。自身免疫性疾病、肿瘤、结节病等筛查提示无明确继发因素证据。

该患者目前初步诊断为特发性肺间质纤维化、肺部感染。

本 章 小 结

间质性肺疾病是以弥漫性肺实质、肺泡炎症和间质纤维化为病理基本病变，以活动性呼吸困难、胸部 X 射线呈弥漫性肺浸润阴影、限制性通气障碍、肺弥散（DL_{CO}）功能降低和低氧血症为临床表现的不同种类疾病的总称。间质性肺疾病的诊断需要由呼吸科、放射科及病理科医师共同确定可能的诊断，重点是排除潜在病因，利用实验室指标鉴别怀疑间质性疾病的患者是否存在感染、水肿等，利用特异性的血清学检查指标进行分类。

（刘　丹　李海霞　李昌庆）

第十一章

非感染性肉芽肿性肺疾病

非感染性肉芽肿性肺疾病是指非病原体感染、巨噬细胞及其衍生细胞（如上皮样细胞、多核巨细胞）局限性浸润和增生所致的肺内边界清楚的结节状疾病，是一种特殊类型的慢性增生性疾病。包括结节病、肉芽肿性血管炎、坏死性结节病样肉芽肿病、嗜酸性肉芽肿性多血管炎、支气管中心性肉芽肿病、过敏性肺炎、类风湿性结节、淋巴瘤样肉芽肿病、朗格汉斯细胞组织细胞增生症、吸入性肺炎、硅肺、肺铍沉积症等疾病，其中以结节病最为常见。本章主要介绍结节病、肉芽肿性血管炎、坏死性结节病样肉芽肿病。

第一节 结 节 病

一、疾病概述

结节病（sarcoidosis）是一种多系统性肉芽肿性疾病，病因和发病机制尚不清楚，以非干酪样坏死性上皮细胞肉芽肿为病理特征，可累及全身各脏器，如淋巴结、肺、皮肤、唾液腺、眼睛、肝脏、肾脏、脾脏、心血管系统、神经系统、肌肉、骨髓等，其中以胸内（纵隔、肺门）淋巴结和肺最为常见（>90%）。根据年龄、性别、种族和地理位置的差异，结节病的发病率有着明显差异，多数患者较年轻（20～40岁），女性多于男性，黑种人多于白种人，寒冷地区多于热带地区。该病在我国发病率较低，在北欧国家发病率最高（5/10万～40/10万）。本病为自限性疾病，部分病例可自然缓解，少数呈进行性进展，大多预后良好。

（一）症状和体征

结节病可累及全身各系统，其临床表现复杂多样、缺乏特异性，约2/3的患者为体检或因其他病变行胸部X射线检查时偶然发现，另有约1/3的患者可出现非特异性临床表现，如低热、乏力、食欲缺乏、盗汗、体重下降等。根据结节病的临床表现，可将结节病分为急性型、亚急性/慢性型。

（二）急性型结节病

急性型结节病表现为急性发作的结节性红斑、双侧肺门淋巴结肿大、发热和多关节炎。临床上将急性结节病性关节炎、结节红斑与双侧肺门淋巴结肿大称洛夫格伦综合征（Löfgren's syndrome），常伴发热、多关节疼痛和葡萄膜炎。这类患者预后较好，治愈率高，85%的患者于一年内自然缓解。

（三）亚急性/慢性型结节病

亚急性/慢性型结节病常起病隐匿，40%～60%患者无症状，多为偶然胸部X射线检查发现。以肺部病变可消散的时间，2年作为亚急性和慢性型结节病的划分界限，有肺部症状与体征小于2年者为亚急性型结节病，大于2年则为慢性型结节病。部分患者可出现全身症状，如发热、盗汗、乏力、食欲缺乏、体重下降、肌肉关节痛等，病变进展出现纤维化，可出现胸闷、气促、喘鸣和呼吸困难等。慢性型结节病容易出现狼疮样冻疮结节。按发病部位可分为胸内结节病和胸外结节病。

1. 胸内结节病　胸内结节病占结节病90%以上，50%～70%有肺门和纵隔淋巴结肿大，多为双侧对称性肿大。40%～60%患者出现呼吸系统症状：非刺激性咳嗽、呼吸困难、胸痛和痰中带血，偶可咯血。结节病患者胸部常无阳性体征,杵状指罕见,20% 有气道高反应性。早期肺内改变表现为肺泡炎,进而发展为肺间质浸润,晚期为肺间质纤维化。胸膜受累者可出现渗出性胸腔积液或胸膜增厚。

病变累及咽部、气管和支气管时,易发生气道阻塞和支气管扩张。不典型胸内结节病表现为:支气管狭窄或压迫,造成的肺不张、肺内孤立阴影、空洞病变、单侧或双侧肺实变、双侧肺粟粒样结节、胸腔积液、气胸、单侧和 / 或双侧肺门淋巴结肿大、双侧肺门淋巴结不对称肿大及淋巴结钙化等。

2. 胸外结节病

(1)周围淋巴结:约 1/3 患者可触及肿大淋巴结,可发生于任何部位,以前斜角肌脂肪垫淋巴结最常见,表现为淋巴结轻度肿大,中等硬度、不融合,活动度好,无触痛,不形成溃疡和窦道。

(2)皮肤:20%~35% 结节病患者累及皮肤,结节性红斑最多见,多位于下肢;无症状的皮下结节、斑丘疹和斑块;冻疮样狼疮结节是皮肤损害的特殊表现,为持续性紫罗兰色斑块样病变,好发于鼻、颊和耳部。

(3)眼:约 25%~80% 结节病患者出现眼部受累,主要表现为虹膜睫状体炎、干燥性角膜结膜炎、视网膜炎、疱疹性结膜炎、视神经炎、青光眼、白内障等,重者可致视力受损。

(4)神经系统:25% 的结节病患者出现神经系统受累,仅 11% 出现症状。常见症状为脑神经麻痹、头痛、共济失调、认知功能障碍、乏力和癫痫发作。

(5)上呼吸道:5%~10% 患者可出现上呼吸道结节病,表现为鼻腔阻塞,鼻痂形成,鼻腔流血、流涕、流脓,面部疼痛,喘鸣和失去嗅觉等。

(6)肝、脾:5%~15% 结节病患者累及肝、脾,多数患者无明显症状,当胆总管受累时,可出现胆汁淤积症,表现为黄疸、皮肤瘙痒、肝功能受损,甚至衰竭,当门静脉受累时,可出现门静脉高压,食管 - 胃底静脉曲张破裂出血。

(7)唾液腺:约 0.5% 结节病患者累及唾液腺,多见于腮腺和唾液腺,可并发干燥综合征。

(8)心脏:结节病累及心脏者少见,心力衰竭、心肌病、心律失常是结节病最常见的心血管表现,其次是肺动脉高压、非缺血性心肌病和心脏传导阻滞,部分可引起猝死。

(9)骨骼、肌肉:少数结节病患者可累及骨、关节和肌肉,多无明显症状,少数表现为骨囊肿、多关节炎、跟腱炎、足跟痛、多发性指(趾)炎、多发性肌炎等。

(四)病理、病因与发病机制

1. 病理、病因　结节病的病因尚不清楚,可能与环境致病因素、病原微生物感染、遗传易感性、机体免疫系统功能障碍等有关(表 11-1),但仍无确切的证据证明它们与结节病发生的关系。

表 11-1　可能与结节病发生有关的因素

有关因素	易感性	环境致病因素
环境因素	职业	农业、养殖业、消防工作、建筑工人、棉纺工人、教师
病原微生物	吸入物	杀虫剂、真菌、花粉、滑石粉、重金属
	病毒	巨细胞病毒、EB 病毒、人疱疹病毒、丙型肝炎病毒、柯萨奇病毒、反转录病毒
	细菌	痤疮分枝杆菌、痤疮棒状杆菌、结核分枝杆菌、非结核分枝杆菌、短棒苗、伯氏疏螺旋体、肺炎支原体、组织胞浆菌
基因因素	易感基因	白细胞组织兼容性抗原(HLA)、*BTNL2*、*Annexin II* 基因
	受体基因	维生素 D 基因、趋化因子受体 1、趋化因子受体 5、补体受体 1(TLR1)、Toll 样受体 4(TLM)
	炎症基因	血管内皮生长因子(VEGF)、干扰素 -α(IFN-α)、肿瘤坏死因子 -α(TNF-α)、转化生长因子(TGF)、白细胞介素 1 和 8(IL-1/8)、血管紧张素转化酶(ACE)、热休克蛋白、Clara 细胞 -10kDa 蛋白

结节病的主要病理特征是肺内出现淋巴管炎性、非干酪样坏死性上皮细胞样肉芽肿。主要累及支气管周围间质、胸膜、小叶间隔结缔组织以及肺血管。肉芽肿结节边界清楚、直径较小,大小相近,各结节很少融合,由上皮样组织细胞和多核巨细胞组成,多核巨细胞内有时可见非特异性的双折射晶体、星状体(asteroid)和绍曼体(Schaumann bodies)。结节内上皮样组织细胞排列紧密,有少量淋巴细胞浸润,周围通常有成纤维细胞围绕。结节病的肉芽肿间可见正常肺组织,约 2/3 的病例伴有肺泡间隔内轻度淋巴细胞性间质性肺泡炎,可逐渐消退。肉芽肿也可以完全消退或形成玻璃样变结节。结节病主要在肺间质,常伴轻度肺结构破坏,进展性的结节病可导致严重的肺间质纤维化,伴囊泡形成。部分病例肺动脉分支的血管壁内可出现肉芽肿性血管炎,主要表现为血管内膜和中膜非干酪样坏死性肉芽肿,可压迫血管,但无血管壁坏死,偶可阻塞血管引起肺动脉高压,累及身体其他部位的结节病可有相同的肉芽肿性改变。

2. 发病机制　尽管在过去的几十年里,结节病的遗传学、流行病学、免疫学和治疗都取得了进展,但其致病的抗原和不同临床表型的免疫学机制仍然不清楚。目前认为结节病是由未知的外源性抗原引起的肉芽肿性疾病,但具体的抗原抗体仍未清楚。多种免疫相关的信号通路参与结节病的发生、发展,包括 T 细胞、干扰素 γ(IFN-γ)、白细胞介素(IL)-12 和辅助性 T 细胞 17(Th17)等信号通路。多种细胞参与了结节病肉芽肿的形成。

(1)巨噬细胞:巨噬细胞释放肿瘤坏死因子(TNF-α),导致血管舒张,从而促进单核细胞和淋巴细胞的浸润。巨噬细胞还释放其他促炎症因子,如 IL-1、IL-6、IL-12 和 IL-23 等。这些细胞因子促进白细胞浸润和 T 细胞活化,同时抑制调节性 T 细胞(Tregs)和 T 细胞凋亡,并且它们的水平与结节病的进展有关。

(2)T 淋巴细胞:巨噬细胞在受影响的组织中产生的炎症介质引起免疫细胞聚集,尤其是 CD4[+] 辅助 T 细胞(Th 细胞)。Th 细胞是免疫反应的重要介质,和已经存在的巨噬细胞一起被认为是构成肉芽肿组织的重要成分。幼稚 Th 细胞在特定的细胞因子作用下可分化成 Th1、Th2、Th17 或 Tregs 细胞亚群。结节病病灶中细胞因子如 IL-2、IL-12、IL-15、IL-18 等分泌的增加可促进 Th1 细胞的分化,而 Th1 细胞通过分泌 IFN-γ 和活化巨噬细胞抵抗细胞内病原体。急性肉芽肿期以 Th1 反应为主,当炎症向慢性转化时则向 Th2 反应转变。分泌的 Th2 型细胞因子能激活成纤维细胞,从而有促进纤维化。Th17 是一种新发现的能够分泌 IL-17 的 T 细胞亚群,结节病病灶中 IL-17 分泌增加,伴随外周血液中的 Th17 细胞增加。Tregs 是一类具有免疫负调节功能的 T 细胞亚群,通过分泌 TGF-β 和 IL-10 发挥免疫调节功能。Tregs 可以抑制 T 细胞的增殖。在结节病患者中,Tregs 在外周血和肉芽肿附近支气管肺泡灌洗液数量增加。研究发现活动期结节病患者的 Tregs 不能抑制肉芽肿的形成。

(3)B 淋巴细胞:研究表明,在结节病病灶组织中有大量的 B 细胞包围着肉芽肿。B 细胞包含多种不同功能和亚群细胞。结节病患者血中除了 CD27 IgA[+] 记忆 B 细胞外,IgM、IgG 和 IgA 记忆 B 细胞和浆细胞数量均减少。虽然他们的数量减少了,但是这些细胞的免疫球蛋白发生体细胞超突变增加,提示慢性激活。这可能与血清 B 细胞活化因子(BAFF)有关,BAFF 是成熟 B 细胞存活的关键因子,结节病患者活动期 B 细胞活化因子水平升高。此外,B 细胞的核因子 κB(nuclear factor-κB, NF-κB)转录因子水平的下降,影响了 B 细胞的反应和增殖。对 B 细胞异常是如何影响肉芽肿的持续形成的机制仍未清楚。

(五)诊断与鉴别诊断

结节病的肉芽肿性反应缺乏特异性,故结节病的诊断需联合临床表现、影像学检查、血液检查、[67]Ga 核素显像、支气管肺泡灌洗液等综合判断。

1. 诊断标准

(1)组织活检:为非干酪样坏死性肉芽肿的病例(可活检的组织有:外周淋巴结、皮下结节、纵隔淋巴结、肺组织),确诊结节病仍需以下条件:①影像学显示双侧肺门及纵隔对称性淋巴结肿大,伴或不伴肺内网状、片状阴影。②除外其他病因引起的肉芽肿性病变,如结核、非结核性分枝杆菌病、真菌感染、组织胞浆菌病、球孢子菌病、巴尔通体病、弓形体病、布鲁氏菌病、由免疫缺陷引起的类结节性病变、肿瘤引起的类结节性病变、药物引起的类结节性病变、重金属相关肉芽肿病、铍沉积症、系统性血管炎、孤立性肺疾病、外源性变应性肺泡炎、硅肺、坏死性结节病样肉芽肿病等。③除外肿瘤性病变。

（2）无法进行组织活检的病例，须符合以下条件：

1）主要诊断标准：①影像学显示双侧肺门及纵隔对称性淋巴结肿大，伴或不伴肺内网状、片状阴影。②纤维支气管镜活检及支气管肺泡灌洗液无其他疾病证据。③临床表现不符合结核病、淋巴瘤或其他肉芽肿性疾病特征。

2）次要诊断标准：①支气管肺泡灌洗液中淋巴细胞增多和/或 T 淋巴细胞亚群 CD4+/CD8+ 比值增加。②^{18}F FDG-PET 或 ^{67}Ga 核素显像扫描符合结节病表现。③血清血管紧张素转化酶（angiotensin converting enzyme，ACE）活性升高。④结核菌素试验无或弱阳性。⑤高钙血症或尿钙增多。

符合以上主要诊断标准，且具备次要条件中的任何 3 条者，可作出结节病的临床诊断，但应注意谨慎、综合判断，动态观察。

2. 诊断流程　见图 11-1。

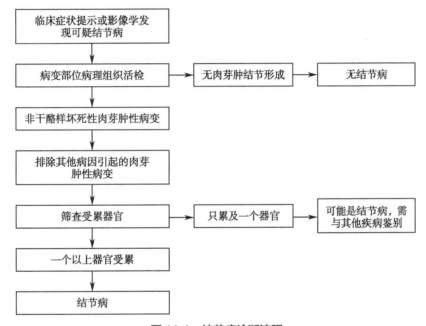

图 11-1　结节病诊断流程

3. 鉴别诊断　胸内结节病临床表现缺乏特异性，影像学复杂多样，常易与胸部常见疾病混淆，因此需与肺癌或转移性肿瘤、肺结核、淋巴瘤、其他肉芽肿疾病等鉴别。

（1）肺癌：肺癌早期无明显症状，随着疾病的进展，症状愈加明显。结节病无症状或症状较轻。肺癌早期在胸部 HRCT 表现为结节状，随着疾病地发展可出现典型的恶性征象，如分叶征、毛刺征、空气支气管征、血管集束征、胸膜凹陷等，肺门/纵隔淋巴结肿大多表现为同侧肿大；结节病肺内病变相对少见，主要表现为小结节、多发斑片影和磨玻璃影等，肺门/纵隔淋巴结对称性肿大，密度均匀，界线清楚，无淋巴结融合。

（2）肺结核：肺结核患者多为青年，常有结核中毒症状，结核菌素试验及痰结核杆菌试验多为阳性，可出现肺门及纵隔淋巴结肿大，多为单侧。

（3）淋巴瘤：淋巴瘤为全身性疾病，除胸内淋巴结肿大以外，通常累及颈部、锁骨上、腋窝、腹腔等多处淋巴结，肿大淋巴结常融合成团块状，彼此分界不清；纵隔受压可出现上腔静脉综合征；常见胸腔积液。全身症状有发热、消瘦、贫血等，结合其他辅助检查和组织活检可做鉴别。

（4）其他肉芽肿性疾病：由于结节病的肉芽肿性改变不具特异性，因此结节病是一种排除性的诊断，需结合临床资料及相关的辅助检查，与其他如铍沉积症、硅肺、感染性或化学性因素所致的肉芽肿性疾病相鉴别。

二、实验室与其他检查指标与评估

（一）实验室与其他检查指标

1. 胸部 X 射线　所有可疑结节病病例均应做胸部 X 射线检查。胸内结节病 X 射线的典型表现为双侧肺门及纵隔淋巴结对称性肿大，可伴有肺内结节状、弥漫网状影或磨玻璃样阴影、钙化、囊性改变。胸部 X 射线检查不能反映疾病的活动程度或功能受损程度，但可作为分期依据（表 11-2），分期越高，预后越差。

表 11-2　结节病胸部 X 射线表现分期

分期	X 射线表现
0 期	无可见的异常表现
I 期	双侧肺门和 / 或纵隔淋巴结肿大，不伴肺部病变
II 期	双侧肺门和 / 或纵隔淋巴结肿大，伴肺部病变
III 期	弥漫性肺疾病，无淋巴结肿大
IV 期	肺间质纤维化

2. 胸部 CT/HRCT　胸部 HRCT 是观察肺间质性病变最好的影像学手段，尤其适合观察结节病肺内的病变。大多数肺内结节病患者 HRCT 的典型表现为沿淋巴管、支气管血管束旁、叶间裂、小叶间隔、胸膜下小结节，少数呈弥漫分布的粟粒样结节，多数呈片状分布于上叶，可伴钙化，结节边界锐利。15%～20% 的患者可见肉芽组织融合成大结节 / 肿块，周围常见小结节（也即"星系征"）伴或不伴空气支气管征。磨玻璃样影不常见，若出现，提示大量的小肉芽肿。15% 患者可见网状影，提示纤维化病变，可伴广泛钙化、空洞或囊肿形成。65% 患者可见支气管受累，主要为结节样支气管壁增厚或小的支气管内受累，阻塞叶 / 段支气管可引起肺不张。侵犯胸膜者可见胸膜异常、胸腔积液或胸膜增厚。

3. ^{18}F-FDG PET/CT　结节病在 CT 上有特征性的表现，结合病史、临床症状及病理检查不难做出诊断，但对不典型的结节病，^{18}F-FDG PET/CT 可准确显示全身各组织器官的病灶，对发现可能存在的胸外病变较常规影像更具优势。结合 FDG 的代谢，PET/CT 在提供结节病活检部位与评价病变活动性及疗效方面具有更大价值。

4. ^{67}Ga 核素显像　如果仅有纵隔和 / 或肺门淋巴结的肿大，^{67}Ga 全身显像与 X 射线和 CT 相比，诊断的准确性并无显著性差异。但对 I 期结节病患者，如果病变累及到泪腺和 / 或腮腺，^{67}Ga 全身显像准确性优于胸部 X 射线检查和 CT 诊断的准确性。^{67}Ga 全身显像时，如果双侧泪腺和腮腺同时受累并摄取放射性，与正常摄取放射性的鼻咽黏膜共同构成了与熊猫脸相似的图案，称之为"熊猫脸"征象，该征象被认为是结节病的特征性诊断依据，该征象亦可见于放疗后的淋巴瘤，口、鼻、眼干燥综合征，以及艾滋病等患者，但其出现的概率仅为 4%，结合临床资料可以鉴别。此检查主要起协助诊断作用，无特异性。

5. 病理学检查　组织活检标本发现由上皮样细胞及朗汉斯巨细胞聚集形成的非干酪样坏死的肉芽肿是确诊的主要依据。活检途径包括：皮肤 / 浅表淋巴结活检、支气管镜活检、胸腔镜活检、经皮肺穿刺活检及纵隔镜活检。

6. 血液检查

（1）血常规：活动进展期白细胞可减少，轻度贫血。

（2）血管紧张素转化酶（ACE）：结节病肉芽肿的上皮样细胞可生成 ACE，血清中 ACE 活性可反映体内肉芽肿负荷，结节病活动期 ACE 活性增高，病情缓解时其活性降低，可用于辅助判断疾病的活动性。但由于甲状腺功能亢进症、糖尿病性微血管病和其他肉芽肿性疾病也可出现血清中 ACE 活性升高，因此该检查不具特异性。

（3）血生化：可出现高血钙、血浆免疫球蛋白增高、红细胞沉降率增快和体现肝、肾功能损坏的指标异常。

（4）尿液常规：尿钙可增高。

7. 结核菌素试验　结核菌素试验（PPD 试验）通常为阴性或弱阳性，可以用于结节病与结核病的鉴别。

8. 心电图（electrocardiogram，ECG）　当病变累及心脏时，可出现心律失常等心脏损害征象。

9. 支气管镜检查及支气管肺泡灌洗液（bronchoalveolar lavage fluid，BALF）　支气管镜检查是肺结节病的常用检查手段，可检查气道是否有阻塞，进行肺活检及 BALF 细胞学检查。在肺泡炎阶段，BALF 检查主要显示 T 淋巴细胞增多、淋巴细胞亚群 CD4$^+$ 细胞增多、CD4$^+$/CD8$^+$ 比值增高；B 细胞的功能亦增强，IgG、IgA 升高，尤其是 IgG$_1$、IgG$_3$ 升高更为明显。以上表现支持结节病的诊断，但非确诊依据。

10. 结节病抗原试验　即克韦姆试验（Kveim test），以急性结节病患者的淋巴结或脾组织制成 1:10 生理盐水混悬液为抗原，取 0.1~0.2ml 混悬液做皮内注射，10d 后注射部位出现紫红色丘疹，4~6 周后扩散到 3~8mm，形成肉芽肿，为阳性反应，对反应的皮肤行活检，阳性率为 75%~85%，但可出现假阳性。因结果的判断缺乏标准化，应用受限，故逐渐被淘汰。

（二）实验室与其他检查指标的评估

结节病无特异性的诊断指标：是一种排除性诊断，临床表现需结合实验室检查和影像学检查才能作出准确诊断。结节病辅助检查指标筛选原则见表 11-3。

表 11-3　实验室检查指标评估

项目	样本	价值	成效分析
胸部 X 射线	—	观察肺门及肺野情况，起初筛及协助分期、随访作用	经济、简单、快捷
胸部 HRCT	—	能较准确估计结节病的类型、肺间质病变程度和淋巴结肿大情况，指导治疗	无创、安全、便捷
病理学	病变组织	确诊的重要手段	有创、敏感性高
血常规	血液	了解炎症细胞总量及各种炎症细胞比例改变，评估贫血程度	经济、简单、快捷
血液生化	血液	评价肝、肾功能，协助判断病变是否累及肝、肾，观察血钙、血浆免疫球蛋白、红细胞沉降率的变化	经济、简单、快捷
心电图	血液/支气管肺泡灌洗液（BALF）	评价心功能，判断病变是否累及心脏	经济、简单、快捷
血清血管紧张素转化酶（ACE）	—	协助判断疾病活动性，可用于随访	缺乏敏感性和特异性
18F-FDG PET/CT	—	确定病变部位、范围、大小、性质	需要一定的经济基础
^{67}Ga 核素显像	—	协助评价肺泡炎强度	无特异性，需要一定的经济基础
结核菌素试验	—	协助排除结核病	安全、简便
肺功能检查	—	协助判断Ⅱ、Ⅲ期患者肺损害程度	安全、无创

第二节　肉芽肿性多血管炎

一、疾病概述

肉芽肿性多血管炎（granulomatosis with polyangiitis，GPA）既往称"Wegener 肉芽肿"，是一种病因不明的自身免疫性疾病，与显微镜下多血管炎（microscopic polyangitis，MPA）和肺嗜酸性肉芽肿性多血管炎（pulmonary eosinophilic granulomatosis with polyangiitis，EGPA）同属抗中性粒细胞胞质抗体（antineutrophil cytoplasmic antibody，ANCA）相关性疾病。表现为中、小血管坏死性肉芽肿性炎症。该病病变主要累及小动脉、静脉及毛细血管，偶尔累及大血管，并主要侵犯上、下呼吸道和肾脏，也可累及其他器官。通常以鼻黏膜和肺组织的局灶性肉芽肿性炎为开始，继而可发展为多系统血管的弥漫性坏死性肉芽肿性炎。临床上表现为"三联征"：上呼吸道和下呼吸道坏死性肉芽肿性炎、脉管炎和坏死性肾小球肾炎。发病年龄在 5～91 岁之间，中年人多发，40～50 岁是本病的高发年龄，平均年龄为 41 岁，男女发病比例为 1∶1。各种人种均可发病，根据美国 Gary S. Hoffma 的研究，GPA 的发病率为 1/（3 万～5 万），其中 97% 的患者是白色人种，2% 为黑色人种，1% 为其他人种，我国发病情况尚无统计资料。本病发病率较低，但是病死率较高，未经治疗的 GPA 病死率可高达 90% 以上，经激素和免疫抑制剂治疗后，GPA 的预后明显改善。

（一）临床症状和体征

GPA 临床表现多样，可累及全身多系统器官及组织。可以起病缓慢，持续一段时间，也可表现为快速进展性发病。发病初期症状不特异，可表现为发热、乏力、盗汗、食欲缺乏、体重下降、关节痛、肌痛、虚弱和抑郁等。其中发热最为常见，热型多不规则。典型的 GPA 表现为"三联征"：上呼吸道、肺和肾病变。GPA 可局限于呼吸道，而无系统性受累，这被称为局限型 GPA，10% 的局限型 GPA 患者经过中位时间 6 年后，演变为广泛性病变。

1. 上呼吸道　70% 以上患者上呼吸道最先受累，鼻受累多见，占全部发病部位的 64%～80%，可有鼻塞、黏/脓鼻涕、鼻腔干燥、鼻出血/涕中带血、嗅觉减退和鼻源性头痛等症状；表现出鼻腔干痂、鼻腔黏膜糜烂、鼻咽部肉芽肿、鼻腔瘢痕粘连、鼻腔囊肿形成、鼻中隔黏膜糜烂、鼻甲肥大等体征；鼻中隔软骨部分塌陷可造成鞍鼻畸形。鼻窦炎很常见，常因金黄色葡萄球菌感染并定植于鼻黏膜，而成为疾病复发的原因。鼻窦炎引起的深面部疼痛、鼻中隔穿孔和犁骨溃疡形成是 GPA 的重要征象。咽鼓管的阻塞能引发浆液性中耳炎、传导性和感觉神经性耳聋。喉和气管病变临床表现不一，可无症状或仅轻度声音嘶哑，严重的可造成喘鸣和上呼吸道梗阻。

2. 肺　肺受累是 GPA 的基本特征之一。约 90% 的患者在病程的某个时间点会发生肺受累。1/3 患者可无临床症状，仅有通过影像学检查发现的病变。肺部症状不特异，常见症状为咳嗽、咯血和胸膜炎。少量咯血可由于气管、支气管树的黏膜溃疡引起；广泛肺泡出血的患者表现为持续咯血，而且出现严重呼吸困难。

3. 肾　约 80% 的 GPA 患者在病程的某个时间点会发生肾受累。主要表现为蛋白尿、血尿、尿红细胞管型，严重者伴有高血压和肾病综合征，最终导致肾衰竭。急性肾衰竭可为 GPA 的最早表现，部分患者在起病时，无肾脏病变，但随着病情的进展可逐渐发展致肾小球肾炎。

4. 眼　28%～58% 的 GPA 患者在病程中可出现多种形式的眼部受累，包括角膜炎、结膜炎、巩膜炎、浅层巩膜炎、葡萄膜炎、眶后假性肿瘤或突眼、鼻泪管阻塞、视网膜血管阻塞和视神经炎等。其中突眼对 GPA 有一定的诊断价值，特别是和呼吸道症状及肾小球肾炎同时出现时，强烈提示 GPA。

5. 皮肤　约 13%～25% 的患者出现皮肤损害，紫癜最常见，好发于下肢，也可见于躯干、上肢和面部，其他表现有多形红斑、斑丘疹、皮下结节、坏死性溃疡形成和浅表皮肤糜烂等，偶见脓皮病样损害和雷诺现象。

6. 神经系统　在 GPA 病程中，周围神经系统和中枢神经系统均可受累，以外周神经病变最常见，可表现为多发性单神经炎或不太常见的远端对称性多神经炎。少数患者出现中枢神经系统病变，可发生慢性硬脑膜炎、蛛网膜下腔 / 硬膜下出血、颅内出血和血栓、脑神经受累、垂体受累、脑干损害和脊髓受累等。根据受累范围和程度的不同，临床表现可为头痛、精神错乱、痴呆、癫痫、尿崩或全垂体功能减退症。

7. 口腔　口腔受累时可出现口腔溃疡、增生性牙龈炎、下颌腺和 / 或腮腺肿大。

8. 关节、肌肉　关节、肌肉受累较常见，关节痛和肌肉痛常见，但关节炎和肌炎不多见。

9. 心脏　心脏可因 GPA 累及而出现心包炎、心肌炎、心内膜炎、瓣膜炎、心律失常及传导阻滞等。

10. 消化系统　有症状的胃肠道受累通常不是 GPA 的主要特征，发生腹痛、出血和腹泻，可以是疾病本身所致，亦可是治疗药物的不良反应，如糖皮质激素可造成消化性溃疡。血管炎可以造成肠道溃疡或穿孔。肝肉芽肿性疾病可导致肝衰竭。另外还可以有胆囊炎、胰腺炎、肛周溃疡等。

11. 泌尿生殖系统（不包括肾脏）　泌尿生殖系统的任何一个部位均可受累，除前所述的肾脏的表现外，还可表现为尿路梗阻、膀胱坏死性血管炎、坏死性尿道炎、睾丸炎、前列腺炎、附睾炎、阴茎坏死和女性宫颈、阴道等有坏死性血管炎及肉芽肿形成。

12. 脾　临床上脾受累症状少见，但尸检显示 70%～80% 患者有脾坏死、血管炎、肉芽肿性病变。

（二）病理、病因与发病机制

1. 病理、病因　GPA 病因尚不清楚，目前认为感染因素、环境因素和遗传易感性可能是其主要病因。感染因素包括病毒感染和细菌感染，如 EB 病毒、细小病毒 B19、巨细胞病毒、疱疹病毒、金黄色葡萄球菌等的感染。患者的地理分布不均可能归因于遗传和 / 或环境因素。GPA 和人类白细胞抗原（HLA）*HLA-DP* 基因密切相关。与健康人群和 MPA 患者相比，HLA-DPB1*0401 在 GPA 患者中更普遍，与 PR3-ANCA 阳性的 GPA 密切相关。GPA 的发病与编码 α_1- 抗胰蛋白酶（SER-PINA1）和 PR3（PRTN3）的基因的多态性也有关。研究发现 GPA 与含硅物质的吸入有关，如吸入二氧化硅会增加金黄色葡萄球菌感染的风险，而金黄色葡萄球菌感染是 GPA 复发的常见诱因。

GPA 是一种累及多器官的坏死性肉芽肿性血管炎，典型病理特征为血管炎、坏死和肉芽肿性炎"三联征"。

血管炎对 GPA 诊断具有重要意义，主要病变部位包括小动脉、静脉及毛细血管，偶亦可累及大动脉。表现为血管壁水肿，全层可见多核巨细胞、嗜酸性粒细胞和浆细胞浸润，常呈偏心性，只侵犯血管壁周长的一部分。当坏死广泛和炎症明显时，血管炎症病变不好判断，可行弹力纤维染色以明确血管炎的存在。血管炎类型包括：①坏死性纤维素性血管炎：血管壁有坏死伴有红染的纤维素渗出，可作为诊断 GPA 的证据，但不常出现；②肉芽肿性血管炎：血管壁可见以多核巨细胞为标志的组织细胞浸润，或出现栅栏状组织细胞围绕，不常见；③瘢痕性血管炎：血管壁肌层或内膜增厚纤维化，管腔狭窄，少量慢性炎症细胞浸润，可能是血管受累的一种治疗改变。

坏死是 GPA 最具特征的形态学改变，常伴有肉芽肿性炎。中性粒细胞微脓肿可能是坏死的早期形式，直径≤1mm，呈针状或斑点状。地图状坏死灶内为嗜酸性至嗜碱性的颗粒状物，坏死边缘波浪状，直径 >1mm，其间可见大小不等的存活肺组织岛。坏死结节周围是栅栏状排列的组织细胞和多核巨细胞，以及散在的中性粒细胞、淋巴细胞和浆细胞，以嗜酸性粒细胞为主的病变被认为是一种变异类型，约占 10%。地图状坏死是传统上强调的坏死类型，当缺乏时，出现中性粒细胞微脓肿也需要考虑 GPA 诊断。除典型的病理特征外，亦可出现间质纤维组织增生、淋巴细胞聚集及嗜酸性粒细胞浸润，病变累及肺脏可导致机化性肺炎、肺泡出血和弥漫性肺出血，少见的有脂质性肺炎、急慢性支气管炎，内源性脂质性肺炎和阻塞性细支气管炎等病理改变。

（1）上呼吸道：由于活检取材不当或是疾病的不同阶段，很少在上呼吸道病理标本中发现血管炎的直接证据，大多表现为非特异性的急 / 慢性炎症反应，通常显示广泛的组织坏死和混合性的炎症细胞浸润，偶尔可见坏死性肉芽肿。

（2）气管/支气管：气管/支气管狭窄区活检镜下表现为伴有肉芽组织或纤维性瘢痕形成的非特异性炎症，血管炎极少见。而气管/支气管肿块活检通常显示纤维素样坏死、微脓肿及上皮样组织细胞、中性粒细胞浸润，血管炎不明显。

（3）肺：表现为双肺多发结节状肿块，平均直径2.4cm，结节边界不清，质硬，中央可见暗黄色/红色的非干酪样坏死，甚至空洞形成。活检标本中可见上述典型病理特征的各种组合，出现血管炎并不一定就是GPA，因为肺结核病和真菌感染的病例中均有发现不伴纤维素样坏死的血管炎。伴有急性肺损伤的患者，其组织标本在典型的组织学"三联征"基础上，还可以看到弥漫性肺泡损伤和肺泡出血。

（4）肾：典型肾脏病理表现为寡免疫复合物局灶节段坏死型肾小球肾炎或新月体性肾小球肾炎。其他表现还包括毛细血管袢受压变窄、系膜细胞增生和基质增多、纤维素样坏死、间质炎性细胞浸润以及小血管壁增厚、管腔狭窄等。

（5）皮肤：皮肤活检可能显示肉芽肿性炎或血管炎，但通常为非特异性炎症改变。

2. 发病机制　GPA的发病机制并没有完全清楚。ANCA是抗中性粒细胞的细胞质颗粒蛋白和白细胞的溶酶体蛋白的特异性抗体。C-ANCA多见于GPA，其靶抗原为蛋白酶3（PR3）；P-ANCA主要见于MPA，其主要靶抗原为髓过氧化物酶（myeloperoxidase，MPO）。ANCA在GPA中的致病作用已得到证实，超过90%的GPA患者显示PR3-ANCA阳性，其滴度与疾病的活动性相关，减少自身抗体或消耗B细胞的靶向治疗是GPA的有效治疗方案。PR3-ANCA能够诱导中性粒细胞的激活，导致中性粒细胞脱颗粒，释放氧自由基、溶酶体酶等造成血管内皮损伤、坏死性血管炎。在数小时内，中性粒细胞发生凋亡，中性粒细胞丰富的急性炎症被单核细胞和T细胞占优势的炎症所取代。效应T细胞和调节性T细胞的不平衡是GPA的一个显著特征。一方面效应T细胞协助B细胞产生致病性自身抗体，另一方面，调节性T细胞缺乏有效抑制自身免疫反应的能力。有研究发现，T细胞亚群可能参与GPA的发病，Th17淋巴细胞可能是GPA的致病亚群，调节性T细胞则可能是GPA炎症过程的抑制因子。

3. 诊断与鉴别诊断

（1）诊断标准：GPA的诊断时间平均为5~15个月。国外资料报道其中40%的诊断是在不到3个月的时间里得出的，10%可长达5~15年才被诊断。为了达到最有效的治疗，GPA早期诊断至关重要。无症状患者血清学检查ANCA以及鼻窦和肺脏的CT检查有助于诊断。上呼吸道、支气管黏膜及肾脏活检是诊断的重要依据，病理显示肺及皮肤小血管炎和纤维素样坏死，血管壁有中性粒细胞浸润，局灶性坏死性血管炎，上、下呼吸道有坏死性肉芽肿形成，和肾病理为局灶性、节段性、新月体性坏死性肾小球肾炎，免疫荧光检测无或很少有免疫球蛋白以及补体沉积。当诊断困难时，可行胸腔镜或开胸活检以提供诊断的病理依据。GPA在临床上常被误诊，为了能早期诊断，对有以下情况者应反复进行组织活检：不明原因的发热伴有呼吸道症状；慢性鼻炎及鼻旁窦炎，经检查有黏膜糜烂或肉芽组织增生；眼、口腔黏膜有溃疡、坏死或肉芽肿；肺内有可变性结节状阴影或空洞；皮肤有紫癜、结节、坏死和溃疡等。

血管炎诊断分类标准研究工作组（DCVAS）经过多年努力，根据所收集的遍布全球的血管炎登记病例，经过专家组反复论证以及严格的统计学分析，发布"2017年肉芽肿性多血管炎（GPA）分类标准"（表11-4），对已确定患有小血管炎的患者，该标准首次提出使用"减分"来除外其他小血管的诊断，在标准中涵盖临床表现、影像学、病理学、血清学等多个GPA特征，更符合临床医生的临床工作实践情况。该标准能更好地适用于临床工作，对临床实践有较好的指导作用，较1990年ACR细胞动脉炎分类诊断标准有突破性性进展。

（2）诊断流程：对临床可疑GPA患者给予活检或查血清C-ANCA和/或抗PR-3抗体阳性确诊。

（3）鉴别诊断：GPA的临床和病理与其他血管炎性或肉芽肿性疾病相似，应注意加以鉴别诊断。

1）显微镜下多血管炎（microscopic polyangitis，MPA）：MPA是一种主要累及小血管的系统性坏死性血管炎，可侵犯肾脏、皮肤和肺等脏器的小动脉、微动脉、毛细血管的小静脉。临床表现为咯血、

表 11-4 2017 年肉芽肿性多血管炎（GPA）分类标准

项目	临床症状	评分
临床标准	鼻腔血性分泌物、溃疡、鼻痂或鼻窦 - 鼻腔充血 / 不通畅	3 分
	鼻息肉	-4 分
	听力丧失或下降	1 分
	软骨受累	2 分
	眼红或眼痛	1 分
实验室检查	C-ANCA 或 PR3-ANCA 抗体阳性	5 分
	嗜酸性粒细胞计数≥1×10⁹/L	-3 分
	胸部影像学检查提示结节、包块或空洞形成	2 分
	活检见到肉芽肿表现	3 分

注：以上 9 项评分总和≥5 分的患者可以诊断为 GPA。

贫血和胸部 X 射线检查呈急性肺泡出血征象"三联征"。累及肾脏时，出现蛋白尿、镜下血尿和红细胞管型。抗中性粒细胞胞质抗体（ANCA）阳性是 MPA 的重要诊断依据，60%～80% 为髓过氧化物酶（MPO）-ANCA 阳性，在荧光检测法示外周型（P-ANCA）阳性，胸部 X 射线检查在早期可发现无特征性肺部浸润影或小泡状浸润影，中晚期可出现肺间质纤维化。活检为累及小动脉、毛细血管、小静脉的节段性坏死性血管炎，无肉芽肿形成。

2）淋巴瘤样肉芽肿病（lymphomatoid granulomatosis，LYG）：是一种血管中心性和血管破坏性淋巴网织增生性疾病。病理表现为多形细胞浸润性血管炎和血管中心性坏死性肉芽肿病，浸润细胞为小淋巴细胞、浆细胞、组织细胞及非典型淋巴细胞，病变主要累及肺、皮肤、神经系统及肾间质，但不侵犯上呼吸道。LYG 和 GPA 肉芽肿鉴别有一定难度，后者浸润细胞无异型淋巴细胞。

3）变应性肉芽肿性血管炎（allergic granulomatous angiitis，AGA）：AGA 又称 Churg-Strauss 综合征，病变常累及鼻、鼻窦和肺。常有重度哮喘、高嗜酸性粒细胞血症和坏死性血管炎"三联征"。病理改变主要为坏死性血管炎和肉芽肿，有时难以和 GPA 鉴别。变应性肉芽肿性血管炎和 GPA 均可累及上呼吸道，但 GPA 常有上呼吸道溃疡，胸片示肺内有破坏性病变，如结节、空洞形成，而在变应性肉芽肿性血管炎则不多，变应性肉芽肿性血管炎病理改变肉芽肿的中心大量嗜酸性粒细胞浸润，而 GPA 病灶中很少有嗜酸性粒细胞浸润，周围血嗜酸性粒细胞增高不明显，也无哮喘发作。

4）肺出血 - 肾炎综合征（pulmonary-renal syndrome）：是以肺出血和急进性肾小球肾炎为特征的综合征，极少有肺外和肾外器官受累。血清抗肾小球基底膜抗体阳性，由此引致的弥漫性肺泡出血及肾小球肾炎综合征，以发热、咳嗽、咯血及肾炎为突出表现，但一般无其他血管炎征象。本病多缺乏上呼吸道病变，肾脏病理可见基底膜有免疫复合物沉积，血清 C-ANCA 阴性。

5）其他：GPA 还需与其他常见疾病鉴别，如肺结核、肺真菌病、肺癌 / 转移癌等。

二、实验室与其他检查指标与评估

（一）实验室与其他检查指标

1. 实验室检查

（1）血液：实验室查 ANCA 可呈阳性。ANCA 是一组与中性粒细胞或单核细胞细胞质中的一些特异性抗原发生反应的自身抗体，在荧光显微镜下，根据荧光分布主要分为胞质型 ANCA（C-ANCA）、核周型 ANCA（P-ANCA）和非典型 ANCA（a-ANCA 或 x-ANCA）。其靶抗原包括多种物质，如 PR-3、MPO、弹性蛋白酶、乳铁蛋白和组织蛋白酶等。C-ANCA 靶抗原主要为 PR-3。C-ANCA 诊断 GPA 的敏感性 64%，特异性 95%；抗 PR-3 抗体诊断 GPA 的敏感性 66%，特异性 87%；C-ANCA 和抗 PR-3 抗体同时阳性，诊断 GPA 的敏感性为 73%，特异性达 99%，被认为是 GPA 的血清标记物，而且与病情活动性相关，经治疗后可转阴，复发时滴度可再度升高，可作为疾病活动性的监测指标。

其余实验室检查异常包括正细胞正色素性贫血、白细胞升高、血小板增多、C 反应蛋白升高、肾功能不全和红细胞沉降率升高。其中红细胞沉降率表现为活动期升高，缓解期降低或恢复正常，可用于疾病活动度的监测。

（2）尿常规：肾脏受累时，可出现血尿、蛋白尿和血细胞管型。

（3）组织活检：除少数病例外，GPA 的确诊有赖于活体组织检查（简称活检）。上呼吸道活检创伤性相对较小，易于进行，常作为首选，但阳性率较低。肺活检诊断 GPA 阳性率最高，肺活检的方法有纤维支气管镜下经支气管肺活检、胸腔镜下肺活检和开胸肺活检，前者创伤小但阳性率只有 7%，后两者创伤大，但可获得较高阳性率，其中开胸肺活检阳性率可高达 91%。肾脏活检主要用于排除其他肾脏疾病。皮肤活检也可见 GPA 典型病理改变，但通常表现为非特异性炎症改变。

2. 影像学检查　影像学检查包括 X 射线和 CT，后者优于前者，CT 检查可进一步明确病变性质以及发现 X 射线检查不能发现的病变。结节、肿块和空洞是 GPA 常见的肺部影像学表现。约 70%的患者肺部出现结节或肿块，常为多发，结节分布无规律，直径通常 2～4cm，可大到 10cm，圆形或椭圆形，边界清或不清，可以融合成较大的团块。约 50% 的病例出现空洞，通常为厚壁空洞，内壁不规整，可见气液平面。经治疗，结节或肿块缩小，空洞壁变薄。当出现弥漫性、局灶性或斑片状分布的气腔实变或磨玻璃样阴影时，常提示有肺出血。15%～25% 的 GPA 病例出现气管、支气管病变，胸部正位片和侧位片均显示气道狭窄，狭窄可呈局限性或弥漫性。CT 在观察气管狭窄明显优于 X 射线，表现为气管壁局限或环形增厚，气管管径增大或狭窄。此外还可出现胸腔积液、血气胸、肺门血管扩大、肺门淋巴结肿大、心影扩大、鼻部软组织肿块、鼻旁窦炎性改变及其附近骨质破坏等。

3. 肺功能检查　超过一半的 GPA 患者肺功能表现为阻塞性通气功能障碍，约 1/3 表现为限制性通气功能障碍和弥散功能障碍。

4. 纤维支气管镜检查　主要用于气道内病变的观察及活检。纤维支气管镜下经支气管肺活检所得组织标本量有限，对肺活检意义有限。GPA 患者的支气管肺泡灌洗液（BALF）C-ANCA 也可以阳性。肺泡出血时，BALF 中红细胞或含铁血黄素增加。

（二）实验室与其他检查指标的评估

临床实验室检查指标的临床价值，以及成效评估见表 11-5。

表 11-5　实验室检查指标的评估

项目名称	指标	样本	价值	成效分析
血常规	红细胞、血红蛋白等，白细胞、血小板等	血液	评价贫血与炎症	经济、简单、快捷
血清抗体检查	C-ANCA 抗 PR-3 抗体、P-ANCA 抗 MPO 抗体	血液	诊断 GPA 的血清标记物排除其他 ANCA 相关疾病	特异性强
血液生化	红细胞沉降率、尿素氮、肌酐	血液	评估与检测疾病活动度，评估肾脏损伤程度	经济、简单、快捷
尿常规	尿蛋白、红细胞、血细胞管型	尿液	检测肾功能	经济、简单、快捷
X 射线检查	—	头颈部、胸部	确定病变部位、范围、大小	经济、简单、快捷
CT 检查	—	头颈部、胸部	确定病变部位、范围、大小、性质	无创、便捷
活检	常规病理	鼻咽、鼻窦、肺、肾脏	明确病变性质	有创
纤维支气管镜检查	—	气道	观察气道受累情况并活检	有创

第三节　坏死性结节病样肉芽肿病

坏死性结节病样肉芽肿病（necrotizing sarcoid granulomatosis，NSG）是一种比较少见的多发于肺内的良性肉芽肿性疾病，肺外病变较少见。该病发病率低，在 1973 年由 Liebow 首次报道，截至 2018 年，英文文献报道仅 130 余例。NSG 的病理特征介于结节病和肉芽肿性多血管炎之间。目前对于 NSG 的病因和发病机制尚不清楚，部分学者认为可能与免疫机制有关。NSG 发病年龄段为 8～75 岁，多见于成年人，中位年龄 42 岁，女性发病率高于男性，女∶男为 1.6∶1，具有种族倾向性，白种人发病率最高，NSG 为良性病变，愈后好。

一、临床症状和体征

NSG 的症状轻微且不特异，主要表现为咳嗽、胸痛、发热、疲乏、呼吸困难和体重下降等，15%～25% 的患者可无任何症状。本病主要累及肺，肺门淋巴结常见增大，胸膜受累常见，可有胸腔积液，本病胸腔外累及少见（约 1/3），眼是最常受累的器官（12.5%），其次是脑、周围神经、骨骼肌、消化道等，因此，肺外症状有视觉损伤、下丘脑功能不全、肝脏肉芽肿、皮损等。影像学发现肺部多发（64.75%）或单发肿块（20.49%），约 1/3 的患者伴有纵隔淋巴结肿大。因为 NSG 肿块样表现，并且生长迅速，PET/CT 肿瘤高度固定，所以临床上 NSG 可被误诊为恶性。NSG 的病理特点为：显著的凝固性坏死，形成良好的肉芽肿结节和血管炎。

二、病理、病因与发病机制

NSG 病理改变有三大特点：肺内典型的肉芽肿形成、肉芽肿性血管炎、显著的凝固性坏死。本病的肉芽肿类似于结节病，主要由类上皮细胞构成，其中可见淋巴细胞、浆细胞、巨噬细胞、多核巨细胞等，中央常有凝固性坏死，细胞内包涵体罕见，肉芽肿有互相融合的趋势，外围可见小淋巴细胞和成纤维细胞等炎症细胞浸润。肉芽肿可侵犯肺小血管壁，导致血管壁增厚、管腔狭窄或闭塞，形成以血管为中心的梗死样坏死是 NSG 的典型特征，NSG 坏死是一种嗜伊红染色、均质状无结构的非干酪样凝固性坏死。

NSG 发病机制尚不清楚，多数学者认为某种感染因素如肺炎衣原体、曲霉菌感染和免疫机制紊乱可能与 NSG 的发病有关。Heinrich 等认为免疫机制异常可能是引发 NSG 的一个重要原因，他们发现该病患者的外周血中 $CD4^+/CD8^+T$ 细胞比正常人显著下降，但肺组织中免疫组化结果显示 $CD4^+/CD8^+T$ 细胞比值上升。

三、诊断与鉴别诊断

（一）诊断标准

患者有咳嗽、胸痛、呼吸困难等胸部症状，影像学发现双侧肺部多发或单发结节。病理改变有三大特点：肺内典型的肉芽肿形成、肉芽肿性血管炎、显著的凝固性坏死。确诊 NSG 之前，要排除特殊病原体感染引起的肉芽肿性病变，如结核、非结核分枝杆菌、真菌和寄生虫等感染性疾病。

（二）诊断流程

患者有咳嗽、胸痛、呼吸困难等症状；影像学发现肺部单发或多发结节；病理检查发现坏死性肉芽肿性病变伴血管炎，并排除其他感染和非感染性肉芽肿病。

（三）鉴别诊断

NSG 的临床和影像学表现不特异，容易误诊为肿瘤。病理诊断需要与结节病、肉芽肿性多血管炎、支气管中心性肉芽肿病、过敏性血管炎及肉芽肿性多血管炎、淋巴瘤样肉芽肿病等相鉴别。

1. 结节病　结节病的肉芽肿类似于结核结节，主要由类上皮细胞构成，一般无坏死。多核巨细胞内可见多种包涵体,如星状体及舒曼小体等,血管炎少见。NSG 中凝固性坏死比结节病更显著,肺小血管壁常见肉芽肿性炎,多核巨细胞内不易见到星状体或其他包涵体。结节病是一种全身性肉芽肿病,而 NSG 则主要局限于肺。

2. 肉芽肿性多血管炎　肉芽肿性多血管炎是一种系统性疾病,典型病例以坏死性血管炎、上呼吸道及肺的无菌性坏死和局灶性肾小球肾炎为特征,如不治疗,临床过程发展迅速。肉芽肿结节少见,而多表现为化脓性肉芽肿。坏死灶形状不规则,且较污浊。坏死性血管炎多见,并伴有大量中性粒细胞浸润。NSG 主要累及肺和胸膜,肉芽肿结节多见,坏死为凝固性,形状较规则,血管壁为肉芽肿性炎。肉芽肿性多血管炎患者血清 C-ANCA 阳性,而 NSG 患者为阴性。

3. 支气管中心性肉芽肿病(bronchocentric granulomatosis)　病变开始以支气管和细支气管为中心,形成坏死性肉芽肿性炎。几乎所有的肉芽肿都集中在支气管和细支气管壁内,可导致支气管破坏,胸部 X 射线检查显示病变区实变或肺膨胀不全,而非散在结节,光学显微镜下见受累支气管内物质由黏液、中性粒细胞及嗜酸性粒细胞构成,被管壁内的异物巨细胞包围。

4. 变应性肉芽肿性血管炎　较罕见,典型者伴有哮喘史,外周血嗜酸性粒细胞增多,病变可只局限于肺或同时合并骨的病变,患者多为青中年男性,发病隐匿,出现咳嗽、胸痛和呼吸困难等症状,胸部 X 射线表现为肺斑片状影,时有时无。光学显微镜下见特征明显的嗜酸性粒细胞浸润,灶性坏死,有些坏死灶周围有肉芽肿性反应,并见嗜酸性血管炎。

5. 淋巴瘤样肉芽肿病(lymphomatoid granulomatosis,LYG)　以肺部病变为主,肺外器官如皮肤、中枢神经系统、肾也常受累。患者有免疫功能异常,表现为 T 细胞功能缺陷。肺部病变表现为多数结节或包块,直径从数毫米至 10cm 不等,伴广泛坏死,常有空洞形成。典型的 LYG 呈"三联征":①显著的血管炎(主要累及动脉和静脉),血管壁全层有较多淋巴细胞浸润,内膜显著增厚,管腔狭窄,乃至闭锁,但管壁无坏死。②背景中可见多种类型细胞浸润,以小淋巴细胞为主,少量浆细胞、组织细胞、多核巨细胞及体积较大的不典型淋巴细胞,但一般无中性粒细胞和嗜酸性粒细胞。③伴有片状缺血性坏死,可呈地图状。该病有转变为恶性淋巴瘤倾向,对类固醇治疗反应差,但对多种化疗药效果好。

四、实验室与其他检查指标与评估

(一)影像学检查
影像学检查可见双侧肺组织多发或单发结节状影,可有空洞形成。

(二)病理学检查
NSG 的诊断主要依靠病理确诊,典型的 NSG 具有三个病理特点:肺内典型的肉芽肿形成、肉芽肿性血管炎、显著的凝固性坏死。

(三)抗酸染色、PAS 染色
NSG 染色均阴性,结核病抗酸染色阳性,真菌和孢子 PAS 染色阳性。

(四)血清 IL-2 受体、C-ANCA
Harada 等报道 NSG 患者血清 IL-2 受体水平升高,当 NSG 病情好转时,血清 IL-2 受体水平下降,该指标是否能作为该病的诊断指标或病情的监测指标,尚需更多的临床数据观察。本病 C-ANCA 阴性,可用于和肉芽肿性多血管炎鉴别。

第四节　实验室检查指标的临床应用(案例分析)

【病史摘要】　患者,女,49 岁,汉族。

主诉:咳嗽、乏力、双膝疼痛伴阵发性低热 4 月余。

现病史:患者近 4 个多月来刺激性干咳,有少量白痰,阵发性低热 2 周,当地诊所抗生素治疗后不再发热；双膝关节疼痛、乏力、食欲缺乏、体重下降，大小便正常。门诊胸部 X 射线检查示：双侧肺门及纵隔淋巴结肿大，双肺多发斑片、结节影。

既往史：否认高血压、糖尿病、冠心病病史，否认结核病病史，无手术及输血史，无药物过敏史，无毒物及反射物质接触史。

个人史：家具城销售员，无烟酒嗜好，适龄结婚，育有一女，配偶及子女身体健康。

遗传病史：否认有任何家族遗传病史。

体格检查：T 36.5℃，P 75 次 /min，R 18 次 /min，BP 115/70mmHg。发育正常，营养中等，神志清楚，自动体位，体格检查合作。未见全身皮肤黏膜异常及浅表淋巴结肿大；五官端正、瞳孔等大等圆，对光放射及调节反射均存在；耳郭未见异常，听力正常；甲状腺无肿大；双肺叩诊呈清音，双肺呼吸音粗，左上肺闻及少许湿啰音；心律齐，各瓣膜听诊区未闻及病理性杂音；腹平软，肝、脾肋下未触及，肝肾区无叩击痛，移动性浊音阴性；双下肢无水肿，关节无肿大。

【问题1】　根据患者病史特点及临床症状、体征，初步诊断考虑哪些疾病？

思路：患者以刺激性干咳为突出临床表现，伴有关节疼痛、乏力、阵发性低热；胸部 X 射线检查提示：双侧肺门及纵隔淋巴结肿大，双肺多发斑片、结节影。初步要考虑以下疾病：特殊感染性疾病（如结核病、真菌病、非结核分枝杆菌）、恶性淋巴瘤、肺癌 / 转移癌、结节病等。

【问题2】　为确定诊断，应进一步做哪些检查？

思路：应进一步的检查：血常规、尿常规、血生化、血清 ACE、肺组织活检、自身抗体检测、肝功能、肺 CT、肺功能、结核菌素试验。

实验室检查：血常规：WBC 6.0×10^9/L、RBC 3.5×10^{12}/L、Hb 115g/L、ESR 43mm/h、血清总钙 3.31mmol/L、UA 455μmol/L、类风湿因子及各种抗自身抗体均阴性、血清血管紧张素转化酶（ACE）16mmol/L、肿瘤标志物阴性、肝肾功能正常、肺功能示轻度限制性肺通气功能障碍。

胸部 CT：双侧肺中上肺野见无数边界不清小结节，沿着支气管血管束和胸膜表面，呈典型的淋巴分布，双侧肺门及纵隔淋巴结肿大。

经支气管镜行支气管黏膜和肺活检：非干酪样坏死性上皮细胞肉芽肿性疾病，抗酸杆菌染色和 AgNORs 染色均阴性。

结核菌素试验阴性。

【问题3】　结合以上实验室检查结果应诊断什么？

思路：该患者胸部影像学检查示：双侧肺数量较多的边界不清小结节淋巴分布，符合结节病特征；肺组织活检提示非干酪样坏死性上皮细胞肉芽肿病变；结核菌素试验阴性；血清 ACE 活性增高；红细胞沉降率增快；尿酸和血钙增高，依据结节病诊断依据，符合肺结节病，Ⅱ期。

本 章 小 结

非感染性肉芽肿性肺疾病是指非病原体感染、巨噬细胞及其衍生细胞（如上皮样细胞、多核巨细胞）局限性浸润和增生所致的肺内边界清楚的结节性疾病，是一种特殊类型的慢性增生性疾病。本章主要介绍结节病、肉芽肿性多血管炎、坏死性结节病样肉芽肿病。结节病无特异性的诊断指标，是一种排除性的诊断，临床表现需结合实验室检查和影像学检查才能做出准确的诊断。肉芽肿性多血管炎的实验室指标主要包括血常规、血清抗体检查、血液生化、尿常规、组织活检等，可评估疾病不同方面。排除其他具有明确病因的肉芽肿性疾病后，方可最后诊断坏死性结节病样肉芽肿病。

（赵　亮）

第十二章

肺血管相关疾病

第一节 疾病概述

肺血管相关疾病是一系列与肺部血管相关的疾病总称，主要包括：肺动脉高压、肺栓塞、肺血管炎以及其他肺血管疾病。肺为富含血管的器官，其在血管炎症中常常受累，发生于肺血管壁的炎症被称为肺血管炎，由于其为一种系统性疾病，临床表现呈现多样性。

肺动脉高压（pulmonary hypertension，PH）是指由多种异源性疾病（病因）和不同发病机制造成的肺血管结构或功能改变，从而引起肺动脉压力升高的临床和病理生理表现，发展为右心衰竭，甚至死亡。肺动脉高压的血流动力学诊断标准是：海平面静息状态下，右心导管检查测定的肺动脉平均压≥25mmHg（1mmHg＝0.133kPa）。临床上将肺动脉高压分为 5 大类：①动脉性肺动脉高压；②左心疾病相关性肺动脉高压；③肺疾病和 / 或低氧所致肺动脉高压；④慢性血栓和 / 或栓塞所致肺动脉高压；⑤原因未明和 / 或多因素所致肺动脉高压。不同类型的肺动脉高压诊治也不尽相同，因此，具有较高专业性，早期识别与及时转诊至具有综合诊治能力的肺动脉高压诊治中心，有助于正确诊断和充分治疗。

肺栓塞则是以各种栓子阻塞肺动脉或其分支为其发病原因的一组疾病或临床综合征，栓子包括：血栓、脂肪、空气、羊水、菌栓等，严重程度取决于栓子阻塞肺动脉的程度，发病速度，以及患者的心肺功能，但由于表现不典型，常常漏诊、误诊，加强静脉血栓栓塞症的防治宣教，做到早发现、早诊断、规范治疗、全程管理，对降低发病率、改善预后至关重要。本章主要阐述临床急危重症肺栓塞的诊治。

第二节 诊断与鉴别诊断

肺血栓栓塞症（pulmonary thromboembolism，PTE）是来自静脉系统或右心的血栓阻塞肺动脉或其分支，所导致的以肺循环和呼吸功能障碍为主要临床和病理生理特征的疾病。引起 PTE 的血栓主要来源于深静脉血栓（deep venous thrombosis，DVT）。肺血栓栓塞症和深静脉血栓的形成，实质上是一种疾病过程在不同部位、不同阶段的表现，二者合称静脉血栓栓塞症（venous thromboembolism，VTE）。任何影响血栓形成的三要素，即 Virchow 三要素（包括：静脉血液淤滞、静脉系统内皮损伤和血液高凝状态），均是发生肺血栓栓塞症的危险因素（表 12-1）。

一、临床表现

1. 肺血栓栓塞症的症状　PTE 的症状缺乏特异性，临床表现主要取决于栓子的大小、数量、速度，栓塞的部位及患者是否存在基础心肺疾病，患者可无任何临床症状，也可出现呼吸困难、晕厥，甚至猝死，有时晕厥可能是急性肺血栓栓塞症（acute pulmonary thromboembolism，APTE）的唯一或首发症状。最近的一项研究结果显示，即使存在其他可解释的原因，仍有 17% 的晕厥患者也可能存在 APTE。

常见的症状包括：①不明原因的呼吸困难及气促，尤以活动后明显，为 PTE 最多见的症状（80%～90%）；②胸痛：包括胸膜炎性胸痛或心绞痛样胸痛；③咯血：常为小量咯血，大量咯血少见；

④晕厥：可为 PTE 的唯一或首发症状，此类患者血流动力学不稳定，右心功能不全可能性相对较高；⑤烦躁不安、惊恐，甚至有濒死感；⑥咳嗽、心悸等。当 PTE 引起肺梗死时，临床上可出现"肺梗死三联征"，表现为：胸痛、咯血、呼吸困难，仅见于 20% 的肺梗死患者。

表 12-1　肺血栓栓塞症的危险因素

原发性（遗传性）	继发性（获得性）
1. 抗凝血酶缺乏	1. 创伤（如脊髓损伤）/ 骨折（如髋部骨折）
2. 先天性异常纤维蛋白原血症	2. 外科术后（如疝气修补术、腹部较大手术、冠脉搭桥术）
3. 血栓调节蛋白异常	3. 脑卒中
4. 高同型半胱氨酸血症	4. 肾病综合征
5. 抗磷脂抗体综合征	5. 中心静脉插管
6. 纤溶酶原激活物抑制因子过量	6. 慢性静脉功能不全
7. 凝血酶原 G20210A 基因变异（罕见）	7. 吸烟
8. XII 因子缺乏	8. 妊娠 / 产褥期
9. V 因子 Leiden 基因突变（活化蛋白 C 抵抗）	9. 血液黏滞度增高
10. 纤溶酶原缺乏	10. 血小板异常
11. 先天性异常纤溶酶原血症	11. 克罗恩病
12. 蛋白 S 缺乏	12. 充血性心力衰竭
13. 蛋白 C 缺乏	13. 急性心肌梗死
	14. 恶性肿瘤
	15. 肿瘤患者静脉化疗
	16. 肥胖
	17. 因各种原因制动 / 长期卧床
	18. 乘坐飞机时间较长 / 长途汽车
	19. 口服避孕药
	20. 真性红细胞增多症
	21. 巨球蛋白血症
	22. 植入人工假体
	23. 高龄

2. 肺血栓栓塞症的体征

（1）呼吸系统：呼吸急促（超过 20 次 /min），发绀，部分患者可出现肺部湿啰音、哮鸣音或胸腔积液等。

（2）循环系统：心率加快（超过 90 次 /min），肺动脉瓣听诊区第二心音亢进或分裂，三尖瓣区收缩期杂音。APTE 致急性右心负荷加重时，可出现颈静脉充盈或异常搏动，肝大、肝颈静脉反流征和下肢水肿等右心衰竭的体征，严重者可致血压下降。

3. 深静脉血栓形成的症状与体征

（1）症状：患肢沉重、乏力感，行走后患肢肿胀、疼痛等。

（2）体征：患肢肿胀、下肢周径增粗、疼痛或压痛，反复发作者，可出现皮肤色素沉着、皮炎、湿疹等，但需注意：半数以上的下肢 DVT 患者无自觉症状和明显体征。应测量双侧下肢的周径来评价其差别。大、小腿周径的测量点分别为髌骨上缘以上 15cm 处，髌骨下缘以下 10cm 处。双侧相差 >1cm，即考虑有临床意义。

二、辅助检查

肺栓塞诊断中确诊依赖影像学检查，主要包括：CT 肺动脉造影、核素肺通气 / 灌注显像、磁共振肺动脉造影、肺动脉造影等。

1. CT 肺动脉造影（computed tomographic pulmonary angiography，CTPA）　是 PTE 的一线确诊手段，能够准确发现段以上肺动脉内的血栓，表现如下：①直接征象：肺动脉内的低密度充盈缺损，部分或完全包围在不透光的血流之间（轨道征），或呈完全充盈缺损，远端血管不显影；②间接征象：中心肺动脉扩张及远端血管分支减少或消失（残根征）；③肺梗死：肺野楔形密度增高影，条带状高密度区或盘状肺不张。CTPA 可同时显示肺内及肺外的其他胸部病变，具有重要的诊断和鉴别诊断价值。

2. 核素肺通气 / 灌注显像　是 PTE 的重要确诊手段，对于远端 PTE 诊断价值更高。典型征象是呈肺段分布的肺血流灌注缺损，并与通气显像不匹配。SPECT 检查很少出现非诊断性异常，如果 SPECT 阴性，基本可排除 PTE。核素肺通气 / 灌注显像辐射剂量低，示踪剂使用少，较少引起过敏反应。因此，核素肺通气 / 灌注显像可优先应用于临床可能性低的门诊患者、年轻患者（尤其是女性患者），妊娠、对造影剂过敏、严重的肾功能不全等患者。

3. 经动脉门静脉造影磁共振成像（magnetic resonance imaging during arterial portography，MRAP）　MRPA 可通过直接显示肺动脉内的栓子及 PTE 所致的低灌注区，以确诊 PTE，但对肺段以下水平的 PTE 诊断价值有限。MRPA 无 X 射线辐射，不使用含碘造影剂，可以任意方位成像，但对仪器和技术要求高，检查时间长。肾功能严重受损、对碘造影剂过敏或妊娠患者，可考虑选择 MRPA。

4. CT 肺动脉造影（CTPA）　为 PTE 的经典确诊检查。直接征象有：肺动脉内造影剂充盈缺损，伴或不伴轨道征的血流阻断；间接征象有：肺动脉造影剂流动缓慢，局部低灌注，静脉回流延迟或消失等。CT 肺动脉造影是一种有创性检查，应严格掌握适应证。

5. 心电图　大多数病例呈非特异性心电图异常，最常见的改变为窦性心动过速。当有肺动脉及右心压力升高时，可出现 $V_1 \sim V_2$，甚或 V_4 的 T 波倒置和 ST 段异常、$S_1Q_{III}T_{III}$ 征（即 I 导联 S 波加深，III 导联出现 Q/q 波及 T 波倒置）、完全或不完全性右束支传导阻滞、肺型 P 波、电轴右偏及顺钟向转位等。动态观察心电图变化，注意与急性冠状动脉综合征相鉴别。

6. X 射线胸片　缺乏特异性，更多应用于鉴别诊断。

7. 超声心动图　对 PTE 的诊断、APTE 危险度分层，及与其他心血管疾病的鉴别诊断有重要的价值：①直接征象：发现右心或肺动脉主干血栓，可直接诊断 PTE；②间接征象（即右心功能不全表现）：右心室扩张；右心室游离壁运动幅度减低；室间隔平直；三尖瓣反流速度增快；三尖瓣收缩期位移减低；APTE 时，收缩期三尖瓣峰值梯度 <60mmHg；吸气时下腔静脉不萎陷等。

8. DVT 相关检查　包括超声检查（CUS）、放射性核素、CT 静脉造影、MR 静脉造影等，以 CUS 最为常用，表现为静脉腔内强回声、静脉不能压缩或无血流等血栓形成征象。

9. 实验室检查指标　详见本章第三节。

三、诊断与鉴别诊断

1. 临床可能性评分　临床怀疑 PTE，应首先进行临床可能性评分量表（Wells 评分或 Geneva 评分，表 12-2），并根据临床可能性采取不同的诊断流程，血流动力学稳定的 PTE 患者，中、低度临床可能性，可采用 D-dimer 初步评估，必要时完成 CTPA 等检查，明确诊断；如果怀疑高危 PTE，则建议在条件允许的情况下，尽快进行床旁超声心动图、CTPA 等检查。

2. 临床分型（表 12-3）

（1）高危 PTE：临床上以心搏骤停、心外梗阻性休克、持续性低血压（体循环动脉收缩压 <90mmHg，或应用血管活性药物情况下，收缩压 ≥90mmHg，但终末器官灌注不足，或较基础值下降幅度 ≥40mmHg，持续 15min 以上）为主要表现，需除外新发生的心律失常、低血容量或脓毒症所致的血压下降。此型患者临床病死率 >15%，需要积极予以治疗。

（2）中危 PTE：临床表现为血流动力学稳定，但存在右心功能不全和 / 或心肌损伤。右心功能不全的诊断标准：超声心动图提示存在右心室功能不全；心肌损伤：cTNI 升高（>0.4ng/ml）或 cTNT 升高（>0.1ng/ml），此外，有研究表明，NT-proBNP≥600pg/ml、心型脂肪酸结合蛋白（H-FABP）≥6ng/ml

表 12-2　临床可能性评分量表

简化 Wells 评分	计分 / 分	修订版 Geneva 评分	计分 / 分
PTE 或 DVT 病史	1	PTE 或 DVT 病史	1
4 周内制动或手术	1	1 个月内手术或骨折	1
活动性肿瘤	1	活动性肿瘤	1
心率 /（次·min⁻¹）		心率 /（次·min⁻¹）	
≥100	1	75～94	1
咯血	1	≥95	2
DVT 症状或体征	1	咯血	1
其他鉴别诊断的可能性低于 PTE	1	单侧下肢疼痛	1
临床可能性		下肢深静脉触痛及单侧下肢水肿	1
低度可能	0～1	年龄 >65 岁	1
高度可能	≥2	临床可能性	
		低度可能	0～1
		中度可能	2～4
		高度可能	≥5

表 12-3　肺栓塞危险分层

早期死亡风险	风险指标			
	血流动力学稳定ª	PTE 严重程度和 / 或临床指标 PESI Ⅲ ～ Ⅴ 或 sPESI≥1	右心室功能不全（ TTE 或 CTPA ）ᵇ	心肌肌钙蛋白升高ᶜ
高危	+	+ᵈ	+	+
中危				
中高危	−	+ᵉ	+	+
中低危	−	+ᵉ	一个（或没有）+	
低危	−	−	−	−

注：PESI：肺栓塞严重指数；sPESI：简化肺栓塞严重指数；CTPA：CT 肺动脉造影；TTE：经胸心脏超声；

a. 存在任一临床表现：心搏骤停；梗阻性休克或持续性低血压；排除新发心律失常、低血容量或脓毒血症引起；

b. 与 PTE 预后相关的影像学检查（TTE 或 CTPA）结果符合右心功能不全；

c. 心脏生物学标志物升高：如，NT-proBNP≥600ng/L，心型脂肪酸结合蛋白（H-FABP）≥6ng/ml，和肽素≥24pmol/L，可能提示预后信息；

d. 血流动力学不稳定，CTPA 确诊 PTE 和 / 或 TTE 显示右心功能不全，可明确将患者归为高危 PTE；

e. 尽管 PESI Ⅰ～Ⅱ级或 sPESI＝0 分，TTE（或 CTPA）也可提示右心功能不全或心脏生物学标志物升高的情况存在。

和肽素≥24pmol/L 等指标，对病情评估也有价值。此型患者可能出现病情恶化，临床病死率为 3%～15%，故需密切监测病情变化。

（3）低危 PTE：血流动力学稳定，无右心功能不全和心肌损伤，临床病死率 <1%。

3．鉴别诊断

（1）冠状动脉粥样硬化性心脏病（简称冠心病）：一部分 PTE 患者因血流动力学变化，可出现冠状动脉供血不足、心肌缺氧，表现为胸闷、心绞痛样胸痛，心电图有心肌缺血样改变，易误诊为冠心病所致心绞痛或心肌梗死。冠心病患者冠脉造影可见冠状动脉粥样硬化、管腔阻塞，心肌梗死时，心电图和心肌酶水平有相应的特征性动态变化。需注意，PTE 与冠心病有时可合并存在。

（2）肺炎：当 PTE 有咳嗽、咯血、呼吸困难、胸膜炎样胸痛，出现肺不张、肺部阴影，尤其同时合并发热时，易被误诊为肺炎。肺炎有相应肺部和全身感染的表现，如咳脓性痰伴寒战、高热，外周血白细胞和中性粒细胞比例增加等，抗生素治疗有效。

（3）主动脉夹层：PTE 可表现胸痛，需与主动脉夹层相鉴别。后者多有高血压，疼痛较剧烈，胸片常显示纵隔增宽，心血管超声和胸部 CT 造影检查可见主动脉夹层征象。

（4）晕厥的鉴别：PTE 有晕厥时，需与迷走反射性、脑血管性晕厥及心律失常等其他原因所致的晕厥相鉴别。

第三节　实验室与其他检查指标与评估

一、实验室与其他检查指标

（一）D-二聚体

D-二聚体是交联纤维蛋白在纤溶系统作用下产生的可溶性降解产物，为继发性纤溶标志物。D-二聚体对急性肺血栓栓塞症（pulmonary thromboembolism，PTE）的诊断敏感度在 92%～100%，对于低度临床可能性患者有较高阴性预测价值。恶性肿瘤、炎症、出血、创伤、手术和坏死等情况也可引起 D-二聚体水平升高，因此 D-二聚体对于诊断 PTE 阳性预测值低，不能用于确诊。对于临床评估低度可能的患者，如 D-二聚体阴性可基本除外急性 PTE，如 D-二聚体阳性则建议行确诊检查。D-二聚体水平随着年龄增长而自然增加，应根据年龄修正 D-二聚体界值。<50 岁患者 D-二聚体的标准界值为 500μg/L，≥50 岁患者推荐使用年龄矫正界值为年龄×10μg/L。

（二）动脉血气分析

急性 PTE 表现为低氧血症、低碳酸血症和肺泡-动脉血氧分压差（$P_{A-a}O_2$）增大，部分患者结果可以正常，40% PTE 患者动脉血氧饱和度正常，20% 患者肺泡-动脉血氧分压差正常。

（三）生化检查

1. 超敏 C 反应蛋白（high-sensitivity C-reactive protein，hsCRP）　CRP 是急性时相反应蛋白，CRP 在正常情况下血液中含量极微量，在急性创伤和感染时，其血浓度急剧升高，这些效应具有对抗感染病原体和凋亡、坏死的细胞、组织等的积极作用，因此，临床上常用血 CRP 判断炎症状态，因为肺栓塞的发生、发展是静脉系统或右心的血栓阻塞肺动脉或其分支所致，产生血栓性无菌性炎症，可引发 hsCRP 升高。

2. 尿酸（uric acid，UA）　肺栓塞患者血尿酸明显增高，且尿酸水平与肺栓塞的严重程度相关，尿酸是判断肺栓塞预后的重要指标。

3. B 型利尿钠肽（B-type natriuretic peptide，BNP）及 N 末端 B 型利尿钠肽原（N-terminal B-type natriuretic peptide，NT-proBNP）　B 型利尿钠肽前体是一种主要由心室肌细胞合成、分泌的多肽，在心室容量负荷和/或压力负荷增加的情况下合成，释放入血后被分割成有生物活性的、含有 32 个氨基酸的 C 末端片段，即 BNP 和无明显生物活性、含 76 个氨基酸的 N 末端片段即 NT-proBNP。BNP 半衰期较 NT-proBNP 半衰期短，体外稳定性差。通过螺旋 CT 确诊为 PTE 的患者，血浆 NT-proBNP 浓度大于 500ng/L 可以作为预测中央 PTE（主干、右或左肺动脉主要分支）的独立因子。肺栓塞患者中发生不良事件者平均 NT-proBNP 水平增高，提示 NT-proBNP 可用于肺栓塞的危险分层，并可能成为肺栓塞住院并发症发生的危险因素。肺动脉血栓剥脱后，血浆 BNP 水平显著下降，并且血浆 BNP 浓度的变化与全肺阻力密切相关，血浆 BNP 持续升高预示术后残余肺动脉高压的存在。

（四）血栓成因及危险因素检查

1. 抗凝蛋白质　抗凝血酶、蛋白 C 和蛋白 S 是血浆中重要的生理性抗凝血蛋白质。抗凝血酶是凝血酶（FⅡa）的主要抑制物，此外，还可中和其他多种活化的凝血因子（如 FⅨa、Ⅹa、Ⅺa 和Ⅻa 等）；

蛋白 C 系统主要灭活 F V a 和 F Ⅷ a，蛋白 S 是蛋白 C 的辅因子，可加速活化蛋白 C 对 F V a 和 F Ⅷ a 的灭活作用，以上抗凝蛋白的缺乏会激活凝血系统，增加血栓形成的风险。

抗凝药物可干扰抗凝蛋白质检测的结果。抗凝血酶是普通肝素（unfractionated heparin，UFH）、低分子量肝素（low molecular weight heparin，LMWH）和 X a 因子抑制剂等药物的作用靶点，此类药物的使用可短暂影响抗凝血酶活性水平。蛋白 C 和蛋白 S 是依赖维生素 K 合成的抗凝血蛋白，在维生素 K 拮抗剂（vitamin K antagonists，VKAs）用药期间，蛋白 C 和蛋白 S 水平降低，因此，应避免在使用上述药物期间测定抗凝蛋白质，以免影响检测结果。

2. 抗磷脂抗体综合征（anti-phospholipid antibody syndrome，APS）相关检测 APS 是一种以反复动静脉血栓、习惯性流产、血小板减少以及抗磷脂抗体（anti-phospholipid antibody，APLA）持续阳性为特征的自身免疫性疾病。实验室检查应包括：狼疮抗凝物、抗心磷脂抗体和抗 β_2 糖蛋白 -1 抗体（至少间隔 12 周，2 次阳性）。APLA 主要针对磷脂结合蛋白。在 APS 中血栓形成和习惯性流产的病理生理机制包括：APLA 诱导的血管细胞激活、抑制抗凝和纤溶系统、补体激活等。充分抗凝是治疗 APS 的关键，常用的抗凝药物包括：维生素 K 拮抗剂（华法林）以及肝素类药物［普通肝素（unfractionated heparin，UFH）、低分子肝素（low-molecular-weight heparins，LMWH）］，可单独使用，也可联合抗血小板药物阿司匹林。目前，关于 X a、Ⅱ a 因子抑制剂能否应用于 APS，有待进一步研究证实。

3. 易栓症相关基因检测 对于疑似遗传缺陷患者，应先做病史和家族史的初筛，主要评估指标包括（但不限于）：血栓发生年龄 <50 岁、少见的栓塞部位、特发性 VTE、妊娠相关 VTE、口服避孕药相关 VTE，以及华法林治疗相关的血栓栓塞等；家族史包括（但不限于）≥2 个父系或母系的家族成员发生有 / 无诱因的 VTE。

对于经充分评估，仍找不到相关危险因素的 PTE 患者，应进行密切随访，尤其要注意恶性肿瘤、风湿免疫性疾病、骨髓增殖性疾病等的潜在可能。

二、实验室与其他检查指标对肺栓塞的筛选原则与治疗评估

肺栓塞临床表现多样，缺乏特异性，严重程度也有很大差别。实验室对疑诊患者应进行的相关检查，包括血浆 D- 二聚体、动脉血气分析、UA、BNP 和 NT-proBNP 等，而确诊肺栓塞则需进行影像学检查。

实验室凝血相关指标在肺栓塞患者的溶栓和抗凝治疗过程中，具有重要的动态监测意义。抗凝治疗为 PTE 和 DVT 的基本治疗方法，可以有效地防止血栓再形成和复发，为机体发挥自身的纤溶机制溶解血栓创造条件。目前，主要的抗凝药物包括：肝素类、维生素 K 拮抗剂（华法林）、X a 因子抑制剂（利伐沙班、阿哌沙班、磺达肝癸钠等）、Ⅱ a 因子抑制剂（达比加群酯）。抗凝疗程分为初始抗凝治疗（抗凝 3 个月）及延展期抗凝治疗（抗凝超过 3 个月），具体抗凝疗程因人而异。抗凝过程中，不同的抗凝药物对凝血相关指标动态监测不同（表 12-4）。

表 12-4 不同抗凝药物监测凝血

类别	抗凝药物	监测凝血指标及注意事项
肝素类	普通肝素	1. 测定 APTT，使其维持于正常值的 1.5～2.5 倍 2. 肝素诱导性血小板减少症（HIT），注意监测血小板 3. 过量时，可被鱼精蛋白完全中和
	低分子肝素	1. 无须监测 APTT 及调整剂量，但对过度肥胖或孕妇宜监测血浆抗 X a 因子活性 2. 需要根据肌酐清除率调整剂量 3. 过量时，可被鱼精蛋白部分中和
维生素 K 拮抗剂	华法林	1. 监测 INR* 达到 2.0～3.0 2. 可被维生素 K 拮抗

续表

类别	抗凝药物	监测凝血指标及注意事项
Ⅹa因子抑制剂	磺达肝癸钠	1. 无须监测 2. 除 VTE 初始治疗外,还可替代肝素用于出现 HIT 患者的抗凝治疗 3. 需要根据肌酐清除率调整剂量 4. 目前无针对性拮抗药物
	利伐沙班	1. 无须监测 2. Child-Pugh 分级 **B 级和 C 级慎用或禁用 3. 需要根据肌酐清除率调整剂量 4. 目前国内尚无上市的拮抗剂
	阿哌沙班	同利伐沙班
	依度沙班	同利伐沙班
Ⅱa因子抑制剂	达比加群酯	1. 无须监测 2. 预期会影响存活时间的肝功能损害或肝脏疾病禁用 3. 需要根据肌酐清除率调整剂量 4. 依达赛珠单抗可作为其特异性逆转剂

注:*国际标准化比率;**对肝硬化患者的肝脏储备功能进行量化评估的分级标准。

第四节   实验室检查指标的临床应用(案例分析)

【病史摘要】   患者,男,51 岁。

主诉:发现下肢静脉血栓 2d,胸痛 10h。

现病史:患者 7d 前因下肢肿胀行下肢静脉超声检查,提示左侧大隐静脉内血栓形成,左侧胫后静脉节段性血栓,血管部分再通。5d 前患者突发胸痛,为右下胸部,无咳嗽、咳痰,无喘憋,自行服用阿司匹林后无好转。就诊于社区医院,查凝血提示 D-二聚体 1.92mg/L,FDP 6.7μg/ml,WBC 13.08×10⁹/L,NE 76.2%,心电图显示窦性心动过速,肌钙蛋白和 BNP 均在正常范围,心脏超声均未见异常,给予重组人组织型纤溶酶原激活剂 50mg 进行溶栓治疗,病情缓解后给予每日一次口服华法林 2mg,后出院,回家继续口服抗凝药进行治疗。此后患者仍然反复出现胸痛,疼痛程度较前有所减轻。5h 前入院急诊科,行 CTPA 提示:右肺上叶、右肺中叶、左肺下叶多发肺动脉栓塞,伴右肺中叶梗死的可能。血气分析示:PaO₂ 65mmHg、PaCO₂ 36mmHg、SpO₂ 93%。予吸氧、抗感染、低分子肝素抗凝等对症治疗,为行进一步诊治收入院。患者自发病来,精神、饮食尚可,大小便正常,体重无明显改变。

既往史:患者 30d 前于我院行下肢静脉曲张射频消融治疗,术后恢复尚可。既往高血压病史 5 年,糖尿病病史 2 年,否认肾病病史,否认肝炎、结核等传染病史。无外伤、手术史,无输血史,否认药物、食物过敏史。

个人史:否认疫区、疫水接触史。否认毒物、放射性物质接触史。吸烟 20 余年,1 包/d。

家族史:否认家族遗传病病史及相关疾病史。

体格检查:T 37.1℃、P 80 次/min、R 18 次/min、BP 133/90mmHg、血氧饱和度 98%。发育正常,营养中等,正力体型,表情自然。平车推入病房,步态正常。神志清醒,查体合作。全身皮肤黏膜无黄染、苍白、发绀、出血点、水肿、肝掌、溃疡,浅表淋巴结无肿大。头颅无畸形,双眼睑无水肿,眼球无突出及震颤,结膜无苍白、充血、出血或水肿,巩膜无黄染,双侧瞳孔等大正圆,对光反射灵敏。口唇无发绀,气管居中,颈静脉无怒张。胸廓对称,双侧呼吸动度及触觉语颤对称,叩诊双肺呈清音,听诊双肺呼吸音稍粗,存在肺湿性啰音,可闻及肺血管杂音。

实验室检查:出、凝血功能筛查:PT 19.2s、PT-INR 1.65、APTT 37.8s、TT 19.3s、D- 二聚体 1.34mg/L(DDU);血常规:WBC 11.2×10^9/L,NEU 8.7×10^9/L;血气分析:PaO_2 65mmHg、$PaCO_2$ 36mmHg、SpO_2 93%。

【问题1】 该患者病例特点是什么?检查的主要发现是什么?根据患者情况,临床诊断是什么?

思路1:病例特点:①该患者以胸痛为主要症状,但无明显咳嗽、呼吸困难以及咯血等呼吸道症状,肺栓塞的临床表现不够典型。②患者既往糖尿病、高血压病史,存在左侧胫后静脉节段性血栓,具有肺栓塞的多个危险因素。③行 CTPA 检查,结果提示右肺上叶、右肺中叶、左肺下叶多发肺动脉栓塞,患者肺栓塞诊断明确。④患者在家口服华法林抗凝治疗,未能定期复查凝血指标,此次入院检测 PT-INR 为 1.65,并未达到目标范围。

思路2:体格检查主要发现:胸廓对称,双侧呼吸动度及触觉语颤对称,叩诊双肺呈清音,听诊双肺呼吸音稍粗,存在湿性肺啰音、肺血管杂音。

思路3:根据患者的病史和体格检查以及实验室检查,可以初步考虑患者为肺动脉栓塞,肺栓塞诊断明确。

【问题2】 肺栓塞的诊断与治疗应如何进行?

思路:肺栓塞的症状包括:不明原因的呼吸困难及气促、胸痛、晕厥、咯血等;体征包括:呼吸急促、发绀、心动过速、血压下降,甚至休克;颈静脉充盈;肺动脉瓣区第二心音亢进或分裂;三尖瓣区收缩期杂音或伴有下肢的肿胀疼痛、色素沉着等。所需辅助检查:D- 二聚体、心电图、动脉血气分析、胸部 X 射线检查、超声心动图、下肢深静脉彩超、心肌损伤标志物、肺动脉 CT 等。

根据 2014 年 ESC 年会上发布的第 3 版肺栓塞诊疗指南,对于高危患者,强调尽早行 CT 肺动脉造影,以明确诊断,然后进行再灌注治疗,首选溶栓治疗。对于中危的肺栓塞患者,新指南并未常规推荐将静脉溶栓作为首选治疗,其中,中高危患者须密切监测,以便早期发现血流动力学失代偿征象并及时开始补救性再灌注治疗,首选溶栓治疗,对有溶栓禁忌证或溶栓失败者,可行外科肺动脉血栓切除术,也可推荐经导管近端肺动脉血栓切除术或碎栓术。

【问题3】 根据该患者的治疗过程,分析为何会出现病情反复?溶栓治疗应注意什么?

思路:该患者曾确诊为肺栓塞并在应用华法林口服抗凝治疗的过程中,出现病情反复,主要原因是未进行规范化治疗。回顾患者初次住院经过,口服华法林出院时,可能 PT-INR 并未达到目标范围,并且未被告知在家服用华法林的注意事项,导致患者随访不及时,出现病情反复。

肺栓塞的诊治目标不仅包括早期发现和及时确诊,更应该严格按照指南要求进行规范化治疗。口服华法林的剂量须依赖 PT-INR 进行调整,目标范围为 2.0~3.0。需要督导患者定期监测凝血功能,及时复诊和随诊。由此可知,肺栓塞急性期抗凝治疗要充分。

【问题4】 肺栓塞的危险分层和治疗策略的选择是什么?

思路:2014 ESC 急性肺栓塞诊断和管理指南进一步强化了危险分层的概念,整合临床严重程度评分、超声心动图、CT 和生物标志物,确定患者的危险分层水平,并且根据危险分层水平,决定下一步的诊断和治疗策略(图 12-1)。首先根据是否存在休克或低血压,将怀疑急性肺栓塞的患者分为高危和低危,对于高危患者,强调尽早行 CT 肺动脉造影以明确诊断,然后进行再灌注治疗,首选溶栓治疗;对于存在溶栓禁忌或溶栓失败的患者,可以行外科肺动脉血栓切除术,也可以行经导管近端肺动脉血栓切除术或碎栓术。非高危患者进一步分为高度临床可能性和低、中度临床可能性两组,对于肺栓塞高度临床可能性的患者,强调行 CT 肺动脉造影以明确诊断;对于肺栓塞低、中度临床可能性的患者,可以先行 D- 二聚体检查,对于 D- 二聚体阳性患者,再进一步行 CT 肺动脉造影。

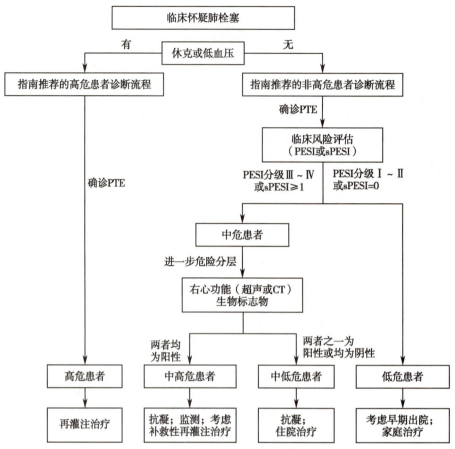

图 12-1   急性肺栓塞根据危险分层水平的治疗策略

PTE：肺栓塞；PESI：肺栓塞严重指数。

本 章 小 结

　　肺血管疾病主要包括原发性和继发性肺动脉高压和肺血栓栓塞症等。原发性肺动脉高压的主要原因是遗传易感性与环境因素的相互作用。继发性肺动脉高压与肺动脉高压、慢性缺氧、血栓栓塞或血栓栓塞性疾病，以及直接涉及肺血管系统的疾病有关。肺栓塞临床表现多样，缺乏特异性，严重程度也有很大差别。实验室对疑诊患者应进行的相关检查包括：血浆 D- 二聚体、动脉血气分析、UA、BNP 和 NT-proBNP 等，而确诊肺栓塞则需进行影像学检查，包括：CT 增强扫描、核素肺通气 / 灌注显像、核磁共振、肺动脉造影等。

（刘　丹　李海霞　李昌庆）

第十三章

环境及理化因素所致肺疾病

肺在"防御机制"的保护下,不致遭受外界毒性物质的损害。正常情况下,吸入的气体都经过充分纤毛过滤、湿润并加热至体温,所以较大的颗粒性物质都在上气道被清除,但"防御机制"仍不足以处理很多环境及理化物质对肺的侵害,人体可因环境因素,吸入损伤性化学物质,或因接触有害物理环境而发生肺部疾病。

第一节 肺尘埃沉着病

肺尘埃沉着病(pneumoconiosis)又称尘肺,是因长期吸入有害粉尘,在肺内沉着,引起以粉尘结节和肺纤维化为主要病变的常见职业病。常伴有慢性支气管炎、肺气肿和肺功能障碍。肺尘埃沉着病可分为有机和无机两大类。有机肺尘埃沉着病多因吸入植物粉尘、真菌的代谢产物或动物性蛋白质等引起,如农民肺、蘑菇养殖者肺以及饲养家禽者肺易患。而我国最常见硅沉着病和肺石棉沉着病等均为无机肺尘埃沉着病。

一、肺硅沉着病

(一)疾病概述

1. 定义 肺硅沉着病(silicosis)简称硅肺(矽肺),是因长期吸入含大量游离二氧化硅(SiO_2)粉尘微粒而引起的以硅结节形成和肺广泛纤维化为病变特征的肺尘埃沉着病。游离的 SiO_2 存在于绝大多数的岩石中,尤其是石英,二氧化硅含量高达 97%~99%。长期从事开矿、采石、碎石作业,在玻璃厂、陶瓷厂、搪瓷厂工作的工人,可经常吸入二氧化硅粉尘,若防预措施不当,则有可能患肺硅沉着病。肺硅沉着病是肺尘埃沉着病中最常见、进展最快、危害最严重的一种。

2. 病因 硅肺的病因是吸入含游离二氧化硅(SiO_2)的粉尘,发病与石英的类型、粉尘中游离 SiO_2 的含量、粉尘颗粒大小、接触时间、防护措施及呼吸道防御功能削弱等因素有关。硅尘颗粒愈小,在空气中的沉降速度愈慢,被吸入的机会也愈多。一般直径大于 5μm 的硅尘颗粒被吸入后,通常可被呼吸道黏膜阻挡或通过黏液纤毛清除系统而咳出,不能进入肺内;直径小于 5μm 的硅尘颗粒则可被吸入肺内并沉积于肺间质而致病,尤其是 1~2μm 的硅尘颗粒致病力最强。少量硅尘颗粒被吸入肺后,可由巨噬细胞吞噬并带走,若吸入的硅尘量超出肺的清除能力,或肺的清除能力减弱,特别是气道的清除能力降低,均可导致硅尘在肺内的沉积。

3. 发病机制 SiO_2 粉尘引起硅结节形成和肺间质弥漫性纤维化的机制尚未阐明。多数学者认为,硅尘被巨噬细胞吞噬后,硅尘表面的 SiO_2 与水作用形成硅酸,其羟基与细胞内次级溶酶体膜结构中的磷脂和蛋白质分子中的氢原子形成氢键,从而改变了溶酶体膜的稳定性和完整性,使膜的通透性增强,导致巨噬细胞溶酶体崩解,并释放出多种蛋白水解酶,使细胞崩解死亡,硅尘释放,又被其他巨噬细胞吞噬,如此反复。被激活的巨噬细胞可释放白细胞介素(IL)、肿瘤坏死因子(TNF)、纤维连接蛋白(FN)等,可引起肺组织的炎症,促进成纤维细胞增生和胶原形成,巨噬细胞增生聚集,最终导致肺纤维化。硅尘反复吸入、沉积,并被吞噬释放,使肺内病变不断进展加重,这也是患者脱离硅尘作业环境后，肺部病变仍会继续发展的原因。

免疫因素在硅肺的发生也具有一定作用，研究证实在硅结节玻璃样变的组织中，存在免疫球蛋白，患者血清中也可检出异常的抗体，进而推测 SiO_2 与血清蛋白结合成为抗原，缓慢刺激了抗体的产生，但尚缺乏直接证据。

4．临床症状　慢性肺硅沉着病如无进行性大块纤维化，生理影响较小，本病无特异的临床表现，其临床表现多与合并症有关。

（1）咳嗽：早期硅肺患者咳嗽多不明显，但随着病程进展，患者多合并慢性支气管炎，晚期患者多合并肺部感染，均可使咳嗽明显加重。咳嗽与季节、气候等有关。

（2）咳痰：咳痰主要是呼吸系统对粉尘的不断清除所引起的，一般咳痰量不多，多为灰色稀薄痰。如合并肺内感染及慢性支气管炎，痰量则明显增多，痰呈黄色黏稠状或块状，常不易咳出。

（3）胸痛：硅肺患者常常感觉胸痛，胸痛和肺尘埃沉着病临床表现多无相关或平行关系。部位不一，且常有变化，多为局限性。一般为隐痛，也可胀痛、针刺样痛等。

（4）呼吸困难：随肺组织纤维化程度的加重，有效呼吸面积减少，通气血流比例失调，呼吸困难也逐渐加重。合并症的发生可明显加重呼吸困难的程度和发展速度。

（5）咯血：较为少见，可由于呼吸道长期慢性炎症引起黏膜血管损伤，痰中带少量血丝，也可能由于大块纤维化病灶的溶解、破裂，损伤血管而使咯血增多。

（6）其他：除上述呼吸系统症状外，可有程度不同的全身症状，常见有消化功能减退。

（二）诊断与鉴别诊断

1．诊断原则　根据可靠的生产性粉尘接触史、现场劳动卫生学调查资料，以 X 射线后前位胸片表现作为主要诊断依据，参考动态观察资料及肺尘埃沉着病流行病学调查情况，结合临床表现和胸部 X 射线检查，排除其他肺部类似疾病后，对照肺尘埃沉着病诊断标准作出硅肺的诊断和 X 射线分期。

2．诊断标准　粉尘作业人员健康检查发现 X 射线胸片有不能确定的肺尘埃沉着病样影像学改变，其性质和程度需要在一定期限内进行动态观察。

3．鉴别诊断　硅肺的鉴别诊断主要是排除其他类似肺尘埃沉着病 X 射线表现的其他疾病。

（1）肺癌：肺癌不仅是鉴别诊断，更重要的是粉尘接触可引起肺癌，且硅尘也被认为是人类致癌物。硅肺和肺癌的鉴别诊断除临床症状外，主要是胸部 X 射线检查"大阴影"的鉴别。根据肿瘤的发生部位可分为中央型、周围型和弥漫型。典型中央型的 X 射线表现为向肺内凸出的肺门肿块，在突变的后期，肿块常包括转移的淋巴结，还可合并阻塞性肺炎和肺不张。周围型主要表现为肺内结节或肿块，多呈类圆形，边缘呈分叶状，有细小的毛刺，肿块内很少有钙化。弥漫型多见于支气管肺泡细胞癌，在两肺形成广泛的结节性或浸润性病变。结节的大小多在 $1\sim5mm$，密度均匀，轮廓清楚，有融合倾向。其在两肺内的分布常不对称和不均匀，在一部分肺内病变较密集，当融合时，病灶内有支气管空气征。胸部 CT 对发现密度较低及处于隐蔽部位，如心脏旁、脊柱旁的肿瘤有一定价值，对隐性肺癌的发现也有帮助。实验室痰脱落细胞学检查：应多次送检以提高阳性率。胸腔积液检查多呈血性，可找到肿瘤细胞。纤维支气管镜检查和肺活体组织病理检查可得到确诊。

（2）肺结核：结核是硅肺常见的并发症，正确诊断对硅肺的治疗和预后有重要意义。活动性肺结核临床上多有明显的结核中毒症状，如乏力、不同程度的发热、盗汗、心悸、食欲缺乏，一般以长期低热多见。急性血行播散性肺结核在胸部 X 射线检查上可表现为全肺均匀一致的散在结节，类似Ⅱ期硅肺的 X 射线改变。诊断依据详细的临床病史和体检，患者有明显的症状，发热呈高热弛张型。实验室检查可见红细胞沉降率增快，结核菌素试验呈强阳性反应，痰结核菌涂片及培养为结核感染的直接证据。

（三）实验室与其他检查指标与评估

硅肺没有特异性的血清学检测指标，硅肺患者可以表现为明显的肺功能异常，实验室诊断主要依靠影像学和病理学检查进行判断。

1. 胸部 X 射线　典型硅肺 X 射线表现是首先在两肺上野出现圆形小阴影，两侧基本对称，以外侧更为明显。但肺尖不受累及，如肺尖出现阴影则并发肺结核的可能性较大。随病情发展，除两肺上野外，中、下肺野也出现圆形小阴影，肺内小阴影增多、变大，密集度增高。严重的病例两肺呈密集阴影，暴雪状。随小阴影的增多，肺纹理发生变形、中断，直至不能辨认。结节融合，最终形成类似"蝙蝠翼"的从肺门向外周发散的致密纤维化影，并伴有肺门向上收缩，还可见到肺气肿改变。

大阴影经过几年的演变，有向肺门和纵隔移动的趋势，并有肺门上抬，肺下部气肿加重，残留的肺纹拉直呈垂柳样。在肺的周边部可见瘢痕性肺气肿，其间有残留的肺段间隔线。在接触高浓度的石英粉尘、病情严重的病例，可因硅结节中心坏死后发生硅结节钙化，并常伴有肺门淋巴结蛋壳样钙化。在出现硅结节钙化后，病情常变缓和，可多年处于稳定状态。

2. 病理学检查　显微镜下，主要见硅结节形成，包括细胞性结节和纤维性结节。

Ⅰ期肺硅沉着病：肺门淋巴结肿大（硅结节和纤维化）；肺组织少量硅结节，分布在中下肺叶近肺门处，直径 1～3mm；X 射线检查提示肺门 / 肺内；肺重量、体积、硬度；胸膜：少量硅结节，增厚不明显。

Ⅱ期肺硅沉着病：硅结节多、大，弥漫于全肺，中、下肺野近肺门处为主，范围不超过全肺的 1/3；肺组织明显纤维化；X 射线检查提示直径＜1cm；提示肺重量、体积、硬度以及胸膜情况。

Ⅲ期肺硅沉着病：硅结节密集，肺纤维化融合成团块，可见肺气肿、肺不张；X 射线检查提示直径＞2cm，可有空洞；肺门淋巴结蛋壳样钙化；新鲜肺标本可竖立不倒，切开有砂粒感，入水下沉。

二、肺石棉沉着病

（一）疾病概述

1. 定义　肺石棉沉着病又称石棉沉着病（asbestosis），是长期吸入石棉粉尘引起的慢性、进行性、弥漫性、不可逆肺间质纤维化，胸膜斑形成和胸膜肥厚，严重损害患者的肺功能，并可使肺、胸膜恶性肿瘤的发生率显著增高。症状出现多在接触粉石棉粉尘 7～10 年以上，但少数也有仅在接触粉石棉粉尘后 1 年左右，就出现症状。石棉沉着病典型症状为缓慢出现、逐渐加重的呼吸困难，早期以劳力性为主，严重程度与接触石棉粉尘的时间和浓度有关。一般为干咳，重度吸烟者咳嗽往往较重，且伴有咳黏液痰。胸痛往往较轻，常为背部或胸骨后钝痛，咯血较少见，如合并肿瘤可发生咯血，合并感染时，发病起始有发热、咳脓性痰症状。

2. 病因　石棉沉着病是由于石棉纤维沉积于呼吸性细支气管和肺泡壁所致。石棉纤维的致病力与其吸入的数量、纤维大小、形状及溶解度有关。石棉纤维有螺旋形和直形两种，螺旋形纤维吸入后常可被呼吸道黏膜排出；直形纤维硬而易碎，在呼吸道穿透力较强，因而致病性亦较强。早期吸入的石棉纤维多停留在呼吸性细支气管，仅部分抵达肺泡，穿过肺泡壁进入肺间质，引起肺间质炎症和广泛纤维化。

3. 发病机制　石棉沉着病的发病机制至今尚不清楚，主要有纤维机械刺激学说和细胞毒性学说。纤维机械刺激学说认为石棉纤维具有纤维性、多丝结构和坚韧性等物理特性，不仅可机械损伤和穿透呼吸性细支气管和肺泡壁，侵入肺间质引起纤维化病变，而且可穿透脏胸膜，进入胸腔，引起胸膜病变，即胸膜斑、胸膜渗出及胸膜间皮瘤，如直而硬的青石棉、铁石棉纤维的致病性较强，细胞毒性学说认为石棉纤维具有细胞毒性，当石棉纤维与细胞膜接触后，其表面的 Mg^{2+} 及其正电荷与巨噬细胞膜性结构相互作用，致膜上的糖蛋白，尤其是唾液酸基团丧失活性，形成离子通道，钾泵功能失调，细胞膜通透性增高及溶酶体酶释放，导致巨噬细胞肿胀、崩解，引起肺组织纤维化。巨噬细胞崩解所释放的大量氧自由基在细胞膜的脂质过氧化损伤中也起重要作用。

4. 临床症状　石棉沉着病起病多隐匿，较硅肺发展更慢，往往在接触石棉粉尘 10 年后发病。主要症状有气急、咳嗽、咳痰、胸痛等，可较早出现活动时气急、干咳。气急往往较 X 射线片上纤维化改变出现早。吸气时可听到两肺基底部捻发音或干、湿啰音。严重病例呼吸明显困难，有发绀、杵状指,并出现肺源性心脏病等表现。

石棉沉着病患者易并发呼吸道感染、自发性气胸、肺源性心脏病等。合并肺结核的发病率较硅肺低,且病情进展缓慢。石棉可引起皮肤疣状赘生物——石棉疣。常发生于手指屈面、手掌和足底,是石棉纤维进入皮肤引起的局部慢性增生性改变。疣状物自针头至绿豆大小,表面粗糙,有轻度压痛。病程缓慢,可经久不愈。

从事石棉作业的工人肺癌发病率较一般人群高 2~10 倍。发病率与接触石棉的量有明显关系。吸烟的从事石棉作业工人肺癌发病率更高。间皮瘤是极少见的肿瘤,但在从事石棉作业的工人中,发生率很高,主要发生在胸膜和腹膜。一般在接触石棉粉尘 35~40 年后发病,发病与剂量关系不如肺癌明确。以青石棉和铁石棉引起间皮瘤较多,可能与其坚硬挺直而易穿透到肺的深部有关。

(二)诊断与鉴别诊断

1. 诊断原则　根据可靠的、明确的、长期石棉接触史,现场劳动卫生学调查资料,如矿工、石棉加工厂工人、石棉厂周围人群等。以 X 射线后前位胸片表现作为主要依据,参考动态观察资料及石棉沉着病流行病学调查情况,结合临床表现和胸部 X 射线检查,排除其他肺部类似疾病后,对照肺尘埃沉着病诊断标准作出石棉沉着病的诊断和 X 射线胸片表现分期。

2. 诊断标准　石棉作业人员健康检查发现 X 射线胸片有不能确定的肺尘埃沉着病样影像学改变,其性质和程度需要在一定期限内进行动态观察。

3. 鉴别诊断　石棉沉着病的鉴别诊断主要是排除其他类似肺尘埃沉着病 X 射线表现的其他疾病,应与各种间质性疾病和胸膜病变相鉴别。石棉引起的胸膜斑多为双侧,而创伤、结核、胶原血管病等引起者多为单侧,病变大小常固定,可数月无变化,这有助于与胸膜肿瘤鉴别诊断。而胸膜增厚需与结核、胸腔手术、出血性胸腔创伤引起的炎症反应性纤维增生相鉴别,如合并双下肺间质改变,胸膜斑及胸膜钙化则支持石棉引起的胸膜增厚的诊断,主要为对症治疗和处理合并症,在早期肺泡炎症阶段使用肾上腺皮质激素治疗可能有效。

(三)实验室与其他检查指标与评估

肺石棉沉着病没有特异性的血清学检测指标,石棉沉着病患者可以表现为明显的肺功能异常,实验室诊断主要依靠肺功能检查和影像学进行判断。

1. 体液检查　痰液或支气管肺泡灌洗液中可查到石棉小体,为石棉接触史的证据。

2. 肺功能检查　石棉沉着病肺功能改变为典型的肺容量减少和弥散功能受损,气体交换异常。石棉沉着病早期,肺泡周围纤维化,在 X 射线未出现改变前,肺弥散量即减少,随着肺间质纤维化的发展,肺收缩,肺顺应性减低,出现限制性通气功能障碍,FVC、VC、TLC 均减低,RV 正常或稍增加,肺通气血流比例失调。晚期为混合性通气功能障碍,部分病例合并阻塞性肺气肿,FEV_1 下降,RV/TLC 轻度增加。石棉沉着病患者在休息状态下,PaO_2 常有所下降,当用力呼吸时,PaO_2 则下降明显,而 $PaCO_2$ 则很少升高。

3. 影像学检查　石棉沉着病的 X 射线表现有胸膜改变和肺实质改变两部分,近年来发现胸膜斑往往比肺实质改变出现得早而且明显。

(1)肺网状阴影:是石棉沉着病的主要改变,早期在中、下肺野的内中带有细网,网眼直径 <3mm,后期形成粗网,晚期全肺见粗大密集的网状阴影,呈蜂窝状。肺野透光度降低,形成磨玻璃状,肺野内常可见分布无规律的细小点状阴影。

(2)融合灶:多见于双肺基底部,为边界不清、范围不大的片状阴影。

(3)胸膜改变:早期即可出现:①胸膜斑:双侧胸壁中、下部位对称性三角形阴影,内缘清晰,偶见单侧形态不规则者。部分胸膜斑有钙化;②胸膜增厚、粘连,肺尖胸膜、侧胸壁、胸膜角、叶间胸膜增厚。壁层胸膜增厚常见于前胸壁与膈顶部中心。心包膜与壁层胸膜粘连可形成"蓬发状心影";③渗出性胸膜积液:双侧胸腔反复发生。

(4)肺门结构紊乱,密度增高,但无淋巴结肿大:对于常规 CT 检查在石棉沉着病诊断中的作用尚存在争论，有人认为常规 CT 检查在早期发现接触石棉的人群的胸膜增厚及肺实质纤维化等方面比常规胸部 X 射线检查有更高的敏感性，高分辨率 CT（HRCT）的诊断价值可能更大。石棉沉着病在 HRCT 上的特征性表现包括：①长度不等和胸膜平行的线条状阴影；②肺内贯通着长度为 2～5cm 的线条影，并可延伸到胸膜的表面；③小叶间隔线的增厚以及次级肺小叶结构的增厚；④蜂窝样肺改变。

第二节 放射性肺炎

一、疾病概述

（一）定义

放射性肺炎（radiation pneumonitis）系由于肺癌、乳腺癌、食管癌、恶性淋巴瘤或胸部其他恶性肿瘤经放射治疗后，在放射野内的正常肺组织受到损伤而引起的炎症反应。轻者无症状，炎症可自行消散；重者肺脏发生广泛纤维化，导致呼吸功能损害，甚至呼吸衰竭。肺部损伤的严重程度与放射剂量、肺部的照射面积以及照射速度密切相关。病理变化表现为急性期的渗出性炎症反应和慢性期的广泛肺组织纤维化。临床表现变化大，轻症者可无症状，重症者因广泛的肺纤维化病变而致呼吸功能障碍，甚至死亡。

（二）病因

放射性肺炎的发生、严重程度与放射方法、放射量、放射面积、放射速度均有密切关系，当前研究显示放射量阈在 3 周内为 25～30Gy。据临床研究统计，剂量在 6 周内小于 20Gy，一般极少发生肺炎，剂量超过 40Gy 则肺炎明显增多，放射量超过 60Gy 者，必然发生放射性肺炎。放射野越大，发生率越高；大面积放射的肺组织损伤较局部放射严重，照射速度越快，越易产生肺损伤。其他影响因素如个体对放射线的耐受性差，肺部原有病变，如肺炎、慢性气管/支气管炎、慢性阻塞性肺疾病以及再次放射治疗等，均易造成放射性肺炎的发生。某些化疗药物亦可能加重肺部的放射治疗反应。老年和儿童对放射治疗的耐受性差。

（三）发病机制

放射性肺炎的病理变化可分为急性放射性炎症改变和慢性纤维化病变。急性放射性肺炎主要表现为肺毛细血管、小动脉充血、扩张和栓塞，血管通透性增高，肺泡细胞肿胀，Ⅱ型肺泡细胞和肺泡巨噬细胞增加，淋巴管扩张和肺泡内透明膜形成。肺泡壁有淋巴细胞浸润，急性可自行消散，也可有结缔组织增生和纤维化。慢性反射性肺炎的肺组织变化为广泛肺泡纤维化、肺泡间隔增厚、肺泡萎缩、血管内壁增厚、玻璃样变和硬化、管腔狭窄或阻塞致使气体交换功能降低和肺动脉压力增高。若继发肺部感染可促进放射性肺纤维化，也是导致死亡的重要诱因。

（四）临床症状

轻者无症状，可在放射治疗后立即出现刺激性咳嗽。多数在放射治疗 2～3 个月后出现症状，个别在停止放射治疗半年后，出现刺激性干咳，活动后加剧，伴有气急，心悸和胸痛。不发热或低热，偶有高热，体温高达 40℃。气急随肺纤维化加重呈进行性加剧，容易产生呼吸道感染而加重呼吸道症状，出现发绀。并发放射性食管炎时，出现吞咽困难。若放射损伤肋骨，产生肋骨骨折，局部有明显压痛。体检可发现胸部放射局部的皮肤萎缩变硬。多数肺部无阳性体征，肺内纤维化广泛时，呈端坐呼吸，呼吸音普遍减弱，可闻及捻发音或爆裂音（inspiratory crackle）（即 Velcro 啰音）。继发细菌感染可出现干、湿啰音，偶有胸膜摩擦音。伴发肺源性心脏病则出现颈静脉充盈、肝大及压痛，有全身水肿等右心衰竭的表现。

由于放射性肺炎和肺纤维化，肺顺应性下降，肺活量、肺总量、残气量、第一秒用力呼气容积减少，表现为限制性通气障碍。通气血流比例降低，气体弥散障碍，导致低氧血症。肺功能检查可早期发现本病，往往早于胸部 X 射线检查被发现。

二、诊断与鉴别诊断

（一）诊断原则

1. 有放射性治疗史。

2. 患者有干性呛咳、进行性气急及肺部的 Velcro 啰音具有特征性；胸部 X 射线检查可见肺部炎症或纤维化表现。

3. 多于停止放射治疗一个月后出现。急性期表现为在照射肺野出现片状或溶合成大片、致密的模糊阴影，其间隐约可见网状阴影，与支气管肺炎或肺水肿极为相似；慢性期表现为肺纤维化，呈网状、条索状或团块状收缩阴影，主要分布于肺门或纵隔两侧及其他放射肺野。

4. 由于肺纤维收缩，气管、心脏向患侧移位，同侧横膈抬高，正常肺组织产生代偿性肺气肿。发生肺动脉高压时，表现为肺动脉段突出或右心肥大。

5. 常有胸腔积液特征。

（二）诊断标准

必须根据照射史、受照剂量、临床表现、实验室检查以及 X 射线等辅助检查，进行综合分析，排除其他因素造成的肺部疾病，方能做出正确诊断。

（三）鉴别诊断

急性放射性肺炎应与下列疾病相鉴别，要点是结合病因、病史、临床表现、多项检查等综合判断。

1. 非放射性肺炎　包括肺炎支原体肺炎、肺炎球菌性肺炎、葡萄球菌肺炎、克雷伯菌肺炎以及某些抗肿瘤药物，如博来霉素等所致药物性间质性肺炎等。

2. 肺结核。

3. 肺部肿瘤　放射性肺炎应注意与肺部肿瘤恶化和转移性肿瘤相鉴别，以免误诊继续放射治疗而加重病情恶化。许多患者常因免疫功能低下继发细菌性或机遇性肺炎使诊断复杂化。支气管黏膜上皮经照射后，常引起细胞间变，应与癌细胞加以区别。

三、实验室与其他检查指标与评估

放射性肺炎没有特异性的血清学检测指标，患者可以表现为明显的肺功能异常，实验室诊断主要依靠肺功能检查和影像学进行判断。

（一）体液检查

1. 血常规　轻度白细胞增高，形态学分类显示以中性杆状核粒细胞增多为主。

2. 红细胞沉降率（erythrocyte sedimentation rate，ESR）加快。

3. 血气分析　动脉血氧分压低于正常，$PaO_2 < 90\%$。

（二）肺功能检查

放射性肺炎和纤维化都引起限制性通气功能障碍，肺顺应性减低，伴通气/血流比例降低和弥散功能减低，导致缺氧。有时胸部 X 射线检查尚未发现异常，而肺功能检查已显示变化。

（三）影像学检查

X 射线表现多数于停止放射治疗 1~3 个月后有异常表现。

1. 急性期　在照射肺野出现片状或融合成大片、致密的模糊阴影，照射范围呈毛玻璃样表现，其间隐约可见网状阴影，与支气管肺炎或肺水肿相似，病变的范围与胸廓表面照射野一致。

2. 慢性期　产生肺纤维化，呈网状、条索状或团块状收缩阴影，主要分布于肺门或纵隔两侧及其他放射肺野。

3. 由于肺纤维收缩，气管、心脏移向患侧，同侧横膈抬高，正常肺组织产生代偿性肺气肿。

4. 纵隔胸膜和心包有大量粘连，纵隔向患侧移位，同侧横膈升高和胸廓塌陷。

5. 发生肺动脉高压时，表现为右肺下动脉横径增厚，肺动脉段突出或右心肥大。

6. 常伴胸膜腔积液征，偶见自发性气胸。

第三节　吸入性肺炎

吸入性肺炎（aspiration pneumonia）是指吸入外源性物质引起的肺损伤性炎症或病理改变，按吸入物性质可分为感染性物质（详见第三章肺部感染性疾病）、化学性或炎症性物质以及惰性物质，严重者可导致低氧血症或急性呼吸衰竭。常见可分为成人吸入性肺炎、新生儿吸入性肺炎和淹溺（溺水）。

一、疾病概述

（一）定义

1. 成人吸入性肺炎　成人吸入性肺炎（adult aspiration pneumonia）是指成人吸入酸性物质、食物、胃内容物或碳氢化合物或其他刺激性液体后，引起的肺损伤和炎症病变。严重者可导致低氧血症或急性呼吸衰竭。

2. 新生儿吸入性肺炎　胎儿或新生儿在宫内、分娩过程中或出生后，经呼吸道吸入异物（常见为羊水、胎粪、乳汁）引起的肺部炎症反应，为新生儿早期常见病、多发病之一，死亡率高。

3. 淹溺　淹溺又称溺水，是人淹没于水或其他液体介质中并受到伤害的状况。淹溺的后果可以分为非病态、病态和死亡，其过程是连续的。淹溺发生后患者未丧失生命者称近乎淹溺；淹溺后窒息合并心脏停搏者称溺死，如心脏未停搏则称近乎溺死。

（二）病因

1. 成人吸入性肺炎　吸入胃酸是成人化学性吸入最常见的诱因，吸入烃类麻醉药则主要见于儿童，偶见于成人，二者皆可引起暴发性病变；脂类（矿油、植物油及动物脂质）则常引起慢性炎症反应；食物性颗粒能引起纤维性、肉芽肿性损害，若病灶足够大可堵塞喉头或气管而致窒息性猝死。

2. 新生儿吸入性肺炎　新生儿吸入性肺炎常发生于围生期胎儿宫内窘迫或发生过窒息的新生儿，此类患儿由于在分娩过程中产程长，胎盘或脐带原因影响胎儿血液循环，导致胎儿宫内缺氧，刺激胎儿呼吸中枢兴奋，出现喘息样呼吸，致羊水或胎粪吸入，也有少数患儿是由于喂养不当导致乳汁吸入而致。剖宫产的新生儿口腔未经产道的挤压，呼吸道的羊水含量较自然分娩多，如果清理呼吸道不彻底，新生儿较早呼吸，便易发生新生儿吸入性肺炎，同时，存在吞咽障碍、食管畸形、食管功能不全、严重腭裂、唇裂等疾病的患儿，易出现小儿乳汁吸入性肺炎。

3. 淹溺　溺水初期发生反射性屏气，喉、支气管痉挛，使窒息加重，故约有20%淹溺者并未有水吸入肺或仅有少量水至咽喉部即发生可持续3~5min的呼吸道闭塞性喉痉挛，随后，喉松弛致水进入呼吸道和肺泡，肺泡表面活性物质受损而功能不足，导致肺通气和换气功能障碍，致缺氧和二氧化碳潴留，各脏器发生缺氧性功能障碍。

（三）发病机制

1. 吸入性肺炎　吸入胃内容物或其他外源性物质后，将刺激支气管引起强烈的支气管痉挛，接着发生支气管上皮的急性炎症反应和支气管周围的炎症细胞浸润；进入肺泡的胃液迅速向周围肺组织扩散，肺泡上皮细胞破坏、变性并累及毛细血管壁，血管壁通透性增加和肺泡毛细血管壁破坏，形成间质性肺水肿、肺泡水肿；数日后，肺泡内水肿和出血逐渐吸收并有透明膜形成，然后引起纤维化。吸入同时，可将咽部寄殖菌带入肺内，产生以厌氧菌感染为主的继发性细菌感染，形成肺脓肿、肺水肿，使肺组织弹性减弱，顺应性降低，肺容量减少，肺泡Ⅱ型细胞破坏，表面活性物质减少，使小气道闭合，肺泡萎陷引起肺不张。肺泡通气不足，通气/血流比值降低、静动脉分流增加，导致低氧血症。血管内液体大量渗出或反射性血管扩张，血容量可减少35%以上，可发生血容量不足性低血压。吸入碳氢化合物的病理过程与胃酸吸入相仿，因其表面张力低，吸入后在肺内大面积扩散，并使表面活性物质失活，更易产生肺不张、肺水肿，导致严重低氧血症。

2.淹溺　人体溺水数秒内,本能地屏气,引起潜水反射(呼吸暂停、心动过缓和外周血管剧烈收缩),保证心脏和大脑血液供应,继而,出现高碳酸血症和低氧血症,刺激呼吸中枢,进入非自发性吸气期,随着吸气,水进入呼吸道和肺泡,充塞气道导致严重缺氧、高碳酸血症和代谢性酸中毒。可有两种情况:

(1)干性淹溺:喉痉挛导致窒息,呼吸道和肺泡很少或无水吸入,占淹溺者的10%~20%。人入水后,因受强烈刺激(惊慌、恐惧、骤然寒冷等),引起喉痉挛,以致呼吸道完全梗阻,造成窒息死亡。当喉痉挛时,心脏可反射性地停搏,也可因窒息、心肌缺氧而致心脏停搏。所有溺死者中10%~40%可能为干性淹溺(尸检发现溺死者中仅约10%吸入大量的水)。

(2)湿性淹溺:人淹没于水中,首先本能地引起反应性屏气,避免水进入呼吸道。但由于缺氧,不能坚持屏气而被迫深呼吸,从而使大量水进入呼吸道和肺泡,阻滞气体交换,引起全身缺氧和二氧化碳潴留,呼吸道内的水迅速经肺泡吸收到血液循环。由于淹溺的水所含的成分不同,引起的病变也有差异:①淡水淹溺:江、河、湖、水池中的水一般属于低渗,统称淡水。水进入呼吸道后影响通气和气体交换;水损伤气管、支气管和肺泡壁的上皮细胞,并使肺泡表面活性物质减少,引起肺泡塌陷,进一步阻滞气体交换,造成全身严重缺氧;淡水进入血液循环,稀释血液,引起低钠、低氯和低蛋白血症;血中的红细胞在低渗血浆中破碎,引起血管内溶血,致高钾血症,导致心室颤动而致心脏停搏;溶血后过量的游离血红蛋白堵塞肾小管,引起急性肾衰竭。②海水淹溺:海水含3.5%氯化钠及大量钙盐和镁盐。海水对呼吸道和肺泡有化学性刺激作用;肺泡上皮细胞和肺毛细血管内皮细胞受海水损伤后,大量蛋白质及水向肺间质和肺泡腔内渗出,引起急性非心源性肺水肿;高钙血症可导致心律失常,甚至心脏停搏;高镁血症可抑制中枢和周围神经,导致横纹肌无力、扩张血管和降低血压。

(四)临床症状

1.吸入性肺炎　吸入性肺炎临床表现与诱发因素和机体的状态有关。吸入呕吐物可突发喉反射性痉挛以及支气管刺激发生喘鸣剧咳。食管、支气管瘘引起的吸入性肺炎,每天进食后有痉挛性咳嗽伴气急;神志不清者,吸入后常无明显症状,但于1~2h后可突发呼吸困难,出现发绀,常咳出浆液性泡沫状痰,可带血。两肺可闻及湿啰音和哮鸣音,出现严重低氧血症,可产生急性呼吸窘迫综合征(acute respiratory distress syndrome,ARDS),并可伴二氧化碳潴留和代谢性酸中毒。

2.淹溺　淹溺患者神志丧失、呼吸停止及大动脉搏动消失,处于临床死亡状态。近乎淹溺患者临床表现个体差异较大,与溺水持续时间长短、吸入水量多少、吸入水的性质及器官损害范围有关。近乎淹溺者可有头痛或视觉障碍、剧烈咳嗽、胸痛、呼吸困难、咳粉红色泡沫样痰。溺入海水者口渴感明显,最初数小时可有寒战、发热,表现为皮肤发绀,颜面肿胀,球结膜充血,口鼻充满泡沫或泥污。常出现精神状态改变:烦躁不安、抽搐、昏睡、昏迷和肌张力增加。呼吸表浅、急促或停止。肺部可闻及干湿啰音,偶尔有喘鸣音。心律失常、心音微弱或消失。腹部膨隆,四肢厥冷。有时可发现头、颈部损伤。

二、诊断与鉴别诊断

(一)诊断原则

对于有误吸高危因素的人群,突然出现刺激性咳嗽、咳痰、呼吸困难或呼吸衰竭,或反复出现发热,应考虑吸入性肺炎,结合胸部影像学检查,较易做出诊断。同时,淹溺患者应有明确的涉水及被淹史。

(二)诊断标准

吸入外源性物质后,迅速发病,临床表现与诱发病因有关,如由于气管-食管瘘引起的吸入性肺炎,于进食后有痉挛性咳嗽、气急。神志不清者,吸入时常无明显症状,1~2h后突然发生呼吸困难,迅速出现发绀和低血压,咳出浆液性泡沫状痰,可带血。

(三)鉴别诊断

潜水员及深水游泳者发生淹溺时,应仔细与潜水上浮过程中减压不当的潜水减压病鉴别。

三、实验室与其他检查指标与评估

吸入性肺炎和淹溺没有特异性的血清学检测指标，相关疑似患者可以表现为明显的血气分析异常，实验室诊断主要依靠病史和体格检查进行判断。

（一）体液检查

1. 血常规　轻度白细胞增高，形态学分类显示以中性分叶核粒细胞增多为主。
2. 淹溺　可出现红细胞溶解，血钾升高，血清游离胆红素升高，血和尿中出现游离血红蛋白。
3. 重症患者　可能出现弥散性血管内凝血。
4. 血气分析　动脉血氧分压低于正常，$PaO_2<90\%$，酸碱度（pH）测定约75%病例有明显混合型酸中毒。

（二）影像学检查

1. 吸入性肺炎　胸部X射线检查于吸入后1～2h即能见到两肺散在不规则片状、边缘模糊的阴影，肺内病变分布与吸收时的体位有关，常见于中下肺野，右肺为多见。如发生肺水肿，则两肺出现的片状、云絮状阴影融合成大片状，从两肺门向外扩散，以两肺中内带为明显。

2. 淹溺　常显示斑片状浸润，有时出现典型肺水肿征象。住院12～24h吸收好转或发展恶化。约有20%病例胸部X射线检查无异常发现。疑有颈椎损伤时，应进行颈椎X射线检查。

第四节　实验室检查指标的临床应用（案例分析）

【病史摘要】　患者，男，62岁。

主诉：反复气短6年余，加重伴发热、咳嗽半个月。

现病史：6年来，患者渐感觉活动后气短，伴咳嗽，咳痰，其间患者反复发作。前半个月，患者再次出现气短，程度较之前加重，伴发咳嗽、咳痰，痰为灰黑色，伴发热，体温最高38.5℃，有畏寒。

既往史：无高血压、糖尿病病史。

个人史：否认疫区旅居史、疫水接触史。否认毒物、放射性物质接触史。从事"打石工"20余年，大量粉尘接触史。

家族史：否认家族遗传病史及相关疾病史。

体格检查：P 112次/min、R 20次/min、BP 146/83mmHg、SpO_2 96%。患者神志清醒，对答准确切题，皮肤巩膜无特殊表现，双瞳孔等大等圆，对光反射灵敏，呼吸平稳，咽部无充血，无扁桃体肿大，HR 112次/min，心音正常，律齐，心脏各瓣膜区无杂音，双肺呼吸音粗，可闻及湿啰音，触诊全腹柔软、无压痛、无反跳痛。肝、脾未触及，肠鸣音活跃，双侧病理征阴性，脑膜刺激征阴性，四肢肌力V级，双下肢无水肿。

辅助检查：胸部CT示双肺散在、多发、大小不等结节影，双肺下叶为显著，双肺散在斑片、实变影，双肺上叶空洞形成，较大位于左肺上叶，双肺肺大疱。纵隔及双侧肺门淋巴结增多，部分增大，部分伴钙化，心脏未见增大。双侧胸膜不均匀增厚，如图13-1所示。

实验室检查：DIC常规检查纤维蛋白原6.77g/L，纤维蛋白及纤维蛋白原降解产物5.6mg/L，D-二聚体1.94mg/L FEU。生化：白蛋白36.2g/L、白球比例0.91、尿酸225μmol/L、谷氨酰转肽酶109 IU/L、乳酸脱氢酶254 IU/L、钠136.1mmol/L、氯97.7mmol/L、二氧化碳结合力32.2mmol/L、阴离子间隙10.3mmol/L。血常规：RBC 3.93×10^{12}/L、Hb 113g/L、HCT 0.35%、PLT 460×10^9/L、WBC 12.39×10^9/L、中性分叶核粒细胞百分率81.0%、淋巴细胞百分率9.4%、中性分叶核粒细胞绝对值10.04×10^9/L、单核细胞绝对值0.81×10^9/L。痰细菌培养：正常混合菌丛生长，未分离出嗜血杆菌。痰涂片抗酸染色：未查见抗酸杆菌。痰涂片革兰氏染色：未查见真菌，较少革兰氏阴性杆菌（++），较少革兰氏阳性球菌（++）。

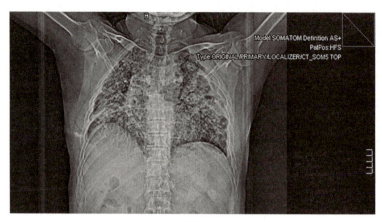

图 13-1　胸部 CT 检查

【问题 1】 该患者病例特点是什么？检查的主要发现是什么？根据患者情况,临床诊断是什么？

思路 1：病例特点：①该患者以咳嗽、咳痰、气短等呼吸道症状为主。②患者既往从事"打石工"20 余年,有大量粉尘接触史,是肺尘埃沉着病的高危因素。③行胸部 CT 检查,结果提示双肺散在、多发、大小不等的结节影、斑片及实变影,双肺上叶空洞形成；双肺肺大疱；纵隔及双侧肺门淋巴结增多,部分增大,部分伴钙化。

思路 2：体格检查主要发现双肺呼吸音粗,可闻及湿啰音。

思路 3：根据患者的个人病史、体格检查以及实验室检查,可以初步考虑患者为肺尘埃沉着病伴感染的可能。

【问题 2】 肺尘埃沉着病的诊断与治疗应如何进行？

思路：肺尘埃沉着病的症状包括咳嗽、咳痰、胸痛、呼吸困难、咯血等。根据可靠的生产性粉尘接触史、现场劳动卫生学调查资料,以 X 射线后前位胸片表现作为主要依据,参考动态观察资料及肺尘埃沉着病流行病学调查情况,结合临床表现和胸部 X 射线检查,排除其他肺部类似疾病后,对照肺尘埃沉着病诊断标准作出肺尘埃沉着病的诊断和 X 射线分期。

肺尘埃沉着病确诊之后,应调离粉尘作业岗位,给予对症治疗,以缓解症状、减轻痛苦。积极预防、发现和治疗并发病,特别是预防和治疗结核病极为重要。

本 章 小 结

本章节介绍了肺尘埃沉着病、放射性肺炎、吸入性肺炎等环境及理化因素所致肺疾病。肺尘埃沉着病包括：肺硅沉着病和肺石棉沉着病。肺尘埃沉着病和放射性肺炎主要的检查手段为影像学检查、肺功能检查,肺尘埃沉着病还可进行病理学检查。吸入性肺炎是指吸入外源性物质引起的肺损伤性炎症或病理改变,按吸入物性质可分为感染性物质(详见第三章肺部感染性疾病)、化学性或炎症性物质以及惰性物质。

(应斌武)

第十四章

睡眠呼吸暂停综合征

第一节　疾病概述

　　睡眠呼吸暂停综合征（sleep apnea syndrome，SAS）是一种睡眠障碍性疾病，指成人在 7h 的夜间睡眠中，至少有 30 次的呼吸暂停，每次呼吸暂停时间为：成人 10s 以上，儿童 20s 以上，或每小时呼吸暂停的平均次数大于 5 次，并伴有血氧饱和度下降等一系列病理生理变化的临床综合征。包括中枢型睡眠呼吸暂停综合征（central sleep apnea syndrome，CSAS）、阻塞型睡眠呼吸暂停低通气综合征（obstructive sleep apnea hypopnea syndrome，OSAS）、混合型睡眠呼吸暂停综合征（MASA），临床以 OSAS 最常见。

　　睡眠低通气（sleep-related hypopnea）简称低通气，是指睡眠过程中，口鼻气流较基线水平降低 ≥30% 并伴血氧饱和度（SpO_2）下降 ≥4%，持续时间 ≥10s；或是口鼻气流较基线水平降低 ≥50% 并伴 SpO_2 下降 ≥3%，持续时间 ≥10s。由于睡眠低通气的临床结果与诊治睡眠呼吸暂停相同，常常合称睡眠呼吸暂停低通气综合征（sleep apnea hypopnea syndrome，SAHS）。临床上最常见的 SAHS 是阻塞型睡眠呼吸暂停低通气综合征，本章主要介绍 OSAHS。

一、阻塞型睡眠呼吸暂停低通气综合征相关定义

　　阻塞型睡眠呼吸暂停低通气综合征（OSAHS）是由于睡眠中反复出现上气道阻塞，导致睡眠低通气或呼吸中断，而引起反复间歇性低氧血症、高碳酸血症，反复胸腔内负压增大、反复觉醒、睡眠结构异常及工作、学习效率降低，白天嗜睡、记忆力下降，并可出现自主神经功能紊乱，增加交通事故和其他意外发生率，严重影响患者的生活质量。研究表明，OSAHS 与难治性高血压、糖尿病、冠心病、心律失常、认知受损、脑血管病等多种疾病密切相关。

　　1. 睡眠呼吸暂停（sleep apnea，SA）　睡眠过程中口鼻呼吸气流消失或大幅度减弱（较基线幅度下降 ≥90%），持续时间 ≥10s。

　　2. 阻塞型睡眠呼吸暂停（obstructive sleep apnea，OSA）　指口鼻气流消失，但是胸腹式呼吸仍然存在。可能是因上气道阻塞而出现呼吸暂停，但是中枢神经系统呼吸驱动功能正常，继续发出呼吸运动指令兴奋呼吸肌，因此胸腹式呼吸运动仍存在。

　　3. 中枢型睡眠呼吸暂停（central sleep apnea，CSA）　口鼻气流与胸腹式呼吸同时消失，由于呼吸中枢神经功能调节异常引起，呼吸中枢神经不能发出有效指令，呼吸运动消失，口鼻气流停止。

　　4. 混合型睡眠呼吸暂停（mixed sleep apnea，MSA）　指一次呼吸暂停过程中，开始口鼻气流与胸腹式呼吸同时消失，数秒或数十秒后才出现胸腹式呼吸运动，仍无口鼻气流，即一次呼吸暂停过程中，先出现中枢性呼吸暂停，后出现阻塞性呼吸暂停。

　　5. 微觉醒　非快速眼球运动（non-rapid eye movement，NREM）即睡眠过程中持续 3s 以上的脑电图（EEG）频率改变，包括 θ 波、α 波频率 >16Hz 的脑电波（不包括纺锤波）。

　　6. 睡眠片段化　反复觉醒导致的睡眠不连续。

　　7. 睡眠呼吸暂停低通气指数［简称呼吸暂停低通气指数（sleep-related apnea hypopnea index，AHI）］　睡眠中平均每小时呼吸暂停与低通气的次数。

8. 复杂性睡眠呼吸暂停综合征（complex sleep apnea syndrome，CompSAS）　OSAHS 患者在持续气道正压通气（continuous positive airway pressure，CPAP）治疗过程中，当达到最佳治疗水平时，阻塞性呼吸事件清除，但出现了中枢性呼吸暂停指数（central apnea index，CAI）≥5 次 /h 或以潮式呼吸（Cheyne-Stokes respiration，CSR）为主。

二、症状与体征

OSAHS 临床表现复杂多样、缺乏特异性，可累及全身多个器官，严重影响患者生活质量，分为白天、夜间临床表现、并发症及全身靶器官损害的表现。

（一）白天临床表现

1. 嗜睡　是主要症状，也是患者就诊的最常见的原因，入睡快是比较敏感的征象，易被患者发现。

2. 疲倦、乏力　患者常感觉睡觉后仍然困倦，醒后没有清醒感，而导致白天工作效率低下。

3. 认知行为功能障碍　注意力不集中，精细动作能力下降，记忆力、判断力、反应能力均下降，某些老年人出现加重老年痴呆的症状。

4. 头痛、头晕　常在清晨或夜间出现，隐痛多见，不剧烈，可持续 1～2h。与血压升高，高二氧化碳浓度导致脑血管扩张有关。

5. 个性变化　患者容易烦躁、激动、焦虑、多疑、抑郁，而影响家庭社会生活。

6. 性功能减退　大约 10% 的男性患者出现性功能减退，甚至阳痿。

（二）夜间临床表现

1. 打鼾　在 OSAHS 患者中最常见。典型患者表现为鼾声响亮而且不规律，伴有间歇性呼吸停顿，往往表现为鼾声—气流停止—喘气—鼾声交替出现。夜间或者晨起后感口干是发现打鼾的可靠征象。

2. 呼吸暂停　是主要症状，常是同室或同床睡眠者发现患者的呼吸暂停现象，一般气流中断数十秒，个别长达 2min 以上，多伴有大喘气，憋醒或者响亮的鼾声而终止，患者多有胸腹式呼吸的矛盾运动，甚至出现缺氧、发绀、昏迷。

3. 憋醒　大部分患者只出现脑电图觉醒波，少数会因突然憋醒而坐起，感觉心慌、胸闷、心前区不适感，深快呼吸后胸闷迅速缓解，可伴有胸痛，可类似于不稳定型心绞痛，有食管反流者可出现剧烈呛咳。

4. 多动不安　患者夜间睡眠多动、不宁。频繁翻身，肢体舞动，甚至因窒息而挣扎不已。

5. 夜尿增多　部分患者夜间小便次数增多，甚至出现遗尿，以老年人和重症者表现最为突出。

6. 睡眠行为异常　可表现磨牙、惊恐、幻听、做噩梦。

（三）并发症及全身多器官损害的表现

OSAHS 患者由于反复发作的夜间间歇性缺氧和睡眠结构破坏，造成慢性间歇低氧，二氧化碳潴留，交感神经兴奋性升高，全身炎症反应以及氧化应激反应增强，抗氧化能力不足，因而引起一系列靶器官损害，包括高血压、冠心病、心律失常、肺动脉高压和肺源性心脏病、缺血和出血性脑卒中、继发性红细胞增多症、左心衰竭、哮喘夜间发作，儿童患有 OSAHS 可导致发育迟缓、智力降低。

（四）体征

多数患者肥胖（大于标准体重的 20%）或超重，可见颈短粗、软腭下垂、重度扁桃体肥大、腺样体肥大、悬雍垂过长、咽腔狭小、小颌畸形、下颌退缩、舌体肥大、舌根后坠、咽部肿瘤、鼻中隔偏曲、鼻息肉、鼻甲肥大、鼻腔肿瘤、肢端肥大等。

三、病因与病理生理

（一）病因与主要危险因素

1. 肥胖　是导致 OSAHS 的常见原因，颈部、眼部组织肥厚拥挤，容易导致呼吸道阻塞。一般指体重超过标准体重的20%或以上,体重指数(body mass index,BMI)≥25kg/m²。

2．年龄　成年后随年龄增长患病率增加;女性绝经期后患病者增多;70岁以后患病率趋于稳定。

3．性别　男性患病者明显多于女性。

4．上气道解剖异常　包括鼻腔阻塞(鼻中隔偏曲、鼻甲肥大、鼻息肉、鼻部肿瘤等)、Ⅱ°以上扁桃体肥大、软腭松弛、悬雍垂过长或过粗、咽腔狭窄、咽部肿瘤、咽腔黏膜肥厚、舌体肥大、舌根后坠、下颌后缩、颞颌关节功能障碍及小颌畸形等。

5．家族史　OSAHS发病有家庭聚集性和遗传倾向。

6．长期大量饮酒和/或服用镇静催眠药物。

7．长期重度吸烟。

8．其他相关疾病　包括甲状腺功能减退、肢端肥大症、垂体功能减退、淀粉样变性、声带麻痹、长期食管胃反流病及神经肌肉疾病等。

(二)病理生理改变

睡眠呼吸暂停频繁发作,导致动脉血氧分压下降,血二氧化碳分压上升,pH下降,发生呼吸性酸中毒,出现气促、发绀、烦躁不安等症状,严重者发生呼吸暂停。OSAHS发作时,缺氧刺激交感神经兴奋,小动脉收缩,血液回流量及心输出量增加。肺循环和体循环压力上升,心脏负担加重,长期导致心力衰竭。OSAHS发作的低氧血症和高碳酸血症可刺激肾上腺髓质大量释放儿茶酚胺,内皮素分泌增加,使血压升高,心跳加快,甚至出现心律失常,如心动过缓、心脏停搏;心律失常是睡眠中猝死的主要原因。此外,血流动力学改变,造成组织器官缺血、缺氧,多系统、多器官功能障碍。缺氧引起的脑损害可导致患者智力减退、记忆力下降、性格改变或行为异常。由于个体差异,靶器官功能损害的临床表现及严重程度有很大不同。阻塞型睡眠呼吸暂停低通气综合征患者周期性呼吸过程如图14-1所示。

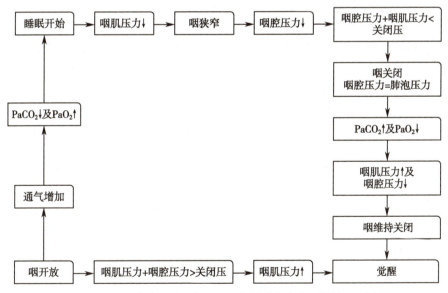

图14-1　阻塞型睡眠呼吸暂停低通气综合征患者周期性呼吸过程

四、诊断

阻塞型睡眠呼吸暂停低通气综合征临床表现复杂,缺乏特异性,诊断主要是根据病史、体征和初筛便携式诊断仪(PM)监测或多导睡眠图(PSG)监测结果综合判断。在临床中凡是遇到以下情况时均应想到本病:高度肥胖、颈部粗短、小颌畸形和下颌后缩、咽腔狭窄或扁桃体肥大、悬雍垂粗大、严重或顽固性鼻腔阻塞、睡眠过程中反复出现中、重度打鼾伴有呼吸暂停、晨起口干、白天嗜睡且出现难以解释的疲劳、难治性高血压、夜间心绞痛、不明原因的心律失常、顽固性心力衰竭、难治性糖尿病和胰岛素抵抗、脑卒中、夜间癫痫发作、老年痴呆及认知功能障碍、原因不明的肾功能损害、性功能障碍、遗尿、妊娠高血压、子痫、不明原因的非酒精性肝损害、儿童身高和智力发育障碍、顽固性慢性咳嗽及咽炎、不明原因的肺动脉高压和肺源性心脏病、继发性红细胞增多症及血液黏滞度增高、难治性哮喘、不明原因的白天低氧血症以及呼吸衰竭等。

诊断注意事项：

1. 对于有睡眠障碍症状的成年人，需考虑现有检查方法对睡眠呼吸暂停的诊断价值。

2. 在基于种族、性别、体重指数、合并糖尿病、心血管疾病、高血压、既往脑卒中病史、临床症状、气道特征的不同亚组患者中比较各种检查方法的优劣。

3. 分步检查。如将 Epworth 嗜睡量表、柏林问卷等结合颈围、体重指数进行预评估，有 OSAHS 高度可能再行多导睡眠监测和直接行多导睡眠监测比较。

4. 术前筛查 OSAHS 对手术预后是否有影响。

5. 被筛查是否有阻塞型睡眠呼吸暂停（OSA）的成人中，评估 AHI（指睡眠中平均每小时呼吸暂停与低通气的次数之和）及患者其他特征表现与远期临床和功能的预后关系。

诊断标准：

1. 临床有典型的夜间睡眠打鼾伴呼吸暂停、日间嗜睡（ESS 评分 ≥9 分）等症状。

2. 查体可见上气道任何部位的狭窄及阻塞，AHI＞5 次/h。

3. 对于日间嗜睡不明显（ESS 评分＜9 分）者，AHI≥10 次/h 或 AHI≥5/h，存在认知功能障碍、高血压、冠心病、脑血管疾病、糖尿病和失眠等合并症中一项或一项以上。

符合 1 和 2，或者符合 3，即可诊断 OSAHS。

简易诊断方法和标准：

1. 至少具有 2 项主要危险因素，尤其是表现为肥胖、颈粗短或有小颌/下颌后缩、咽腔狭窄，或有扁桃体Ⅱ°肥大、悬雍垂肥大或甲状腺功能减退、肢端肥大症或神经系统明显异常。

2. 中、重度打鼾（打鼾程度的评价见表 14-1）、夜间呼吸不规律或有屏气和憋醒（观察时间应不少于 15min）。

3. 夜间睡眠节律紊乱，特别是频繁觉醒。

4. 白天嗜睡（ESS 评分＞9 分）。

5. SpO$_2$ 监测趋势图可见典型变化、氧减饱和度指数（ODI）＞10 次/h。

6. 引起 1 个或 1 个以上重要器官损害。

该方法主要适用于基层缺乏专门诊断仪器的单位，符合以上 6 条，即可作出初步诊断，有条件可进一步进行 PSG 或 PM 监测。

表 14-1　打鼾程度评价

打鼾程度	评价标准
轻度	较正常人呼吸声音粗重
中度	鼾声响亮程度大于普通人说话声音
重度	鼾声响亮以致同一房间的人无法入睡

五、并发症

临床诊断时，应明确合并症和并发症，OSAHS 可能引起以下病变：①引起或加重高血压（夜间及晨起高血压）；②冠心病：夜间心绞痛及心肌梗死；③夜间发生严重心律失常：室性早搏、心动过速、窦性停搏、窦房传导阻滞及房室传导阻滞；④2 型糖尿病及胰岛素抵抗；⑤夜间反复发作左心衰竭；

⑥脑血栓形成、脑出血；⑦癫痫发作；⑧痴呆；⑨精神异常：焦虑、抑郁、语言混乱、行为怪异、性格变化、幻视及幻听；⑩肺动脉高压、重叠综合征[慢性阻塞性肺疾病（COPD）+OSA]及肺源性心脏病；⑪呼吸衰竭；⑫夜间发作的支气管哮喘；⑬继发性红细胞增多及血液黏滞度增高；⑭遗尿；⑮性功能障碍：阳痿及性欲减退；⑯胃食管反流；⑰神经衰弱；⑱妊娠期高血压疾病或先兆子痫；⑲肾功能损害；⑳肝功能损害；㉑肥胖加重。

六、鉴别诊断

1. 单纯鼾症　夜间有不同程度鼾症，其鼾声规律而均匀，可有日间嗜睡、疲劳。PSG 检查 AHI<5 次/h，低氧血症不明显。

2. 上气道阻力综合征　由于上气道阻力增加，夜间可出现不同频度、不同程度鼾症，睡眠连续性中断，有疲倦及白天嗜睡，可无明显鼾声，无呼吸暂停或低氧血症，PSG 检查 AHI<5 次/h，试验性无创通气治疗有效则支持诊断。

3. 肥胖低通气综合征　过度肥胖，清醒时 CO_2 潴留，$PaCO_2$>45mmHg，多数患者合并 OSAHS。

4. 发作性睡病　是引起白天嗜睡的第二大病因，主要临床表现为难以控制的白天嗜睡、发作性猝倒、睡眠瘫痪和睡眠幻觉，多在青少年起病，主要诊断依据为多次睡眠潜伏时间试验（multiple sleep latency test，MSLT）时异常的快速眼球运动（REM）睡眠。鉴别时应注意询问发病年龄、主要症状及 PSG 监测的结果，同时应注意该病与 OSAHS 合并的可能性很大，临床上不可漏诊。少数可有家族史。

5. 不宁腿综合征和睡眠中周期性腿动　不宁腿综合征患者日间困乏，晚间有强烈腿动需求，常伴异样不适感，安静或卧位时严重，活动时缓解，夜间入睡前加重，PSG 监测有典型的周期性腿动，应和睡眠呼吸事件相关的腿动鉴别，后者经 CPAP 治疗后常可消失。通过详细向患者及同室睡眠者询问患者睡眠病史，结合查体和 PSG 监测结果可以鉴别。

第二节　实验室与其他检查指标与评估

一、常规检查

（一）体格检查
包括身高、体重指数（BMI）、血压（睡前和醒后血压）、颈围、评定颌面形态（重点观察有无下颌后缩、下颌畸形）、鼻腔、咽喉部的检查（特别注意有无悬雍垂肥大、扁桃体肿大及其程度）、舌体肥大及腺样体肥大，心、肺、脑、神经系统检查等。

（二）血常规检查
特别是红细胞计数、红细胞比容（HCT）、红细胞平均体积（MCV）、红细胞平均血红蛋白浓度（MCHC）。

（三）动脉血气分析
当病情严重时或并发肺源性心脏病、呼吸衰竭时，可有低氧血症、高碳酸血症、代谢性酸中毒、呼吸性酸中毒等。

（四）X 射线头影测量（包括咽喉部测量）及胸部 X 射线检查
可表现为肺动脉高压、心影增大、肺动脉段突出。

（五）心电图
有高血压、冠心病、心肌缺血或心律失常等动态变化。

（六）肺功能检查
患者可表现为限制性通气功能障碍，流速容量曲线吸气部分平坦或凹陷，肺功能受损程度与血气改变不匹配，提示 OSAHS。

（七）甲状腺功能检查

部分患者有甲状腺功能减退，可出现 T_3、T_4 降低、TSH 升高等改变。

二、特殊实验室与其他检查

（一）多导睡眠图（PSG）

整夜 PSG 监测是诊断 OSAHS 的标准手段，通过监测可以确定病情严重程度和分型（表 14-2），便于跟其他疾病相鉴别，评价各种治疗手段对 OSAHA 的效果，内容包括：脑电图（多采用 C4A1、C3A2、01A2 和 02A1 导联），二导眼电图（electrooculogram，EOG），下颌、颏肌电图（electromyogram，EMG），心电图，口、鼻呼吸气流和胸腹呼吸运动，动脉血氧饱和度，体位，鼾声，胫前肌肌电图等。监测须整夜，不少于 7h 的睡眠。

表 14-2　成人 OSAHS 病情程度与呼吸暂停低通气指数（AHI）和/或低氧血症程度判断依据

程度	AHI/（次·min^{-1}）	程度	最低 SpO_2/%
轻度	5~15	轻度	85~90
中度	15~30	中度	80~84
重度	>30	重度	<80

值得注意的是，应当充分考虑临床症状、合并症、AHI 及夜间 SpO_2 等实验室指标，根据 AHI 和夜间 SpO_2 将 OSAHS 分为轻、中、重度，其中以 AHI 作为主要判断标准，夜间最低 SpO_2 作为参考。由于临床上有些 OSAHS 患者的 AHI 增高和最低 SpO_2 降低程度并不平行，目前推荐以 AHI 为标准对 OSAHS 病情程度评判，注明低氧血症情况，如：AHI 为 25 次/h，最低 SpO_2 为 82%，则报告为"中度 OSAHS 合并中度低氧血症"。即使 PSG 指标判断病情程度较轻，如合并高血压、缺血性心脏病、脑卒中及 2 型糖尿病等相关并发症时，也应积极治疗。

（二）初筛便携式诊断仪检查

初筛便携式诊断仪（portable monitoring，PM）也称家庭睡眠监测（home sleep testing，HST）或睡眠中心外睡眠监测（out of center sleep testing，OCST），是能够同时记录、分析多项睡眠生理数据，并方便移动至睡眠室外（医院病房、急诊室、患者家中）进行睡眠医学研究和睡眠疾病诊断的技术。相对于实验室标准 PSG，其或监测导联较少，或无须技术员职守，是更为简便、实用的检查方法。PM 主要指Ⅱ~Ⅳ型睡眠监测，Ⅱ型 PM 至少记录 7 个参数，包括脑电（EEG）、眼动（EOG）、肌电（EMG）、心电（ECG）、胸腹运动、气流和血氧饱和度。Ⅲ型 PM 至少记录 4 个参数，包括胸腹运动、气流、血氧饱和度和 ECG。Ⅳ型 PM 记录 1~3 个参数，以血氧饱和度最多见。其中Ⅲ型是目前应用最普遍的 PM 工具。与 PSG 相比，Ⅱ、Ⅲ、Ⅳ型便携监测也可用于 OSAHS 诊断，其中Ⅲ型对于 OSAHS 诊断准确度优于Ⅳ型。推荐 PM 作为无严重合并症患者的替代检查手段，因为绝大部分研究都将伴有慢性阻塞性肺疾病、心力衰竭、神经系统疾病患者剔除在外。2014 年美国睡眠医学会（AASM）制定的国际睡眠疾病分类第 3 版首次提及，PM 可作为成人 OSAHS 的确诊手段，至此 PM 已被提升到重要地位。

1. PM 适应证　有严重症状经预评估高度怀疑 OSAHS 以及不能在睡眠中心进行检查的患者。

2. PM 相对禁忌证　无症状患者的筛查、其他类型睡眠疾病（包括中枢型睡眠呼吸暂停、周期性肢体运动障碍、失眠、异态睡眠、昼夜节律紊乱、发作性睡病）或存在合并症（包括中重度肺疾病、神经肌肉疾病、充血性心力衰竭）患者。

（三）家庭睡眠呼吸暂停监测

家庭睡眠呼吸暂停监测（home sleep apnea testing，HSAT）可作为成人 OSAHS 诊断标准，但敏感性略低于 PSG，对于并不复杂的有症状、体征且高度怀疑中、重度 OSAHS 的成人患者，推荐使用 PSG 或最好行 HSAT 检查。如果 HSAT 整晚检查结果为阴性，推荐改用 PSG 来诊断而不是再次做 HSAT 检查。如无条件行 HSAT 检查，次要推荐使用 PSG 来诊断有症状的患者。PSG 和 HSAT 均可用于诊断 OSA，但 HSAT 的敏感性略低，当 HSAT 结果为阴性时，推荐改用 PSG 检查而不是复查 HSAT。如果实行家庭管理方式，HSAT 性价比更高。

相比于 HSAT，更推荐 PSG 用于伴有严重心肺疾病、呼吸道受累的神经、肌肉疾病、清醒状态下的肺换气不足、与睡眠相关的肺换气不足、使用慢性阿片类药物或严重失眠的可疑 OSAHS 患者。合并心力衰竭或合并慢性阻塞性肺疾病的 OSA 患者使用 HSAT 的循证医学依据等级均很低，尚没有符合纳入标准的伴发其他合并症的 OSA 患者使用 HSAT 的研究，缺乏相关资料。除非对于卧床不起、无法离家或其他原因导致不能配合实验室 PSG 检查的患者，方可选择 HSAT，否则均应首选 PSG 检查。

（四）问卷调查

1. 柏林问卷（Berlin questionnaire） 分为 3 类，共 11 题，结果分为 OSA 高风险或低风险，与 PSG 或 HSAT 相比，其假阴性率高、特异性低、准确性欠佳。由于其异质性、间接性、不精确性，Meta 分析的最后总体质量等级定为中度。

2. ESS 量表 共有 8 个问题用以评估白天嗜睡程度，与 PSG 或 HSAT 相比，假阴性率高、敏感性低、特异性较高，Meta 分析总体质量等级定为低度。

3. STOP-Bang 问卷 该问卷敏感性高、特异性低，假阴性率比柏林问卷及 ESS 量表低，Meta 分析总体质量等级定为中度。

4. STOP 问卷 与 PSG 相比，STOP 问卷具有中、高度敏感性、特异性一般、准确度低，Meta 分析总体质量等级定为低度。

5. 形态测量模型（morphometric models） 该方法结合了患者的症状、体重指数（body mass index，BMI）、年龄、性别、颅面解剖体征等信息进行研究，敏感性较高、特异性很低，质量等级定为低度。

6. 多变量呼吸暂停预测问卷（multivariate apnea predictive questionnaire） 与 PSG 比较，其特异性低、假阳性高，Meta 分析总体质量等级为中度。

7. 临床预测模型（clinical prediction models） 不同的学者通过评估年龄、性别、BMI、腰围、ESS 评分、呼吸参数、夜间憋气、打鼾或最低血氧饱和度，与 PSG 或 HSAT 对比发现，该法敏感性及特异性都较高，可用于特定人群，如老年人、拟行减重手术患者、职业为司机等，但 Meta 分析总体质量等级为中度。

8. 其他 OSA 预测工具 包括 OSA50 量表、临床决策支持系统、OSAS 评分、Kushida 指数等。下面将主要介绍 Epworth 嗜睡量表（Epworth sleepiness scale，ESS）（表 14-3）和嗜睡程度判断依据（表 14-4）。

表 14-3 Epworth 嗜睡量表

在以下情况有无瞌睡的可能性	从不（0 分）	很少（1 分）	有时（2 分）	经常（3 分）
坐着阅读				
看电视				
在公共场所坐着不动（如在剧场或开会）				
长时间坐车（其间不休息，超过 1h）				
坐着与人谈话				
饭后休息（未饮酒）				
开车等红绿灯				
下午静卧休息				

表 14-4　嗜睡程度判断依据

程度	症状
轻度	嗜睡症状仅见于久坐时或不需要多少注意力的情况下，而且不是每天存在，对社交和职业活动仅有轻度妨碍；ESS 评分≤12 分
中度	嗜睡每天存在，发生于轻微体力活动或中等程度注意力集中的情况下（如开车、开会或看电影时），对社交和职业活动有中度妨碍；ESS 评分 13～17 分
重度	嗜睡每天存在，发生于重体力活动或需高度注意力集中的情况下（如开车、谈话、进食或步行时），严重妨碍社交和职业活动；ESS 评分 18～24 分

三、疗效评估判断

（一）随访时间
近期随访至少 6 个月，长期随访至少 1 年，必须有 PSG 监测结果。

（二）疗效评定
治愈，即 AHI＜5 次 /h；显效，即 AHI＜20 次 /h，且降低幅度≥50%；有效，即 AHI 降低幅度≥50%。在判定疗效时，除 AHI 外，应考虑主观症状程度和低氧血症的变化。

（三）远期预后
有证据表明 AHI≥30 次 /h 与全因死亡率增高相关，尽管大量研究表明，OSAHS 是高血压、脑卒中的独立危险因素，与糖尿病、心血管疾病密切相关，但仍需高质量、大样本的前瞻性研究，以进一步证实 OSAHS 与高血压、脑卒中、心血管疾病的因果关系。积极治疗 OSAHS 对于改善此类疾病的预后有积极意义（表 14-5）。

表 14-5　AHI 作为临床结局的预测因子

临床证据	结局	证据的整体质量
全因死亡率	随着 AHI 升高至 >30 次 /h，相关危险度增加	高质量
心血管疾病死亡率	无一致结果	不充分
非致死性	随着 AHI 升高≥30 次 /h，且未接受 CPAP 治疗	
心血管疾病	相对危险度增加	不充分
脑卒中	无关联	不充分
高血压	无明确结论	不充分
2 型糖尿病	随着 AHI 升高至 >30 次 /h，相关危险度增加	低质量
生活质量	无关联	不充分

第三节　实验室检查指标的临床应用（案例分析）

【病史摘要】　患者，男，22 岁，汉族。

主诉：反复嗜睡、失眠，伴夜尿增多 2 周。

现病史：患者自诉 2 周前无明显诱因感白天嗜睡，坐公交车、看书、开会时嗜睡明显，常感白天精神差，工作、学习效率低，夜间失眠，晚上睡眠多动不宁，频繁翻身，辗转反侧，不能入睡；伴夜尿增多，小便次数达 5 次以上，每次量不多，约 30ml；伴晨起后头痛、头晕，每次持续 5min，休息后可持缓解；无血尿、浓茶样尿、尿急、尿痛等不适；无幻视、幻听等症状。喉镜示：鼻中隔偏曲，下鼻甲肥厚。

既往史：既往身体健康，否认高血压、糖尿病、冠心病病史，否认结核病病史，无手术及输血史，无药物过敏史，无毒物及反射物质接触史。

个人史：吸烟 5 年，每天 1 包，无饮酒嗜好，无毒物、放射性物质接触史。

遗传病史：否认有家族疾病遗传病史。

体格检查：T 36.5℃、P 68 次 /min、R 25 次 /min、BP 135/85mmHg；体重：80kg；身高：170cm；BMI：27.68。发育正常，营养良好，神志清楚，自动体位，体格检查合作。未见全身皮肤黏膜异常及浅表淋巴结肿大；头颅无畸形、压痛等；无悬雍垂肥大、扁桃体中度肿大，鼻中隔偏曲；瞳孔等大等圆，对光反射及调节反射均存在；耳郭未见异常，听力正常；颈长 10cm，颈围 35cm，甲状腺无肿大；胸廓正常，呼吸稍急促，节律规整，无深大呼吸、抑制性呼吸、潮式呼吸，两侧呼吸运动对称，语音震颤正常，双肺叩诊呈清音，双肺呼吸音粗，未闻及干湿性啰音、胸膜摩擦音；心率 68 次 /min，律齐，各瓣膜听诊区未闻及病理性杂音；腹平软，无压痛、反跳痛，肝、脾肋下未触及，肝、肾区无叩击痛，移动性浊音阴性；双下肢无水肿，关节无肿大。病理征、脑膜刺激征阴性。

【问题 1】　根据患者病史特点及临床症状、体征，初步诊断考虑哪些疾病？

患者以嗜睡、失眠为主要临床表现，伴夜尿增多，困倦乏力，头痛、头晕等不适。喉镜示：鼻中隔偏曲，下鼻甲肥厚。初步诊断考虑以下疾病：阻塞型睡眠呼吸暂停低通气综合征、上气道阻力综合征、肥胖低通气综合征、发作性睡病、不宁腿综合征等。

【问题 2】　为确定诊断，应进一步做哪些检查？

进一步检测：血常规、尿常规 + 尿沉渣镜检 + 尿蛋白定量、肝肾功能、电解质、心电图、头颅和胸部 X 射线检查、血气分析、肺功能、PSG 等实验室检查。血常规、尿常规、大便常规。头颅和胸部 X 射线检查：未见明显异常；肝肾功能电解质提示：高脂血症；心电图：不完全性右束支传导阻滞；动脉血气分析：$PaCO_2$ 50mmHg、PaO_2 70mmHg、pH 7.34、HCO_3^- 23mmol/L、SpO_2 90%；PSG：AHI 8 次 /min；ESS 量表评分：10 分。

【问题 3】　结合以上实验室检查结果应诊断什么？

该患者 BMI：27.68（肥胖）；喉镜示鼻中隔偏曲、下鼻甲肥厚，提示患者存在阻塞型睡眠呼吸暂停低通气综合征，结合患者白天嗜睡、困倦乏力、夜间失眠、夜尿增多、头痛头晕等临床表现，ESS 评分为 10 分，为轻度嗜睡；PSG 提示轻度 OSAHS 合并轻度低氧血症，符合睡眠呼吸暂停低通气综合征。

本 章 小 结

睡眠呼吸暂停综合征是一种睡眠障碍性疾病，指成人在 7h 的夜间睡眠中，至少有 30 次的呼吸暂停，每次呼吸暂停时间为成人 10s 以上，儿童 20s 以上，或每小时呼吸暂停的平均次数大于 5 次，并伴有血氧饱和度下降等一系列病理生理变化的临床综合征。实验室检查主要涉及血常规、动脉血气分析、甲状腺功能检查等。此类疾病还涉及许多特殊检查，如：多导睡眠图、初筛便携式诊断仪、家庭睡眠呼吸暂停监测以及问卷调查等。该类疾病与难治性高血压、糖尿病、冠心病、心律失常、认知受损、脑血管病等多种疾病密切相关。

（李　敏　李　丽）

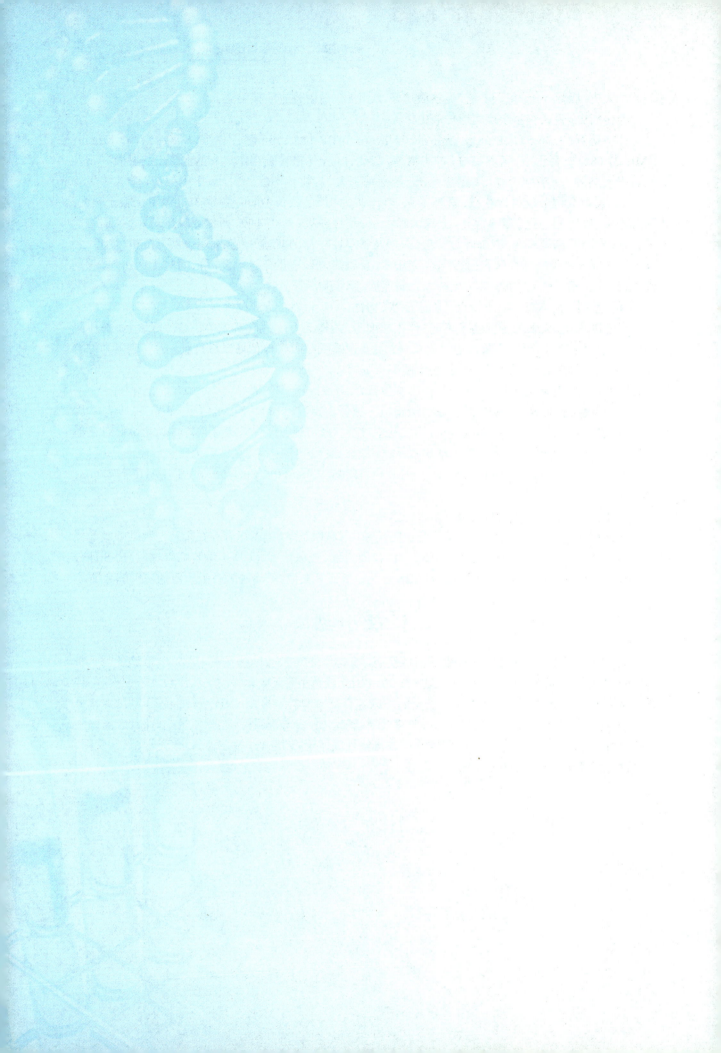

参 考 文 献

[1] 熊长明,郑亚国,何建国,等. 2014 版欧洲心脏病学会急性肺血栓栓塞症诊断治疗指南解读 [J]. 中国循环杂志, 2014,29(11):864-866.

[2] 舒铭,陈秋莹,王燕. 血清 BNP 在临床诊断中新的应用价值探讨 [J]. 国际检验医学杂志,2011,32(8):884-886.

[3] 刘明洁,崔新,杨成,等. N 末端 B 型利钠肽原和尿酸水平在肺动脉血栓栓塞症和慢性心力衰竭的比较 [J]. 中国循环杂志,2017,32(3):249-252.

[4] 施焕中,林江涛. 肺脏免疫学及免疫相关性疾病 [M]. 北京:人民卫生出版社,2006.

[5] 王良兴,余方友. 呼吸系统疾病的检验诊断 [M]. 2 版. 北京:人民卫生出版社,2016.

[6] 陈灏珠. 实用内科学 [M]. 13 版. 北京:人民卫生出版社,2009.

[7] 钟南山,刘又宁. 呼吸病学 [M]. 2 版. 北京:人民卫生出版社,2012.

[8] 肖毅,蔡柏蔷. 呼吸内科诊疗常规 [M]. 2 版. 北京:人民卫生出版社,2012.

[9] CHAGANTI R S, LADANYI M, SAMANIEGO F, et al. Leukemic differentiation of a mediastinal germ cell tumor[J]. Genes, chromosomes&cancer, 1989, 1(1): 83-87.

[10] NICHOLS C R, ROTH B J, HEEREMA N, et al. Hematologic neoplasia associated with primary mediastinal germ-cell tumors[J]. The New England Journal of Medicine, 1990, 322(20): 1425-1429.

[11] ZON R, ORAZI A, NEIMAN R S, et al. Benign hematologic neoplasm associated with mediastinal mature teratoma in a patient with Klinefelter's syndrome: a case report[J]. Medical and pediatric oncology, 1994, 23(4): 376-379.

[12] MORAN C A, SUSTER S. Primary germ cell tumors of the mediastinum: I Analysis of 322 cases with special emphasis on teratomatous lesions and a proposal for histopathologic classification and clincal staging[J]. Cancer, 1997, 80(4): 681-690.

[13] TAKEDA S, MIYOSHI S, AKASHI A, et al. Clinical spectrum of primary mediastinal tumors: a comparison of adult and pediatric populations at a single Japanese institution[J]. Journal of Surgical Oncology, 2003, 83(1): 24-30.

[14] HASLE H, JACOBSEN B B. Origin of male mediastinal germ-cell tumours[J]. The Lancet, 1995, 345(8956): 1046-1046.

[15] HARTMANN J T, NICHOLS C R, DROZ J P, et al. The relative risk of second nongerminal malignancies in patients with extragonadal germ cell tumors[J]. Cancer, 2000, 88(11): 2629-2635.

[16] LEWIS B W, ROBERT W J, JOHN W K. Seminoma(germinoma)apparently primary in the anterior mediastinum[J]. New England Journal of Medicine, 1955, 252(16): 653-657.

[17] BOKEMEYER C, DROZ J P, HORWICH A, et al. Extragonadal seminoma: an international multicenter analvsis prognostic factors and long term treatment outcome[J]. Cancer, 2001, 91(7): 1394-1401.

[18] SYDORAK R M.KELLY T, FELDSTEIN V A, et al. Prenatal resection of a fetal pericardial teratoma[J]. Fetal Diagnosis and Therapy, 2002, 17(5): 281-285.

[19] DULMET E M, MACCHIARINI P, SUC B, et al. Germ cell tumors of the mediastinum.A 30-year experience[J]. Cancer, 1993, 72(6): 1894-1901.

中英文名词对照索引

F

G

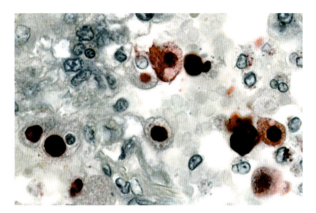

彩图 3-2　2009 年 H1N1 流感病毒抗原在肺组织中的免疫示踪

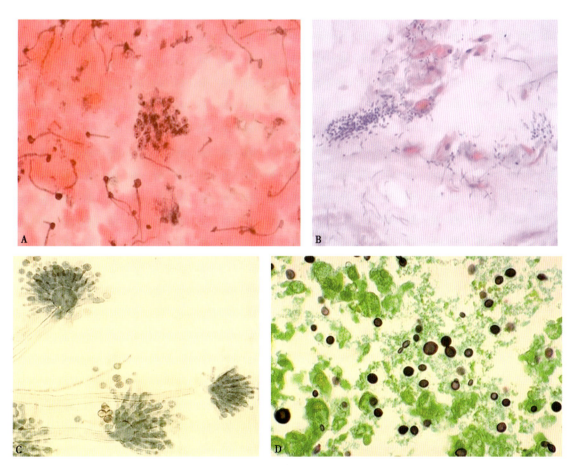

彩图 3-3　常见的真菌显微镜下的形态
A. 肺孢子菌；B. 念珠菌；C. 曲霉菌；D. 隐球菌。

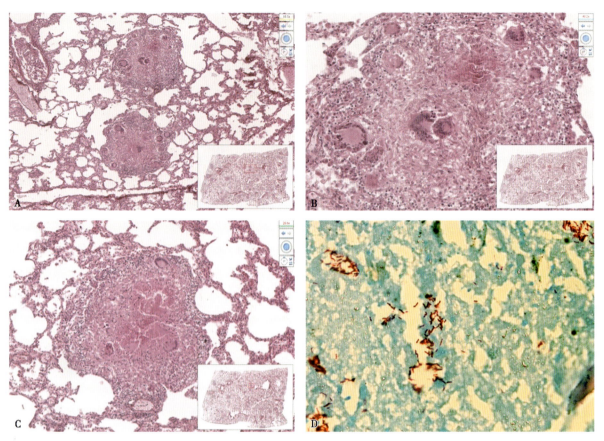

彩图 4-1　肺结核的组织病理学所见

A．低倍镜肺结核典型表现为坏死性肉芽肿；B．中倍镜结核结节中央为干酪样坏死，坏死周边可见类上皮细胞和朗汉斯巨细胞；C．高倍镜有少数结核亦可表现为非坏死性肉芽肿，结节中见多量类上皮细胞及朗汉斯巨细胞，周边纤维组织增生及淋巴细胞浸润；D．抗酸染色可见多量结核菌。

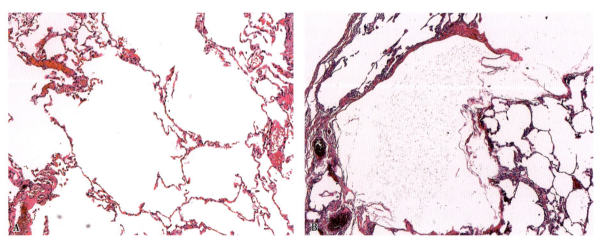

彩图 5-2　慢性阻塞性肺疾病主要病理改变

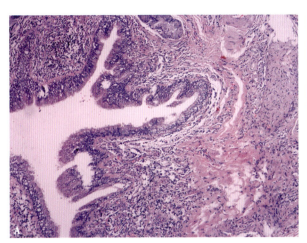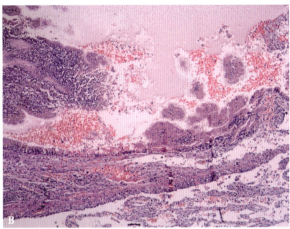

彩图 5-3　支气管扩张的病理改变

A. 可见支气管壁中大量慢性炎症细胞浸润，支气管壁血管增多，动脉壁增厚，其周围肺实质纤维组织增生；B. 可见局灶支气管黏膜萎缩、脱落。

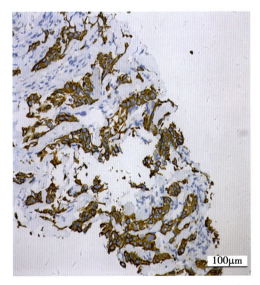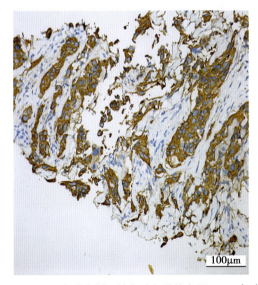

彩图 9-3　胸膜穿刺活检免疫组化染色呈 CK（＋）　　彩图 9-4　胸膜穿刺活检免疫组化染色呈 EMA（＋）

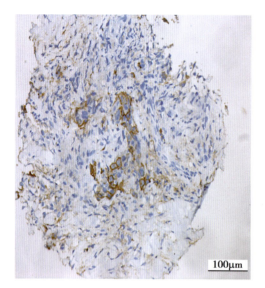

彩图 9-5　胸膜穿刺活检免疫组化染色呈 HBME-1(＋)

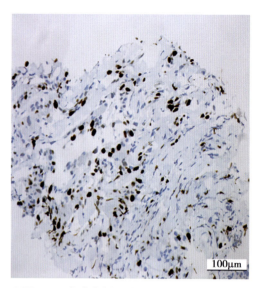

彩图 9-6　胸膜穿刺活检免疫组化染色呈 Ki-67

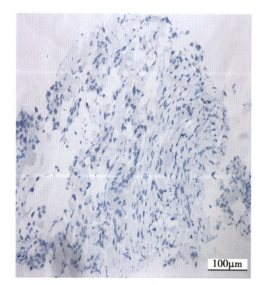

彩图 9-7　胸膜穿刺活检免疫组化染色呈 TTF-1(－)

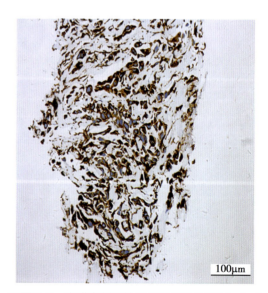

彩图 9-8　胸膜穿刺活检免疫组化染色呈 Vim(＋)